管理栄養士養成課程における
モデルコアカリキュラム準拠

栄養学
実践用語集

特定非営利活動法人 **日本栄養改善学会** ◉監修
木戸康博・他◉編

医歯薬出版株式会社

This book was originally published in Japanese
under the title of :

KANRIEIYOSHI YOSEIKATEI-NIOKERU MODERUKOAKARIKYURAMU JUNKYO
EIYOGAKU JISSEN YOGOSHU

(Based on the Model Core Curriculum for Registered Dietitian Course in Japan-
Practical Glossary of Nutrition and Dietetics)

Editors :

The Japanese Society of Nutrition and Dietetics

© 2014　1st ed.

ISHIYAKU PUBLISHERS, INC.
　7-10, Honkomagome 1 chome, Bunkyo-ku,
　Tokyo 113-8612, Japan

● **監修**

特定非営利活動法人 日本栄養改善学会

● **編者**

木戸　康博	きど やすひろ	京都府立大学大学院 教授
伊達ちぐさ	だて ちぐさ	兵庫県立大学 教授
小倉　嘉夫	おぐら よしお	神戸女子大学 教授
鈴木　　公	すずき いさお	名古屋経済大学大学院 教授
真鍋　祐之	まなべ さちのぶ	兵庫大学 教授
中村　丁次	なかむら ていじ	神奈川県立保健福祉大学 学長
加藤　昌彦	かとう まさひこ	椙山女学園大学 教授
武見ゆかり	たけみ ゆかり	女子栄養大学 教授
德留　裕子	とくどめ ゆうこ	名古屋学芸大学 教授
石田　裕美	いしだ ひろみ	女子栄養大学 教授

● **編集協力者**

赤松　利恵	金谷　由希	須藤　紀子	林　　芙美
浅田　祐一	川島由起子	曽川美佐子	韓　　順子
足立香代子	岸　　恭一	髙橋　孝子	平澤　マキ
足立　己幸	草間かおる	高橋　智子	藤井　恵子
荒井　裕介	工藤　美香	高橋　史江	保木　昌徳
石川みどり	久保田　恵	武部久美子	堀端　　薫
石田　　均	倉貫　早智	田中　　明	松原　　薫
石見　佳子	桑野　稔子	田中　茂穂	水野　文夫
市川　陽子	桑波田雅士	田中　久子	宮下　　実
市丸　雄平	神田　知子	田中　弘之	村上　啓雄
伊藤美穂子	後藤　千穂	田中　弥生	村山　伸子
稲野　利美	小林三智子	寺本　房子	柳　　元和
稲山　貴代	五味　郁子	德永　圭子	山田　哲雄
今井　具子	齋藤　長徳	戸田　和正	吉池　信男
今枝奈保美	佐々木　敏	冨田　教代	吉内佐和子
今村佳代子	佐々木ルリ子	外山　健二	吉岡有紀子
上岡　章男	佐藤　敦子	永井　成美	吉澤　和子
上西　一弘	佐藤　和人	中川　明彦	由田　克士
岡本　美紀	佐藤ななえ	中島　　啓	渡邊　　昌
奥田　豊子	柴田　克己	中谷弥栄子	渡邉　珠代
押野　榮司	柴田　みち	名倉　秀子	
恩田　理恵	清水　典子	奈良　信雄	（五十音順）
香川　靖雄	志村二三夫	成田　美紀	
片山　一男	白子みゆき	西尾　素子	
金光　秀子	鈴木　朋子	橋本　加代	

管理栄養士養成課程における
モデルコアカリキュラム準拠教科書シリーズの
刊行に際して

　第二次世界大戦後の困窮期から復興期にかけて，わが国における食の課題は食料不足をどのようにして補うかであった．高度経済成長期を迎えて食物や栄養素の不足から解放されると，社会経済状態の変化に伴って日本人の食をめぐる課題は複雑化，多様化してきた．このような社会情勢のなか，栄養と食の専門職である管理栄養士に期待される役割も高度化，複雑化，多様化している．

　これらを背景として，特定非営利活動法人 日本栄養改善学会では「管理栄養士とは，人間の健康の維持・増進および生活の質の向上をめざして，望ましい栄養状態・食生活の実現に向けての支援と活動を，栄養学および関連する諸科学を踏まえて実践できる専門職である」と考えた．そして，現在および今後想定される社会的要請や管理栄養士が果たすべき役割をもとに，管理栄養士が活躍するさまざまな場において必要とされる教育内容を「モデルコアカリキュラム」として提示する作業を，2003年8月に開始した．作成された試案に対してはパブリックコメントを募集し，寄せられたコメントを検討してブラッシュアップするという作業を繰り返し，2009年5月に本学会理事会において最終案を「管理栄養士養成課程におけるモデルコアカリキュラム」として採択した．

　本学会は，このモデルコアカリキュラムができるだけ多くの管理栄養士をめざす学生および管理栄養士教育に携わる教職員に積極的に活用されることと，管理栄養士養成課程における教育の質が向上することを期待し，普及活動を行ってきた．そこで，普及活動の延長として，本学会の監修・編集によるモデルコアカリキュラムに準拠した教科書シリーズが医歯薬出版株式会社から発行されることとなった．

　このモデルコアカリキュラムは，管理栄養士が活躍するいずれの職場において

も必要とされる共通の教育内容（コア）について，養成施設における総必修教育時間の約70％を占めるように整理されている．残りの約30％の時間は各養成施設の教育理念に基づく，独自の特色ある教育内容を設定する枠と考えられている．項目立てや記載された内容は，養成施設における授業科目を意味するものではない．具体的な授業科目などの設定や履修順序は各養成施設が独自に決定すべきものである．

医師，歯科医師，薬剤師の教育では，コアカリキュラムは以前から導入され，なじみのあるものになっている．しかし，管理栄養士の教育においては今回が初めてであり，このモデルコアカリキュラムが教育内容ガイドラインとしてすぐに多くの養成施設で利用されるかどうかは不確実である．そこで，本学会が育てたいと考えている管理栄養士像を念頭において，現在の授業科目名にほぼ見合った内容にコアカリキュラムを再編成し，管理栄養士国家試験出題基準（ガイドライン）も視野に入れつつ新しい教科書シリーズの編集に着手した．

科学の進歩や社会の変化とともに，専門職としての管理栄養士の役割も変わっていくため，今回のモデルコアカリキュラムも将来改定され，改善・充実が図られる必要がある．現時点ではモデルコアカリキュラム初心者である養成施設の教員ならびに学生も，よりよい管理栄養士教育をめざせるよう期待したい．

医歯薬出版株式会社編集部各位には多大なる熱意をもって本シリーズの刊行に取り組んでいただき，心から御礼申し上げる次第である．

2014年7月

管理栄養士養成課程におけるモデルコアカリキュラム
準拠教科書シリーズ　全体編集委員会

木戸 康博　　岡 純　　酒井 徹

鈴木 公　　伊達 ちぐさ

德留 裕子　　山田 和彦

序文

　特定非営利活動法人 日本栄養改善学会は，2009年5月に提案した「管理栄養士養成課程におけるモデルコアカリキュラム」の普及活動を行ってきた．活動の一つが，本学会の監修・編集によるモデルコアカリキュラムに準拠した教科書シリーズ（コアカリ準拠教科書シリーズ）である．ここでは「実践力」に主眼を置き，知識やスキルのみに偏らず，複雑化・高度化する管理栄養士の役割に柔軟に対応できるよう，「栄養学の実践の場」で求められる内容を重視したシリーズ構成とした．

　コアカリ準拠教科書シリーズの監修・編集に当たり，「栄養学の実践の場」で使われている用語を整理することが必要であるとの観点から「栄養学実践用語集」の編纂が提案され，2013年8月の理事会で承認された．用語集の収載用語として，管理栄養士が各職域において活動するうえで理解しておくべき用語を絞り込み，また在学中から卒業後まで使用できる内容にしたいと考え，約2,200の用語を選定した．収載用語および解説文は，既刊のコアカリ準拠教科書シリーズの索引項目および記述内容が基本となっている．これらを調整しながら編集作業を行い，必要に応じて新規に追加した．また参照語を多く併記し，用語の関係や他領域との関連がわかるように留意した．「栄養学の実践の場」で使われる専門用語は，日常の食生活という親近性なるがゆえに，言葉は生きているということを実感させられる．管理栄養士をめざす学生はもちろん，専門職である管理栄養士ならびに管理栄養士教育に携わる教職員も折に触れ，用語の正しい理解と適切な表現を確認することが必要であろう．本書が専門用語の標準化の一助となれば幸いである．

　本書は，既刊のコアカリ準拠教科書シリーズ各巻の代表編者の先生に編者にご就任いただき，大変短い期間に集中的に編集をお願いした．ここに改めて厚く御礼申し上げる．医歯薬出版株式会社編集部各位には多大なる熱意をもって刊行に取り組んでいただき，心から御礼申し上げる．

2014年8月

特定非営利活動法人 日本栄養改善学会
理事長　木戸康博

凡例

1. 収載項目は，特定非営利活動法人 栄養改善学会監修「管理栄養士養成課程におけるモデルコアカリキュラム準拠」シリーズ（医歯薬出版・刊）の講義編全9巻より，解説語（解説文のある用語），参照語（他語への参照のみを示した用語）合わせて約2,200の用語を選定した．

2. 選定に当たっては，管理栄養士が各職域において活動するうえで理解しておくことが必須と思われる用語に絞り込んだ．

3. 解説文は，同シリーズ各巻の記述をもとに編集し，必要に応じて新規に追加した．

4. 解説文の書き出しは原則的に体言止めとし，簡潔を旨とした．

5. 複数の定義が存在する用語については，1, 2…として解説文内に定義を併記した．

6. 同義語あるいはほぼ同義に使用されている類義語・関連語については，解説文の末尾＝の後に記した．

7. 他の用語を参照すべき項目については，➡以下に該当の用語を読みとともに示した．参照語はなるべく多く掲載し，これらの用語を合わせて読むことにより，用語の関係や他領域との関連がわかるように留意した．

8. 各用語の末尾 📖 の後にある「導入教育」「栄養ケア・マネジメント」「食事摂取基準」「応用栄養学」「臨床栄養学」「栄養教育論」「公衆栄養学」「給食経営管理論」は，同シリーズの各巻名（導入教育：第0巻，栄養ケア・マネジメント：第1巻，食事摂取基準：第2巻，応用栄養学：第3巻，臨床栄養学：第4・5巻，栄養教育論：第7巻，応用栄養学：第8巻，給食経営管理論：第9巻）をさし，その用語が主にどの科目・領域と関連の深い用語であるかの参考とされたい．

9. 英語表記を付すよう努めた．その際は，栄養学においてもっとも一般的と思われる表現をとったが，他の表記を否定するものではない．用語によっては複数の英語表記を記載したものもある．

10. 用語は五十音順に配列した．長音符が含まれる場合は，長音符を直前の文字に含まれる母音に置き換えた順とした．数字が含まれる場合は，読みがなの順とした．
    例：ソーシャルマーケティング → 「そおしゃるまあけてぃんぐ」に相当する語順
    1型糖尿病 → 「いちがたとうにょうびょう」に相当する語順

11. 英語の用語については，片仮名表記に改めた．ただし，略語等は英語表記のままとし，読みがなの順に配列した．
    例：BMI → 「ビーエムアイ」（びいえむあい）に相当する語順

[あ]

RCT
アールシーティー
➡無作為化比較対照試験(むさくいかひかくたいしょうけん)

RTP
アールティーピー
➡急速代謝回転たんぱく質(きゅうそくたいしゃかいてん-しつ)

Rb 遺伝子
アールビーいでんし
Rb gene
網膜芽細胞腫のがん抑制遺伝子. 📖 臨床栄養学

IH 調理器
アイエイチちょうりき
induction heating cooker
電気を熱源とする電磁誘導加熱調理器であり,コンロ型が一般的. 📖 給食経営管理論

ISO14001/9001 認証
アイエスオーにんしょう
ISO14001/9001 certification
国際標準化機構(ISO)が定める国際的な規格. ISO14001 は環境マネジメントシステムの規格,9001 は品質マネジメントシステム規格. 📖 給食経営管理論

AISAS の法則
アイサス-ほうそく
Attention-Interest-Search-Action-Share
AIDMA の法則を進化させたもの. インターネットの普及拡大を背景に考案された. Attention(注意)→Interest(関心)→Search(検索)→Action(行動)→Share(共有)のプロセスに基づき,消費者が関心をもった商品やサービスについて,インターネットで検索し,さまざまな情報を入手して購入した後は,商品に関する評価・意見などをブログや掲示板に書き込んで情報を共有するというもの. ➡AIDMA の法則(アイドマ-ほうそく) 📖 給食経営管理論

IgE
アイジーイー
immunoglobulin E
免疫グロブリンの一つ. 肥満細胞上の IgE レセプターに固着した後,アレルゲンの結合によりⅠ型アレルギー反応を惹起する. 寄生虫感染によっても高値を示す. 📖 臨床栄養学

IgA 腎症
アイジーエーじんしょう
IgA nephropathy
細菌・ウイルスなどの抗原に対してIgA が過剰に産生され,メサンギウムに免疫複合体がびまん性に沈着して発症. 炎症反応が惹起され増殖刺激性サイトカインがメサンギウム領域を増殖させ,毛細血管腔は狭小化する. 📖 臨床栄養学

ICU
アイシーユー
➡集中治療部(しゅうちゅうちりょうぶ)

アイスブレーキング
ice breaking

グループカウンセリングの導入に用いられる手法．学習者の緊張を和らげる目的で行うゲーム的な要素を取り入れた活動．➡グループカウンセリング 📖 栄養教育論

IT化
アイティーか
information technology
情報技術．情報通信に関する技術全般を利用すること．📖 給食経営管理論

IDカード
アイディーー
identity card / identification card
企業が発行する社員証などで個人の身分証明書として機能するもの．事業所給食では給食費を給与からの天引きによるキャッシュレスで行えるほか，利用者の購買傾向や経理や売上などの経営管理を効率的に行える．📖 給食経営管理論

アイデンティティ
identity
自我同一性（ego identity）のこと．Eriksonは思春期・青年期の発達課題としてアイデンティティの確立をあげている．📖 栄養教育論

AIDMAの法則
アイドマーほうそく
Attention-Interest-Desire-Memory-Action
サミュエル・ローランド・ホール（米国）が提唱したAttention（注意）→ Interest（関心）→ Desire（欲求）→ Memory（記憶）→ Action（行動）の頭文字をとったもの．＝AIDMAモデル ➡AISASの法則（アイサスーほうそく）📖 給食経営管理論

アウトカム
outcome
教育の成果に関わる目標や評価．結果目標，結果評価に使用される．📖 栄養ケア・マネジメント

アウトカム評価
ーひょうか
➡結果評価（けっかひょうか）

アウトソーシング
outsourcing
業務を専門の企業等（外部）に委託すること．＝外部委託 📖 給食経営管理論

アウトプット評価
ーひょうか
output evaluation
事業実施量（実施された事業におけるサービスの実施状況や業務量）の評価．📖 公衆栄養学

亜鉛欠乏症
あえんけつぼうしょう
zinc deficiency
ミネラル欠乏症の一つ．味覚障害を生じる．📖 臨床栄養学

亜急性連合性脊髄変性症
あきゅうせいれんごうせいせきずいへんせいしょう
subacute combined degeneration of the spinal cord
ビタミンB_{12}の欠乏による神経症状．

脊髄側索と後索の退行性変性が生じる．回復が難しいので，早期に診断して早期に治療することが大切になる．🕮 臨床栄養学

悪液質
あくえきしつ

cachexia

慢性炎症や悪性腫瘍などによる，骨格筋を含めた全身の著しい消耗状態．たんぱく質・エネルギー栄養失調の一つに含めることもあり，炎症性サイトカイン等により代謝が亢進している．➡がん悪液質（－あくえきしつ）🕮 臨床栄養学

悪性腫瘍
あくせいしゅよう

malignant tumor

「がん」とほぼ同義．しかし，腫瘍という言葉は塊（固形がん）を表しており，白血病などの一部のがんは塊を作らない場合があるため，異論もある．➡がん 🕮 臨床栄養学

悪性症候群
あくせいしょうこうぐん

malignant syndrome

L-ドーパの急な中断あるいは向精神薬の投与により，高熱（ときに 40℃以上），発汗，精神神経症状（意識障害，昏迷），錐体外路症状（筋強剛，振戦）が出現．治療が遅れると死に至る．🕮 臨床栄養学

悪性新生物
あくせいしんせいぶつ

malignant neoplasm

「がん」とほぼ同義．malignant "悪性の"，neo "新しく"，plasm "形成されたもの"を意味する．➡がん 🕮 臨床栄養学

悪性貧血
あくせいひんけつ

➡巨赤芽球性貧血（きょせきがきゅうせいひんけつ）

アクティブガイド

Physical Activity Guideline; Active Guide

身体活動基準 2013 の策定と併せて作成された「健康づくりのための身体活動指針」の通称．国民向けパンフレットとして作成された．自治体等でカスタマイズして使用できるように工夫されている．➡健康づくりのための身体活動基準 2013（けんこう－しんたいかつどうきじゅん－）🕮 公衆栄養学，応用栄養学

揚物器
あげものき

fryer

油槽を備えた加熱調理機器．油槽に入った食用油を一定温度に制御できる．温度制御の故障などによって油が異常温度になると安全のために加熱を全停止する装置が備わっている．卓上型，据え置き型およびコンベア式の連続型がある．＝フライヤ 🕮 給食経営管理論

アジソン病
－びょう

Addison disease

副腎皮質ホルモンの分泌低下による疾患． 📖 臨床栄養学

アシドーシス
acidosis
酸塩基平衡が障害され，血液が酸性に傾く状態．心収縮力が低下して心不全や不整脈を起こすほか，頭痛，意識障害，痙攣など中枢神経症状を認める．また，カリウムの細胞内から血液中への移動を促進し，高カリウム血症となる．呼吸性アシドーシスと代謝性アシドーシスに分けられる．➡呼吸性アシドーシス（こきゅうせい−），代謝性アシドーシス（たいしゃせい−），アルカローシス 📖 臨床栄養学

アスピリン喘息
−ぜんそく
aspirin-iduced asthma
アスピリンおよびアスピリン様の薬効をもつ非ステロイド性抗炎症薬の内服や注射，坐薬の使用により喘息発作が誘発される喘息．長期管理には，発作を誘発する可能性があるといわれるこれらの物質を摂取しないように除外することが重要である． 📖 臨床栄養学

アセトン血性嘔吐症
−けっせいおうとしょう
➡周期性嘔吐症（しゅうきせいおうとしょう）

アディポカイン
adipokine
脂肪細胞から分泌される生理活性物質の総称．悪玉と善玉がある．脂肪細胞が肥大化すると悪玉の分泌が増える．腫瘍壊死因子−α（TNF−α），遊離脂肪酸（FFA），レジスチン，アンギオテンシノーゲンやプラスミノーゲン活性化抑制因子−1（PAI−1）は悪玉で，各因子がお互いに関連しながら動脈硬化性疾患を惹起する．アディポネクチンは善玉． 📖 臨床栄養学，応用栄養学

アディポネクチン
adiponectin
善玉のアディポカイン．インスリン抵抗性を改善し，糖尿病や動脈硬化を抑制する作用があり，脂肪蓄積が増加すると分泌が減少する． 📖 臨床栄養学

アデノシン三リン酸
−さん−さん
adenosine triphosphate; ATP
リン酸が3個結合したアデニンヌクレオチド．分子内に2個の高エネルギーリン酸結合をもち，生合成，能動輸送，筋収縮などのエネルギー要求反応に利用される． 📖 応用栄養学

アテローム性脳梗塞
−せいのうこうそく
atherothrombotic cerebral infarction
比較的太い動脈に起きる脳梗塞．近年増加傾向にある． 📖 臨床栄養学

アドヒアランス
adherence
患者が積極的に治療方針の決定に参画し，その決定に従って治療を受けること． 📖 栄養ケア・マネジメント

アトピー
atopy
何らかの抗原に対して過敏である体質．遺伝的，家族的要因が強い．＝アレルギー素因 ⌘ 臨床栄養学

アトピー性皮膚炎
－せいひふえん
atopic dermatitis
増悪・寛解を繰り返す，掻痒（かゆみ）のある湿疹を主病変とする皮膚疾患．患者の多くは遺伝的な素因（アトピー）をもつ． ⌘ 臨床栄養学

アトピー素因
－そいん
atopic factor
アレルギー疾患の家族歴や既往歴があり，IgE 抗体を産生しやすい体質のこと． ⌘ 臨床栄養学

アドボカシー
advocacy
社会の課題を解決するために市民や政府に働きかけて，世論を創り出したり，政策を形成・変更したりする活動．
⌘ 公衆栄養学

アナフィラキシーショック
anaphylactic shock
アレルギー反応により，急激に多臓器障害と血圧低下をきたす重症例．速やかに治療しないと重症では死に至る．
⌘ 臨床栄養学，栄養教育論

アフタ
aphtha
直径1〜3mm 程度の円形の浅い潰瘍．表面は白い苔のような物質（白苔）で覆われ，周辺の粘膜は発赤している．
⌘ 臨床栄養学

アフタ性口内炎
－せいこうないえん
aphthous stomatitis
もっとも一般的に見られる口内炎．口腔粘膜にアフタを認め，自覚症状と口腔粘膜の発赤，腫脹，疼痛が生じる．
➡アフタ ⌘ 臨床栄養学

アポトーシス
apoptosis
細胞の自殺．プログラムされた細胞の死． ⌘ 臨床栄養学

アミノ酸輸液製剤
－さんゆえきせいざい
amino acid transfusion
アミノ酸の補給を目的とした輸液．侵襲下で使用することが多く，分岐鎖アミノ酸配合率が高く，筋たんぱく質の分解抑制や合成促進作用を有する．
⌘ 臨床栄養学

アルカローシス
alkalosis
酸塩基平衡が障害され，血液がアルカリ性に傾く状態．頭痛，意識障害を生じる．カリウムは血液中から細胞内へ移動して，低カリウム血症となる．呼吸性アルカローシスと代謝性アルカローシスに分けられる．➡呼吸性アルカローシス（こきゅうせい－），代謝性アルカローシス（たいしゃせい－），アシドーシス ⌘ 臨床栄養学

アルツハイマー型認知症
-がたにんちしょう
➡アルツハイマー病（-びょう）

アルツハイマー病
-びょう

Alzheimer's disease; AD

40～60歳に発症する脳の変性による進行性の認知症．大脳皮質の神経細胞の消失，神経原線維変化，老人斑が主な病変．症状は短期記憶，見当識，遂行機能などの障害が目立つ．不安，焦燥，抑うつ，周囲への無関心・妄想なども見られる．📖 臨床栄養学

アルドステロン症
-しょう
➡原発性アルドステロン症（げんぱつせい-しょう）

αグルコシダーゼ阻害薬
アルファーそがいやく

α-glucosidase inhibitor; αGI

経口血糖降下薬の一つで，二糖類分解酵素阻害薬．ブドウ糖の消化管での吸収を遅らせることにより食後高血糖を抑制する．毎食直前に服用する．低血糖時にはショ糖ではなくブドウ糖の摂取が必要．腹部膨満などの副作用がある．📖 臨床栄養学

α_1-アンチトリプシン欠損症
アルファワンーけっそんしょう

alpha-1 antitrypsin deficiency

肺の抗蛋白分解酵素（α_1アンチトリプシン）の先天的欠損．たんぱく分解酵素による組織破壊と気腫の増大により肺気腫を招く．📖 臨床栄養学

アルブミン
albumin

細胞内・外液に含まれる一群の可溶性たんぱく質の総称．肝臓で生合成され，血清総たんぱく質の60％を占める．客観的栄養アセスメントなどでたんぱく質栄養状態の指標として利用される．📖 栄養ケア・マネジメント，臨床栄養学

アルマイト
alumite

アルミニウムの表面処理の方法の一つ．アルマイト処理されたアルミニウムの食器が学校給食でも使われていた．経済性と耐久性，軽く破損の少ないことなどの利点があるが，熱い食品を入れると外側まで熱くなるため火傷の危険があり，現在は少なくなっている．📖 給食経営管理論

アレルギー食品
-しょくひん

allergy provoking foods

食物アレルギーの原因となるアレルギー物質を含む食品．食品衛生法に基づく表示では，25品目が規定されている．📖 給食経営管理論

アレルギー表示
-ひょうじ

allergen labelling

アレルギー患者数が多いか重篤度の高い7品目（特定原材料：卵，乳，小麦，えび，かに，落花生，そば）を含む加工食品へ義務付けられている表示．他に18品目の表示を推奨されている食品があるが，義務7品目以外には表示

義務がない．➡表示推奨品目（ひょうじすいしょうひんもく）📖 臨床栄養学，公衆栄養学

アレルゲン
allergen
IgE 抗体を産生させ，アレルギーの原因となる抗原性物質の総称．大部分は分子量約 5,000〜50,000 程度のたんぱく質．ハウスダスト，ダニ，食物抗原など．📖 応用栄養学，臨床栄養学

アンギオテンシノーゲン
➡アディポカイン

アンケート調査法
－ちょうさほう
questionnaire survey method
自記式アンケート法と他記式アンケート法に大別．自記式アンケート法は，配票法，郵送法，集合法など．他記式アンケート法は，面接法，電話法など．📖 栄養ケア・マネジメント

アンジオテンシンⅡ受容体拮抗薬
－ツーじゅようたいきっこうやく
angiotensin Ⅱ receptor blocker
アンジオテンシンⅡ受容体に特異的に結合し，アンジオテンシンⅡを介する強力な血管収縮，体液貯留，交感神経活性亢進作用を抑制することにより，降圧作用を発揮する薬剤．📖 栄養ケア・マネジメント

アンジオテンシン変換酵素阻害薬
－へんかんこうそそがいやく
angiotensin converting enzyme inhibitor
強力な昇圧系である血中および組織中のレニン－アンジオテンシン系の抑制作用と，降圧系のカリクレイン－キニン－プロスタグランジン系の増強作用を併せもつ薬剤．📖 栄養ケア・マネジメント

安静時エネルギー消費量
あんせいじーしょうひりょう
resting energy expenditure; REE
安静状態，つまり仰臥位や座位で，安楽な姿勢で測定したエネルギー消費量．📖 臨床栄養学，栄養ケア・マネジメント，公衆栄養学

安静時狭心症
あんせいじきょうしんしょう
➡慢性安定狭心症（まんせいあんていきょうしんしょう）

安静時代謝量
あんせいじたいしゃりょう
resting metabolic rate; RMR
安静を保っている時に測定されたエネルギー代謝量．必ずしも食事や姿勢，覚醒などの条件が規定されていない．座位安静時代謝量や仰臥位安静時代謝量が用いられる．📖 食事摂取基準

安全・衛生管理
あんぜんえいせいかんり
safety and sanitary management
生産資源の衛生的な安全性の確保と生産活動全体の衛生および安全性の確保のための管理活動の体系．HACCP システムに代表される．安全性確保の面から事故対策，災害時の対策も含んで

いる．→HACCP（ハセップ） 📖 給食経営管理論

安全率
あんぜんりつ
safety factor
耐容上限量を決める際に，より安全性を高めるために用いられる数字．この場合は，不確実性因子と同義語．→不確実性因子（ふかくじつせいいんし） 📖 食事摂取基準

アンチエイジング
anti-aging
体内の抗酸化能を高く保ち，加齢によって起きる循環機能，腎機能，呼吸機能などの生理機能の低下を遅らせること．これらの生理機能の低下の多くは，酸化ストレスで生じるフリーラジカルによる細胞・組織の損傷が蓄積したものであるとの考え．＝抗加齢医学 📖 導入教育

安定同位体
あんていどういたい
stable isotope
原子番号（＝陽子数）が同じで質量数（＝陽子数＋中性子数）が異なる同位体のうち，原子核が安定し放射性をもたないもの． 📖 食事摂取基準

アントワーヌ・ラヴォアジエ
Antoine-Laurent de Lavoisier
フランスの化学者（1743〜1794）．エネルギー代謝の研究に多大の貢献をし，「栄養学の祖」と称えられる．国王の徴税請負人であったため，フランス革命の際に処刑された． 📖 導入教育

アンビバレンス
ambivalence
動機づけ面接法の主要概念の一つ．相反する感情や考えを同時にもつ状態，すなわち心の葛藤状態．たとえば，減量をすると病気のリスクが減るというメリットを感じる一方で，好きな食事を制限しなければならないというデメリットも感じ，減量しようか迷う状態．＝両価性，意思決定バランス →動機づけ面接法（どうき－めんせつほう） 📖 栄養教育論

安楽死
あんらくし
euthanasia / mercy killing
心身の激しい苦痛を除去して安らかな死を迎えることができるよう，医師らによって導かれた死．法制化した国もあるが，わが国では現在，刑法や医師法に厳しい規定があり，医師が行っても殺人罪に問われる．→尊厳死（そんげんし） 📖 導入教育

——［い］——

E型肝炎ウイルス
イーがたかんえん－
hepatitis E virus
E型肝炎を引き起こすウイルス．RNAウイルスで鹿肉や猪肉の生食により経口感染する． 📖 臨床栄養学

EPA
イーピーエー
icosapentaenoic acid / eicosapentaenoic acid
イコサペンタエン酸の略．魚油に含ま

あんぜんり

れる n-3 系多価不飽和脂肪酸の一つで，炎症性サイトカインの産生を抑制することが知られている．＝エイコサペンタエン酸 臨床栄養学，食事摂取基準

EBM
イービーエム

evidence based medicine
根拠に基づいた医療． 臨床栄養学

ERAS
イーラス

enhanced recovery after surgery
術後回復強化策．術後の早期回復のための多角的観点からの総合的対策．
臨床栄養学

胃潰瘍
いかいよう

gastric ulcer
胃の一部が塩酸やペプシンにより自己消化され，組織欠損した状態．組織欠損が粘膜筋板を越え，それよりも深部に達する(Ul-Ⅱより深い)場合を潰瘍と呼ぶ．発症ピークは 40〜60 歳代．
→消化性潰瘍(しょうかせいかいよう) 臨床栄養学

胃癌根治手術
いがんこんちしゅじゅつ

radical operation for gastric cancer
胃癌を完全に治癒に導くために胃を切除する手術．胃切除術は，がんの存在場所などにより胃局所切除術，噴門側胃切除術，幽門側胃切除術，胃全摘術などに細分される． 臨床栄養学

易感染性宿主
いかんせんせいしゅくしゅ

compromised host
ステロイドや免疫抑制薬，抗がん薬などによる治療や，糖尿病，悪性腫瘍などの基礎疾患のために，抵抗力が低下した宿主． 臨床栄養学

育児用ミルク
いくじよう−

milk products for infant
育児用調製粉乳，低出生体重児用調製粉乳，フォローアップミルク(離乳後期から幼児期の栄養摂取量の質的・量的確保が目的)が該当する． 応用栄養学

異型狭心症
いけいきょうしんしょう

variant angina
労作と関係なく冠動脈が異常な収縮を伴う痙攣を起こし，虚血になるために発症．欧米人に比べ日本人に多く，硝酸薬やカルシウム拮抗薬が有効． 臨床栄養学

移行乳
いこうにゅう

transitional milk
初乳から成乳に組成が変化する時期(分娩後 5〜10 日目まで)に分泌される母乳．乳白色から白色で粘性がやや低い． 応用栄養学

イコサペンタエン酸
さん

→ EPA(イーピーエー)

意識混濁
いしきこんだく

clouding of consciousness

意識障害の一つ．大脳皮質系，脳幹網様体賦活系の器質的・機能的障害により，脳の意識水準が低下する．特殊な意識障害としては，植物状態(広範な大脳皮質および白質の障害)，除脳硬直状態(中脳と橋が両側性に障害される)，閉じ込め症候群(橋より下部の脳神経と四肢の運動神経が障害され，意識障害を認めない)など． 📖 臨床栄養学

意識障害
いしきしょうがい

consciousness disturbance

患者にとっては，外界を認識する明るさの低下であり，他者よりみれば，外界の変化に対する精神・身体反応の低下や自発活動の低下状態として出現．認識内容が変化した状態で譫妄(せんもう)，錯乱などが見られる． 📖 臨床栄養学

意識変容
いしきへんよう

consciousness changes

意識障害の一つ．外界の刺激が感覚器に捉えられるものの，大脳のレベルでその内容が変化し，ゆがめられ，断片的で，統一性の障害が見られ，身体反応も過剰興奮，抑制の欠如が現れる．具体的には譫妄(せんもう)，もうろう，幻覚，錯覚などが現れるようになる．譫妄に陥った時の記憶はない． 📖 臨床栄養学

意思決定バランス
いしけってい－

decisional balance

トランスセオレティカルモデルを構成する主要概念の一つ．行動を変容することによって得られる利益の認知(メリット)と，行動変容することによって生じる障害の認知(デメリット)を天秤にかける．メリットがデメリットを上回った場合，行動変容ステージが進むとされる． ➡トランスセオレティカルモデル 📖 栄養教育論

萎縮性胃炎
いしゅくせいいえん

➡慢性胃炎(まんせいいえん)

異食症
いしょくしょう

allotriophagy

鉄の欠乏を補おうと本能的に土や鉄をかじるような行動．小児の鉄欠乏性貧血で認められることがある．成人女性の鉄欠乏性貧血患者ではしばしば氷をかじることがあり，氷食症という． 📖 臨床栄養学

胃食道逆流症
いしょくどうぎゃくりゅうしょう

gastroesophageal reflux disease; GERD

胃液や胃内容物が食道に逆流することにより，①食道粘膜に病変が認められ(逆流性食道炎)，②胸やけ，呑酸(酸っぱい，苦い胃液が口まで上がってくること)などの逆流症状の自覚がある，のうち，①，②のいずれか，あるいは両者が存在するもの．近年の高齢社会と食生活の欧米化を反映し，患者数は

移植片対宿主病
いしょくへんたいしゅくしゅびょう

graft versus host desease; GVHD

移植されたリンパ球が宿主を異物とみなして攻撃して起こる病変．発熱，紅斑，黄疸，下痢などが現れ，重症感染症や出血などにより死亡する危険性が高い．📖 臨床栄養学

胃切除後症候群
いせつじょごしょうこうぐん

postgastrectomy syndrome

外科的に胃を部分的に切除して吻合した際に，手術後早期あるいは手術後かなりの時間を経て全身の機能障害や栄養障害が生ずること．📖 臨床栄養学

胃切除術
いせつじょじゅつ

➡胃癌根治手術(いがんこんちしゅじゅつ)

胃全摘術
いぜんてきじゅつ

total gastrectomy

一般に，噴門側にがんがある場合やがんの占拠範囲が大きい時に胃の全部を切除する術式．再建法としてルーワイ法が一般的であり広く採用されている．術後早期からの経腸栄養に備えて同時に空腸瘻を造設する場合が多い．📖 臨床栄養学

委託契約方式
いたくけいやくほうしき

type of consignment contract

給食の委託契約方式には①食単価契約(1食分の食単価を定めて契約する)，②管理費契約(固定額の管理費を定めて契約する)とがある．📖 給食経営管理論

委託方式
いたくほうしき

consignment method

給食運営全体を委託する全面委託と給食運営の一部を委託する部分委託に大別．部分委託には①労務委託：調理や食器洗浄，清掃など労働作業に関する業務のみ委託する，②管理委託：管理部分のみ委託する，の2つがある．📖 給食経営管理論

Ⅰ型アレルギー反応
いちがた−はんのう

allergy type 1 reaction

IgE を介する即時型アレルギー反応．📖 臨床栄養学

Ⅰ型コラーゲン
いちがた−

type I collagen

骨基質たんぱくの主たる成分．骨基質たんぱくにヒドロキシアパタイト結晶が沈着することにより骨が形成される．📖 臨床栄養学

1型糖尿病
いちがたとうにょうびょう

type 1 diabetes mellitus

自己免疫異常を基礎にした膵β細胞の破壊，ヒト白血球抗原(HLA)などの遺伝因子に何らかの誘因・環境因子が

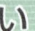

加わって発症．絶対的なインスリン欠乏状態に至る糖尿病で，他の自己免疫疾患の合併が少なくない．抗グルタミン酸脱炭酸酵素（GAD）抗体，インスリン自己抗体（IAA），抗膵島細胞抗体（ICA）などの自己抗体の陽性率が高い．発症年齢は小児から思春期に多く，非肥満が多い．急激に発症する劇症1型糖尿病や，数年間で徐々に進行し絶対的なインスリン欠乏に至る緩徐進行型がある．➡糖尿病（とうにょうびょう）📖 臨床栄養学

一次医療圏
いちじいりょうけん
primary medical service area
医療圏の一つ．身近な初期医療・プライマリケアを提供する医療圏．市町村単位で設定する．➡医療圏（いりょうけん）📖 公衆栄養学

一次結核症
いちじけっかくしょう
primary tuberculosis
結核菌の初感染（最初に感染が成立すること）に引き続いて結核症を発症すること．小児や免疫不全状態の患者などに見られる．📖 臨床栄養学

一次性高血圧
いちじせいこうけつあつ
➡本態性高血圧症（ほんたいせいこうけつあつしょう）

一次予防
いちじよぼう
primary prevention
健康の増進，疾病の発症予防，要介護など特異的予防を柱とする予防手段の適用水準．📖 栄養ケア・マネジメント，栄養教育論

1秒率
いちびょうりつ
one second forced expiratory volume rate
努力して息を吐き出した空気量（努力肺活量）のうち，最初の1秒間に呼出した量（1秒量）の割合（%）．📖 臨床栄養学

一過性脳虚血発作
いっかせいのうきょけつほっさ
transient ischemic attack; TIA
脳動脈狭窄，血栓，塞栓，脳循環不全などによる一過性の脳虚血．脳梗塞の前兆であることが多い．📖 臨床栄養学

溢水
いっすい
overflow
体内に水分が過剰に貯留している状態．心不全，腎不全などで見られる．📖 応用栄養学

溢乳
いつにゅう
regurgitation of milk
哺乳時に乳汁とともに飲み込んだ空気を自然に吐き出す現象（初期嘔吐）と同時に，一緒に少量の乳汁を嘔吐する現象．➡吐乳（とにゅう）📖 応用栄養学

一般衛生管理プログラム
いっぱんえいせいかんり－

prerequisite program; PP
HACCPを前提とした必要不可欠な衛生管理の事項．食中毒予防の3原則のうちHACCPは「菌をやっつける」「菌を増やさない」，一般衛生管理プログラムは「菌を付けない」に該当する．
➡HACCP(ハセップ) 📖 給食経営管理論

遺伝性肥満
いでんせいひまん
hereditary obesity
遺伝異常により生じる肥満．知能低下，聴力障害，視力障害，性腺発育異常，四肢などの外形異常を伴う．📖 臨床栄養学

胃内容排泄速度
いないようはいせつそくど
gastric emptying rate; GER
胃の内容物が十二指腸に移行する速度．📖 臨床栄養学

イニシエーション
initiation
さまざまな環境要因によりDNAに障害が起きることによりがん遺伝子に変異する過程．発がんの初期化のこと．
📖 臨床栄養学

イニシャルコスト
initial cost
機器や設備などを導入する際にかかる費用．固定費となる．➡固定費(こていひ) 📖 給食経営管理論

イネイブリング
➡オタワ憲章(-けんしょう)

イノベーション普及理論
-ふきゅうりろん
diffusion of innovations
1つのイノベーションが生まれた時，それが社会のなかでどのように普及していくかのプロセスとその要因を整理した理論．イノベーションとは，新しい技術，商品，アイデア，行動，プログラムなど，あらゆる「新しいもの」を意味する．📖 栄養教育論

依頼主
いらいぬし
➡クライアント

いらいら食い
-ぐ-
binge eating to get rid of stress
精神的なイライラから過食してしまう摂食パターン．📖 臨床栄養学

医療関連感染
いりょうかんれんかんせん
➡院内感染症(いんないかんせんしょう)

医療圏
いりょうけん
medical service area
都道府県が，地域の医療需要に対応して医療資源の適正配置と医療提供体制の整備を図るに当たって設定する地域的単位．一次医療圏，二次医療圏，三次医療圏に分類．📖 公衆栄養学

医療費
いりょうひ
medical care expenditures
医療機関等における保険診療の対象と

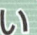

なり得る傷病の治療に要した費用．日本の国民医療費は，①医科・歯科診療にかかる診療費，②調剤費，③入院時食事・生活医療費，④訪問看護医療費，⑤健康保険などで支給される移送費・補装具費，⑥施術所（鍼灸院・接骨院）において受けた医療行為に対して，一旦全額負担した後に還付される療養費，を含む． 導入教育

医療法
いりょうほう

Medical Care Law

医療を受ける者の医療に関する適切な選択を支援し，医療の安全の確保を目的とする法律．病院・診療所・助産所の開設と管理・整備，医療提供施設相互間の機能の分担，業務の連携を推進するために必要な事項を定め，良質かつ適切な医療を効率的に提供する体制の確保を図る．病院の法定人員の省令で，病床数100以上の病院は栄養士1人以上，特定機能病院は管理栄養士1人以上の配置を定める． 導入教育

医療面接
いりょうめんせつ
➡問診（もんしん）

医療倫理の四原則
いりょうりんり-よんげんそく

four principles of medical ethics

①自律尊重原則（自律的な患者の意思決定を尊重する），②無危害原則（患者に危害を及ぼすことを避ける），③善行原則（患者に利益をもたらす），④正義原則（利益と負担を公平に分配する），からなる医療倫理の原則． 導入教育

イレウス
ileus

腸管の通過障害により，腹痛，腹部膨満，嘔吐などの症状を呈する病態．＝腸閉塞 臨床栄養学，応用栄養学

胃瘻
いろう

gastrostoma / gastric fistula

栄養物や水分などを経口摂取できなくなった場合に，注入用チューブを通す瘻孔を胃に造設し，体外から胃内腔へ栄養物や水分を注入する措置．外科的開腹手術を行わず，内視鏡と腹壁からの穿刺による経皮内視鏡的胃瘻造設術（PEG）が一般的． 応用栄養学，臨床栄養学，給食経営管理論

院外調理
いんがいちょうり

catering from outside of hospitals

入院患者に提供する食事を病院外の施設において調理・加工すること．調理システムの原則としてクックチル，クックフリーズおよび真空調理（真空パック）の3方式のいずれかでなければならない．なお，病院と調理加工施設が隣接する場合は，クックサーブの併用が認められる．➡クックサーブシステム，クックチルシステム，クックフリーズシステム，真空調理システム（しんくうちょうり-） 給食経営管理論

陰窩膿瘍
いんかのうよう

cript abscess
大腸の上皮にある腺(リーベルキューン腺)の小さなくぼみに膿(好中球)がたまっている状態．組織検査により顕微鏡的に確認できる．潰瘍性大腸炎で認められる．➡潰瘍性大腸炎(かいようせいだいちょうえん) 📖 臨床栄養学

インクレチン
incretin
小腸から分泌され，膵のインスリン分泌を促進する消化管ホルモン．GLP-1(glcagon-like peptide-1)とGIP(glucose-dependent insulinotropic polypeptide)がある． 📖 臨床栄養学

インシデント
incident
事故が発生する前にそれを回避することができた，事故の危険性があった事例．ヒヤリ・ハットとほぼ同義とする場合が多い．➡ヒヤリ・ハット 📖 給食経営管理論

インシデント・アクシデントレポート
incident/accident report
インシデントとアクシデントについて情報収集，分析対策立案，フィードバック，評価(危機管理のPDCA活動)するためのレポート．事故の犯人探しではなく，危険を特定し再発防止につなげるために5W1H〔誰が(WHO)，何を(WHAT)，いつ(WHEN)，どこで(WHERE)，どうして(WHY)，どのように(HOW)〕を意識し，事実経過を明確に記する． 📖 給食経営管理論

インスリン依存状態
－いぞんじょうたい
insulin dependent state
糖尿病の病態の一つ．インスリンが絶対的に欠乏し，生命維持のためにインスリン治療が不可欠な状態．血糖値は高く不安定で，しばしばケトン体が増加する．1型糖尿病の大部分はインスリン依存状態であるが，緩徐進行型の初期ではインスリン非依存状態でインスリン治療不要の時期がある． 📖 臨床栄養学

インスリン製剤
－せいざい
insulin preparation
糖尿病のインスリン療法の一つ．作用時間により，超速効型，速効型，中間型，持効型，混合型に分類．超速効型および速効型は食後の血糖上昇を抑制する．超速効型は作用発現が速く，食直前の注射が可能．持効型は基礎インスリン分泌を補充し，空腹時血糖値の上昇を抑える．混合型は超速効型または速効型と中間型をさまざまな比率であらかじめ混合したもの．通常，インスリンは皮下注射で，自己注射を行う． 📖 臨床栄養学

インスリン抵抗性
－ていこうせい
insulin resistance
血中インスリン濃度に見合うインスリン作用が得られない状態．糖尿病，高血圧，脂質異常症を生じ，動脈硬化性疾患を惹起する．肥満はその原因となる．指標としてHOMA-R(＝空腹時インスリン値×空腹時血糖値÷405)が

用いられ，1.6以下は正常，2.5以上はインスリン抵抗性と判定する．📖 臨床栄養学

インスリン非依存状態
－ひいぞんじょうたい

non-insulin dependent state

糖尿病の病態の一つ．自己のインスリン分泌能は維持されているがやや不足し，血糖コントロールにインスリンを用いなくても可能な場合とインスリンが必要な場合に分けられる．血糖値は安定しており，ケトン体の増加を認めることは少ない．2型糖尿病の大部分はインスリン非依存状態であるが，重症の感染症や脱水により糖尿病昏睡をきたし，インスリン依存状態になる場合がある．📖 臨床栄養学

インスリン療法（糖尿病）
－りょうほう（とうにょうびょう）

insulin therapy

インスリンを用いた糖尿病治療．絶対適応は，①インスリン依存状態，②高血糖性昏睡，③重症の肝障害，腎障害の合併，④重症感染症，外傷，中程度以上の外科手術，⑤糖尿病合併妊婦，⑥静脈栄養時の血糖コントロール．相対的適応は，①インスリン非依存状態でも著明な高血糖（空腹時血糖値250mg/dL以上，随時血糖値350mg/dL以上）を認める場合，②経口薬では良好な血糖コントロールが得られない場合，③やせ型で栄養状態が低下している場合，④ステロイド治療時に高血糖を認める場合，⑤糖毒性を積極的に解除する場合，など．📖 臨床栄養学

インターマップ・スタディ
International Study of Macro- and Micro-Nutrients and Blood Pressure

わが国も参加した国際的な横断研究の一つ．日本，中国，イギリス，米国の男女4,680人について，食事と血圧との関係を調査し，血圧に影響を与える食事の因子について研究を実施．日本人の食塩摂取量や食塩の摂取源と各国との違い，グルタミン酸や，鉄（ヘム鉄，非ヘム鉄，赤肉）摂取量と血圧との関連などの研究結果が発表されている．📖 公衆栄養学

院内感染症
いんないかんせんしょう

hospital infection

病院内で体内に入った微生物によって起こる感染症．病院外で体内に入った微生物による感染症である市中感染とは区別している．病院感染と呼ばれることもあるが，近年では医療関連感染（healthcare-associated infection; HAI）という用語が提唱されている．一般に，入院後72時間までの発症は市中感染，入院後72時間以降の発症は院内感染と考えることが多い．📖 臨床栄養学

インピーダンス法
－ほう

impedance method

生体に微量の電流を流し，その抵抗により体脂肪量を測定する方法．📖 臨床栄養学

インフォームド・コンセント
informed consent

医療に関する「十分な説明と同意」（日

本医師会訳)．患者や一般の人々が医療を受ける，あるいは医学研究や疫学研究の被験者になる時に，医師や研究者が治療や研究の意義，目的，方法，予測される結果，対象者の負担等を正確な情報に基づいて十分に説明したうえで，患者・対象者本人の自由意志に基づく同意・選択を得ること． 導入教育，臨床栄養学

インフォームド・チョイス

informed choice

十分な説明を受けたうえでの選択． 公衆栄養学

——[う]——

ウイックプログラム

Special Supplemental Nutrition Program for Women, Infants, and Children; WIC Program

米国の「低所得女性とその5歳以下の子どもに対する食料補助・教育プログラム」．対象は，低所得世帯の妊婦，出産後，母乳で乳児を育てている女性およびその5歳以下の子ども． 公衆栄養学

ウイルソン病

-びょう

Wilson disease

銅の転送に関わる遺伝子異常により，銅が胆汁中に排泄されず，肝や全身に蓄積する疾患．学童期に肝障害や溶血性貧血で発症し，錐体外路症状やカイザー・フライシャー角膜輪を認める．治療は，亜鉛，銅のキレート剤であるD-ペニシラミンを投与する． 臨床栄養学

ウェアリング・オフ現象

-げんしょう

wearing off phenomenon

パーキンソン病患者で，L-ドーパ製剤などの効果が低下してきた時に見られる，"on"と"off"の状態が1日に混在する状態．L-ドーパ製剤内服後1～3時間で，ドーパミンの血中濃度が高くなると，パーキンソン症状が改善し動きがよくなる(on現象)．一方，血中濃度が低下してくると，動けなくなってくる(off現象)．➡L-ドーパ(エル-) 臨床栄養学

ウエスト周囲長

-しゅういちょう

waist circumference

日本のメタボリックシンドロームの診断基準は，ウエスト周囲長で示される内臓脂肪蓄積の存在が必須項目．立位，軽呼気時，臍レベルで測定する． 臨床栄養学

ウェットシステム

wet system

厨房の床のシステム．床に水をまいて調理作業中も常にぬれている状態で，高温多湿な作業環境になる．➡ドライシステム 給食経営管理論

ウェルニッケ脳症

-のうしょう

Wernicke's encephalopathy

妊娠悪阻，手術後，アルコール依存症などでビタミンB_1欠乏となり発症．眼球運動障害・失調性歩行・意識障害

ウェルビーイング
well-being
よりよい健康状態をめざしうる幸福な状態．訳として幸福，福祉，安寧など．世界保健機関（WHO）は，健康を「身体的・精神的・社会的に完全にwell-being（良好な状態）であること」と定義している． 📖 栄養ケア・マネジメント

ウォーマーテーブル
warmer table
温度管理された湯槽にホテルパンやポットを落とし込み，そこに調理品を入れて盛り付け直前まで保温するテーブル型の機器． 📖 給食経営管理論

ウォールマウント工法
－こうほう
wall mount method
壁面に機器を固定し，床から機器の間に十分な空間を設ける工法． 📖 給食経営管理論

ウォールマウントシステム
wall mount system
清掃の簡便性，脚錆の防止，配管の露出部分の減少，ほこりだまりの防止など衛生管理をより徹底するために回転釜やティルティングパンなどの厨房機器を壁掛け式にするシステム． 📖 給食経営管理論

ウォンツ
wants

欲求のこと．ニーズが形取ったものとして，その人の文化的背景や特性によって大きく異なる．潜在的な欲求として捉えることができる． ➡ニーズ 📖 給食経営管理論

う歯
－し
dental caries
いわゆる虫歯のことで，口腔内の細菌により産生された有機酸により，歯のエナメル質，象牙質，セメント質が破壊される疾患． 📖 臨床栄養学，応用栄養学

右心不全
うしんふぜん
right heart failure
右心室のポンプ機能不全．中心静脈圧の上昇とともに，肝臓や腸管のうっ血を誘発し，たんぱく漏出性胃腸症を起こすことがある． ➡たんぱく漏出性胃腸症（－ろうしゅつせいいちょうしょう） 📖 臨床栄養学

宇宙酔い
うちゅうよー
space sickness
無重力状態になって数分から数時間で，60〜70％の宇宙飛行士に出現する乗物酔いに似た状態．空間認知・把握の錯覚，めまい，食欲不振，吐き気，思考力の低下，冷や汗，唾液分泌の増加などの症状が発現する．原因として，体の位置や動きを重力加速度により検出する平衡感覚器の前庭や三半規管が，無重力環境下では感知できず，視覚情報との間に混乱が生ずるためとす

る「感覚混乱説」が有力. 📖 応用栄養学

うつ熱
−ねつ
➡熱中症(ねっちゅうしょう)

運動機能
うんどうきのう

motility

比較的大きな筋群を使う全身の運動を粗大運動，手先のコントロールが要求される細やかな運動を微細運動と分類. 📖 応用栄養学

運動強度
うんどうきょうど

exercise intensity / exercise strength

絶対的な運動強度と相対的な運動強度に大別．前者は時間走やメッツなど，後者は最大酸素摂取量に対する酸素摂取量の比率($\%\dot{V}O_{2max}$)などで示す. 📖 応用栄養学

運動トレーニング
うんどう−

exercise training / physical training

生体に本来備わっている適応能力を利用して，一般的には行動体力の維持・向上または低下防止を目的とする体力トレーニングの一つ. 📖 応用栄養学

運動負荷試験
うんどうふかしけん

exercise tolerance test

狭心症検査の一つ．階段昇降，自転車エルゴメーター，トレッドミルなどにより運動負荷をかけて心電図の変化を評価する．狭心症などが誘発されることがあるので注意が必要. 📖 臨床栄養学

——[え]——

永久歯
えいきゅうし

permanent tooth

乳歯に替わり6歳ごろから生えはじめる歯．最初に第一大臼歯(6歳臼歯)，その後中切歯から順次生え替わる．12～13歳ごろまでに第二大臼歯(12歳臼歯)が生え，第三大臼歯(智歯，親知らず)を加えて計32本. 📖 応用栄養学

影響評価
えいきょうひょうか

impact assessment

プログラムの実施後比較的短期的に生じる効果を測定して行う評価．プログラムによって，個人・集団の学習目標(知識，スキル，態度など)，行動や生活習慣の目標，および環境目標等の達成度を評価する. 📖 栄養教育論，栄養ケア・マネジメント，公衆栄養学

影響評価モニタリング
えいきょうひょうか−

impact evaluation monitoring

プログラム参加者を対象としたアンケート調査，自由面接法，構造化面接法，観察法などにより，①対象者の意識，態度，関心，意欲，理解度，知識，技術，価値観，行動など，②対象者に影響を及ぼす対象者の周囲の反応，支援，理解度など，③社会資源の利用頻

度など，④環境要因の改善など，を調査すること．🕮 栄養ケア・マネジメント

エイコサペンタエン酸
-さん
➡ EPA（イーピーエー）

AIDS
エイズ
acquired immnodeficiency syndrome
ヒトレトロウイルスの一種であるヒト免疫不全ウイルス感染症．症状は，細胞性免疫の著しい低下などが見られる．🕮 応用栄養学

衛生行政報告例
えいせいぎょうせいほうこくれい
report on public health administration and services
行政の業務報告の一つ．都道府県，指定都市などの衛生行政の実態を把握する．🕮 公衆栄養学

衛生検査
えいせいけんさ
sanitary test
適切に衛生管理が行われているかの，実験的方法または簡便な方法による検査．食品残渣がどのくらい残っているか検査するATPふき取り検査や，手洗い前や後の手指や使用する調理器具等に大腸菌がどのくらい付着しているのか評価する大腸菌群簡易検出紙法，洗浄により食器に残留物がないか検査する食器洗浄テストがある．🕮 給食経営管理論

HLA
エイチエルエー
human leukocyte antigen
ヒトにおける主要組織適合抗原．臓器移植の際に，HLAが不一致であると拒絶反応を起こす．🕮 臨床栄養学

HbA1c
エイチビーエーワンシー
hemoglobin A1c
血糖コントロールの指標．過去1〜2か月間の平均血糖レベルを反映する．ヘモグロビンのβ鎖のN末端にグルコースが結合した糖化たんぱく質．現在は国際基準値であるHbA1c（NGSP値）が用いられる．➡ NGSP値（エヌジーエスピーち）🕮 臨床栄養学，栄養ケア・マネジメント，公衆栄養学

栄養
えいよう
nutrition
生物が自分の体を作る物質やエネルギー源を外界から獲得して利用し，生存・活動する営み，およびこれらの現象．栄養のために外界から体内に取り入れて利用する物質は栄養素（nutrient）という．🕮 導入教育

栄養アセスメント
えいよう-
nutrition assessment
対象となる個人や集団の健康状態や栄養状態をさまざまな栄養指標（身体計測，生化学検査，臨床診査，食事調査など）によって得られる情報をもとに総合的に評価・判定すること．➡ 主観的包括的評価（しゅかんてきほうかつてき

ひょうか），客観的栄養アセスメント（きゃっかんてきえいよう−） 栄養ケア・マネジメント，応用栄養学，臨床栄養学

栄養疫学
えいようえきがく

nutritional epidemiology

疫学の一分野．食生活（食物，栄養素，食習慣など）を曝露要因として捉え，疾病や健康事象との関連について疫学的手法を用いて研究する学問であり，その成果を健康改善に役立てる科学．
→疫学（えきがく） 公衆栄養学，食事摂取基準

栄養改善加算
えいようかいぜんかさん

Nutrition Improvement Addition

介護報酬で規定されており，病院と同様に管理栄養士が指導した場合のみ算定可能． 導入教育

栄養改善活動
えいようかいぜんかつどう

nutrition improvement practice

わが国において，第二次世界大戦前・後の厳しい食料事情のなか，戦前は富国強兵，戦後は国家再建を目標に実施された国家政策．栄養士による栄養食事指導によって限られた食料を有効活用する方法であり，工場や学校などにおける給食現場での指導や国民全体への講習会，マスコミを活用した栄養食事指導などを実施． 導入教育

栄養改善法
えいようかいぜんほう

Nutrition Improvement Law

国民の健康・体力の向上を図る目的で，1952年に公布，施行された法律．①国民栄養調査，②栄養相談所，③都道府県による専門的栄養指導，④栄養指導員制度，⑤集団給食施設の栄養管理，⑥特殊栄養食品，⑦栄養表示，などを規定．これを改正した健康増進法の公布に伴い，2002年に廃止された． 導入教育

栄養カウンセリング
えいよう−

nutrition counseling

カウンセリングの技法を用いた栄養に関する相談．食行動に焦点を当て，食生活や栄養の問題解決を目的とする．つまり，めざす方向性がある指示的なカウンセリング． 栄養教育論

栄養学
えいようがく

nutritional science

栄養素と生体の関連を研究する科学．ヒトを対象とした領域は多岐にわたり，分子栄養学，基礎栄養学を基本とし，対象の特性や目的に応じて，応用栄養学，臨床栄養学，栄養教育論，公衆栄養学，給食経営管理論がある． 導入教育

栄養学教育資格認定委員会
えいようがくきょういくしかくにんていいいんかい

Accreditation Council for Education in Nutrition and Dietetics; ACEND

米国栄養士会（Academy of Nutrition and Dietetics）の認定機関．米国の栄

養士養成制度において，基礎知識および実技能力のプログラムの内容を定める．📖 公衆栄養学

栄養学雑誌
えいようがくざっし

Japanese Journal of Nutrition and Dietetics

日本栄養改善学会が発行する創刊70年を超える栄養学に関する学術雑誌．創刊時からの文献は下記のURLで見ることができる(http://www.jstage.jst.go.jp/browse/eiyogakuzashi/-char/ja/)．📖 公衆栄養学

栄養学校
えいようがっこう

Saiki nutrition school

1925年に佐伯 矩が設立した学校．栄養の実践的指導者による徹底した食生活の改善が必要と考え，「栄養手」を養成．➡佐伯 矩(さいきただす)，栄養手(えいようしゅ) 📖 導入教育

栄養管理
えいようかんり

➡栄養ケア・マネジメント(えいよう-)

栄養管理システム
えいようかんり-

➡栄養ケア・マネジメントシステム(えいよう-)

栄養機能食品
えいようきのうしょくひん

food with nutrient function claims

ビタミン，ミネラルの適正な補給を目的にした保健機能食品の一種．➡保健機能食品(ほけんきのうしょくひん) 📖 臨床栄養学

栄養教育
えいようきょういく

nutrition education

人々の健康の維持増進，および生活の質(QOL)の向上を目的として，望ましい栄養状態と食行動の実現に向けて，栄養科学と関連する諸科学，たとえば行動科学や教育学などを踏まえ，人々の行動変容を支援する活動．📖 栄養教育論，導入教育，栄養ケア・マネジメント，臨床栄養学

栄養教育マネジメント
えいようきょういく-

nutrition education management

栄養教育分野における栄養ケア・マネジメントの呼称．➡栄養ケア・マネジメント(えいよう-) 📖 栄養ケア・マネジメント

栄養教育マネジメントサイクル
えいようきょういく-

栄養教育の目標を達成するためのプロセス(過程)．すなわち，計画(Plan)→実施(Do)→評価(Check)→見直し・改善(Act)というPDCAマネジメントサイクルに基づく一連の流れ．📖 栄養教育論

栄養強調表示
えいようきょうちょうひょうじ

nutrition claims

国民の健康づくりのための食品選択を支援するという観点から，栄養改善法(現 健康増進法)に基づき，1995年に

導入．栄養成分・熱量について栄養強調表示(低，無，多，強化など)を行う場合には，その含有量が基準を満たすことを義務づけた制度．具体的な基準内容については，内閣府令で定められている．🔗 公衆栄養学

栄養教諭
えいようきょうゆ

diet and nutrition teacher

食に関する指導を担う教諭として，2005(平成17)年に創設された教諭免許．学校教育現場で，食に関する指導と給食管理を一体のものとして行うことにより，食育の推進に果たす役割が期待される．免許は，専修，一種，二種がある．専修は修士の学位を有し管理栄養士の免許を受けていること，一種は学士の資格を有し管理栄養士の免許を受けている，または管理栄養士養成課程を修了し栄養士の免許を受けていること，二種は短期大学士の学位を有し栄養士の免許を受けていることが必要．🔗 栄養教育論，導入教育，応用栄養学，給食経営管理論

栄養ケア
えいよう−

nutrition care

健康でかつ現状を維持または向上させたい人，栄養状態が悪くなりそうな人，栄養状態に問題を抱える人に対して，栄養支援(栄養素補給法，食事提供，栄養教育など)を通じて，よりよい状態へ改善させるための実践的支援活動．🔗 栄養ケア・マネジメント

栄養ケアプラン
えいよう−

nutrition management planning

栄養リスク保有者の問題に対して，解決すべき問題点の優先順位，改善目標，手段・方法などを協議し，決定した内容を明文化したもの．🔗 栄養ケア・マネジメント

栄養ケアプログラム
えいよう−

nutrition care program

栄養ケアプランにおける手段と方法などの手順を示したもの．🔗 栄養ケア・マネジメント

栄養ケアプロセス
えいよう−

Nutrition Care Process; NCP

栄養アセスメント，栄養診断，栄養介入，栄養モニタリング・評価，の4つの段階からなり，一連の流れを計画的に推進し，繰り返し行うことにより最終目標へ近づけるという考え方．米国栄養士会が提唱した．🔗 栄養ケア・マネジメント

栄養ケア・マネジメント
えいよう−

nutrition care and management

リスク保有者のみならず，すべての人を対象に栄養状態を客観的に評価・判定して，その状態に対応した栄養教育，望ましい食生活の実践支援，適切な栄養補給などにより，栄養状態をよりよく改善し，目的に応じた体力づくりをめざす活動．食を通じて人々の健康の維持・増進と疾病の予防・治療を行う

ことにより，QOL の向上を支援することをめざす．＝栄養管理 ⌘ 栄養ケア・マネジメント

栄養ケア・マネジメントシステム
えいよう－
nutrition care management system
個人や集団に対して食を通じて，身体状況に応じた適切な栄養状態を保たせる効率的かつ系統的に行うシステム．＝栄養管理システム ⌘ 栄養ケア・マネジメント

栄養サポートチーム
えいよう－
nutrition support team; NST
栄養障害か，そのリスクの高い患者に対して，栄養ケア・マネジメントを専門的に行う医師，看護師，薬剤師，管理栄養士などからなる医療チーム．⌘ 臨床栄養学

栄養士
えいようし
dietitian
都道府県知事の免許を受けて，栄養士の名称を用いて栄養の指導に従事することを業とする者．1945 年，国は「栄養士規則」を制定し，1947 年に「栄養士法」を公布，翌年 1 月から施行されることにより，栄養士の資格が法制化された．⌘ 導入教育

栄養支援
えいようしえん
nutrition support
対象者の身体機能，特に消化管機能を考慮して栄養素補給法を選択して行う食事提供，栄養教育，他職種・他領域との連携などの行為．➡栄養ケア（えいよう－）⌘ 栄養ケア・マネジメント

栄養士規則
えいようしきそく
Ordinance on Dietitians
太平洋戦時下の食料不足が深刻となり，国民栄養改善の重要性が増大したことから，1945 年に制定された規則．栄養士は「その名称を使用して，国民の栄養指導を業とするもの」と規定された．⌘ 導入教育

栄養指導員
えいようしどういん
nutrition counsellor
都道府県知事が，栄養指導にかかわる者として，医師または管理栄養士の資格を有する都道府県，保健所を設置する市または特別区の職員のうちから命じた者．保健所における業務のうち栄養指導に係るものを行う．健康増進法に規定された行政管理栄養士の重要な業務．⌘ 公衆栄養学

栄養士登録委員会
えいようしとうろくいいんかい
Commission on Dietetic Registration; CDR
米国栄養士会（Academy of Nutrition and Dietetics）の下部組織の一つ．登録栄養士試験の実施機関．⌘ 公衆栄養学

栄養士法
えいようしほう

Nutritionists Law
栄養士の定義に関する事項や免許に関する事項などを規定した法律．1947年制定．2002年には管理栄養士の業務を定め，管理栄養士国家試験，管理栄養士養成施設の指定についても規定． 導入教育

栄養手
えいようしゅ

1925年に設立された「栄養学校」の卒業生の呼称．栄養士の先駆けとなり，国民の栄養改善運動に取り組む．➡栄養学校（えいようがっこう） 導入教育

栄養情報
えいようじょうほう

nutrition information
献立内容・献立やメニューの栄養表示・メニューの選び方・食材についての情報・食生活や健康（疾病）に関する情報，など．利用者は情報と食べる食事を結びつけ，自分の健康にとって適する食事を理解し，また選択時の判断材料にすることができる． 給食経営管理論

栄養・食事管理
えいようしょくじかんり

nutrition and dietary management
製品（食事）設計情報の管理体系．すなわち給食の対象者の栄養状態や嗜好を把握し，具体的な栄養量の基準を設定し，献立作成基準の作成までの業務の管理システム．製品設計情報には摂取量も含まれるため，喫食後の後始末の一部も含まれる．＝栄養・食事マネジメント 給食経営管理論

栄養食事指導
えいようしょくじしどう

nutritional and dietary guidance
管理栄養士の指導業務．各科外来患者・入院患者への栄養食事指導のほか，人間ドック時の個別指導や糖尿病教室などの集団栄養食事指導，外来栄養食事指導，在宅患者訪問栄養食事指導など．診療報酬に基づく指導料が請求できる． 臨床栄養学，栄養教育論，公衆栄養学

栄養食事療法
えいようしょくじりょうほう

nutrition and diet therapy
傷病者に対して，治療や重症化予防あるいは栄養状態の改善を目的に，栄養補給を行ったり食事を調整する治療法． 臨床栄養学

栄養所要量
えいようしょようりょう

Dietary Allowances
食事摂取基準の2000年までの呼称．1941年に栄養要求量標準が発表され，1949年に摂取基準量が公表された．この時代は，戦後の食料不足による栄養失調が社会問題となっていたため，栄養欠乏からの回避のための指標として策定された． 食事摂取基準

栄養診断
えいようしんだん

nutrition diagnosis
栄養ケアプロセスにおいて栄養アセスメントと栄養介入の中間に位置する段階．栄養アセスメントを基に対象者の栄養状態を診断する．➡栄養ケアプロ

セス（えいよう−） ⇨ 臨床栄養学，栄養ケア・マネジメント

栄養スクリーニング
えいよう−
nutrition screening
栄養ケア・マネジメントを必要とする対象者を抽出するための最初に行うアセスメント．⇨ 栄養ケア・マネジメント，臨床栄養学

栄養性貧血
えいようせいひんけつ
➡貧血（ひんけつ）

栄養摂取状況調査
えいようせっしゅじょうきょうちょうさ
questionnaire on nutritional intake
国民健康・栄養調査における調査項目の一つ．栄養摂取状況調査票は，「Ⅰ 世帯状況」「Ⅱ 食事状況」「Ⅲ 食物摂取状況」および「身体状況調査項目―1日の運動量（歩行数）―」の4つで構成されている．⇨ 公衆栄養学

栄養素過剰症
えいようそかじょうしょう
➡栄養不良（えいようふりょう）

栄養素欠乏症
えいようそけつぼうしょう
➡栄養不良（えいようふりょう）

栄養素密度法
えいようそみつどほう
➡エネルギー調整法（−ちょうせいほう）

栄養段階
えいようだんかい
trophic levels
消費者の段階の区分．植物食の一次消費者，すなわち植食動物（herbivore）または草食動物（grazer），一次消費者を捕食する肉食動物（carnivore）である二次消費者，肉食動物を捕食する三次およびさらに高次の消費者に分類される．ヒトは高次消費者である．⇨ 公衆栄養学

栄養調査
えいようちょうさ
➡国民健康・栄養調査（こくみんけんこうえいようちょうさ）

栄養転換
えいようてんかん
nutrition transition
量と質の双方を含む食事の変化．脂肪や砂糖類，主に動物性食品からの飽和脂肪酸摂取の増加，複合炭水化物と食物繊維の減少，果物や野菜摂取の減少からなるエネルギー密度の高い食事への変化，職場や余暇での身体活動の減少などにみるライフスタイルの変化がある．栄養不足から栄養過多への移行は，100年足らずで起こった．⇨ 公衆栄養学

栄養表示基準
えいようひょうじきじゅん
Nutrtion Labelling Standards
健康増進法第31条に基づき，販売を目的とする食品（特別用途食品を除く）に，内閣府令で定める栄養成分または熱量に関する表示をする場合に適用さ

れる基準．対象食品は，加工食品（鶏卵を含む．特別用途食品は除く）や輸入した食品に，日本語で栄養成分表示をして販売するもの．栄養表示基準で定められている栄養成分は，熱量，たんぱく質，脂質，炭水化物およびナトリウム，ミネラル（12種類），ビタミン（13種類）．🔗 食事摂取基準

栄養不良
えいようふりょう
malnutrition
栄養素必要量に対する摂取量の不均等によって生じる栄養障害．栄養素欠乏症（nutrient deficiency disease）や栄養素過剰症（nutrient overfeeding disease）など．🔗 栄養ケア・マネジメント

栄養不良の循環性
えいようふりょう－じゅんかんせい
the impact of malnutrition over the life course
栄養不良が深刻な発開発途上国で生じる現象．ライフコースを通して栄養不良が循環し，それに加えて，肥満の多発や生活習慣病の発症にもつながる危険な循環をさす．🔗 導入教育，公衆栄養学

栄養補給法
えいようほきゅうほう
feeding method
消化管を使用して栄養素を補給する経口栄養法（oral nutrition; ON），経腸栄養法（enteral nutrition; EN），静脈から栄養素を補給する経静脈栄養法（parenteral nutrition; PN）に分類．各栄養補給法は単独で行うとは限らず，経口摂取と経静脈栄養法，経口摂取と経腸栄養法を組み合わせる場合もある．🔗 臨床栄養学

栄養マネジメント
えいよう－
nutrition management
栄養教育分野，公衆栄養分野における栄養ケア・マネジメントの呼称．➡栄養ケア・マネジメント（えいよう－）🔗 栄養ケア・マネジメント

栄養マネジメント加算
えいよう－かさん
①介護保険制度のなかにある介護報酬の評価対象の一つ．個々の利用者の栄養状態を適切にアセスメントし，その状態に応じた多職種協働による栄養ケアを実施し，定期的に評価している場合に算定できる．常勤の管理栄養士の配置が必要．②障害者自立支援として障害福祉サービス報酬の対象の一つ．障害者（児）個々の栄養状態に応じた栄養ケアの実施に対して算定できる．管理栄養士を含む多職種協働の体制の整備が必要．🔗 給食経営管理論，導入教育

栄養要求量標準
えいようようきゅうりょうひょうじゅん
➡栄養所要量（えいようしょようりょう）

A型胃炎
エー－がたいえん
➡自己免疫性胃炎（じこめんえきせいいえん）

A 型肝炎ウイルス
エーがたかんえんー

hepatitis A virus

A 型肝炎を引き起こすウイルス．RNA ウイルスで魚介類を介して経口感染する．📖 臨床栄養学

ADMA
エーディーエムエー

asymmetric dimethylarginine

内皮障害をきたす重要な原因物質．腎微小血管網の恒常性を破綻させる．アルギニンから一酸化窒素を産生する過程で競合する．📖 臨床栄養学

ADL
エーディーエル

➡日常生活活動(にちじょうせいかつかつどう)

ATP 検査
エーティーピーけんさ

ATP test

菌数を測定するのではなく，食品の残渣等による汚れ(ATP：アデノシン三リン酸)を数値化して測定する衛生検査．📖 給食経営管理論

ATP-CP 系
エーティーピーシーピーけい

adenosine triphosphate-creatine phosphate system

無酸素性エネルギー産生機構の一つ．筋肉中のクレアチンリン酸(creatine phosphate; CP)を分解し，ATP を生成するエネルギー供給系．筋肉中のATP と CP の含量は非常に少ないため，このエネルギー供給系は最大運動を行った場合には 10 秒以内で停止する．📖 応用栄養学

APC 遺伝子
エーピーシーいでんし

adenomatous polyposis coli gene

がん抑制遺伝子の一つ．この遺伝子に遺伝的な変異があると，家族性大腸腺腫症，大腸癌が生じる．最近，大腸癌以外の胃癌，膵癌でも変異が認められることが報告されている．📖 臨床栄養学

ABC 分析
エービーシーぶんせき

ABC analysis

経営管理における計数管理の評価方法．売り上げの高い献立や，購入金額が多い食材料など重要度の高いものの順番に ABC に分類し分析する．📖 給食経営管理論

疫学
えきがく

epidemiology

明確に規定された集団(population)を対象として，そのなかで出現する疾病や健康事象の発生頻度と分布，それらに影響を与える要因(規定要因)を調査研究により明らかにする科学．明らかになった事実をもとに健康関連の諸問題の改善に役立つ有効な対策を立てる応用科学．➡栄養疫学(えいようえきがく)📖 公衆栄養学，導入教育，食事摂取基準

エクササイズ

exercise

えすえむびー

身体活動の量を表す単位．強度(メッツ)に実施時間(時)を乗じたもの．➡メッツ値(-ち) 📖 公衆栄養学

エクササイズガイド2006
Exercise and Physical Activity Guide for Health Promotion 2006; Exercise Guide 2006

生活習慣病を予防するために，健康な成人を対象として，現在の身体活動量や体力の評価と，それを踏まえた目標設定の方法，個人の身体特性および状況に応じた運動内容の選択，それらを達成するための方法，安全で有効な運動を広く国民に普及させることを目的として，2006年に公表された．➡健康づくりのための運動基準2006(けんこう-うんどうきじゅん-) 📖 公衆栄養学

エコチル調査
-ちょうさ

Japan Environment and Children's Study

環境省が2011年より始めた，全国の10万組の子どもとその両親に参加を依頼して実施している大規模な疫学調査．13歳の誕生日まで子どもの成長と発達を追跡する「子どもの健康と環境に関する全国調査」で，エコロジーとチルドレンを組み合わせて「エコチル」調査と呼ぶ．環境要因として，化学物質への曝露のほか，遺伝要因，社会要因および生活習慣要因を調査し総合的に解析する．📖 公衆栄養学

エコロジカル・オーバーシュート
ecological overshoot

全人類のエコロジカル・フットプリントが地球の生物生産力を上回っている状態．2007年のエコロジカル・オーバーシュートは50％であり，言い換えると，地球上の人間が自分たちの活動をまかなうために，地球1個半分を利用したことになる．➡エコロジカル・フットプリント 📖 公衆栄養学

エコロジカル・フットプリント
ecological footprint; EF

人間の活動によって消費される資源量を分析・評価する手法．人間1人が持続可能な生活を送るのに必要な資源の生産と，出される廃棄物の吸収に必要とされる生物学的生産性のある土地面積(通常は，生活を維持するのに必要な1人あたりの陸地および水域の面積)として表される．📖 公衆栄養学

S-R理論
エスアールりろん

stimulus response theory; S-R theory

人間の行動の機序を説明する学習理論の一つ．何らかのきっかけが「先行刺激」となり，その「反応」として行動が生じる．この行動のことをレスポンデント行動と呼ぶ．＝刺激−反応理論 ➡オペラント学習理論(-がくしゅうりろん)

SMP比
エスエムピーひ

SMP ratio

食事から摂取する脂質の内容である脂

肪酸のバランスの比率．飽和脂肪酸（saturated fatty acid; S），一価不飽和脂肪酸（monounsaturated fatty acid; M），多価不飽和脂肪酸（polyunsaturatedfatty acid; P）の比で表す．推奨値は3：4：3．🕮 栄養ケア・マネジメント

SGA
エスジーエー
➡主観的包括的評価（しゅかんてきほうかつてきひょうか）

SGA児
エスジーエーじ
small-for-gestational age
出生時の身長と体重が一定の基準（10パーセンタイル）より小さく生まれた児．体重だけを指標としたLBW児（low birth weight infant）とは異なる．多くは胎盤機能不全による胎児栄養失調により起こる．また，染色体異常，胎内感染症も原因となる．高率で低血糖を合併し，精神発達障害を示す例もある．約90％は，2年以内に正常範囲の身長に成長する．🕮 応用栄養学

SU薬
エスユーやく
➡スルホニル尿素薬（-にょうそやく）

NRS
エヌアールエス
Nutritional Risk Screening
栄養スクリーニングツールの一つ．🕮 臨床栄養学

NSI
エヌエスアイ
Nutrition Screening Initiative
高齢者の低栄養を簡便にスクリーニングするツール．🕮 応用栄養学

NST
エヌエスティー
➡栄養サポートチーム（えいよう-）

n-3系脂肪酸
エヌさんけいしぼうさん
n-3 fatty acid
多価不飽和脂肪酸の一つで，必須脂肪酸．血流をよくし，免疫力を高め，中性脂肪を下げる働きがある．🕮 臨床栄養学，食事摂取基準

NGSP値
エヌジーエスピーち
National Glycohemoglobin Standardization Program values
全米グリコヘモグロビン標準化プログラムの略称で，糖尿病の診断に用いられるヘモグロビンA1c（HbA1c）の国際標準化された値．わが国ではJDS値の表記が用いられていたが，2012年からNGSP値が使用されている．
➡JDS値（ジェーディーエスち），HbA1c（エイチビーエーワンシー）🕮 臨床栄養学

NPC/N
エヌピーシーエヌ
➡非たんぱく質カロリー窒素比（ひーつーちっそひ）

n-6/n-3比
エヌろくエヌさんひ

n-6/n-3 retio

必須脂肪酸であるn-6系脂肪酸とn-3系脂肪酸の比．n-6系の代表的な脂肪酸はリノール酸など，n-3系はα-リノレン酸や魚油に含まれるDHAなど． ⌘ 栄養ケア・マネジメント

エネルギー換算係数
-かんさんけいすう

energy conversion factor
炭水化物，脂質，たんぱく質の生理的熱量（利用エネルギー量）をそれぞれ1gあたりで換算した数値．それぞれ4，9，4kcalという値が用いられる． ⌘ 導入教育

エネルギー産生機構
-さんせいきこう

energy production mechanism
生体内では，直接のエネルギー源としてアデノシン三リン酸（ATP）を消費．ATPの供給機構は，酸素が不要なATP-クレアチンリン酸系と解糖系（乳酸系）の無酸素性エネルギー産生機構（mechanism of anaerobic energy production）と酸素が必要なTCAサイクル・呼吸鎖等を介する有酸素性エネルギー産生機構（mechanism of aerobic energy production）とに分けられる． ⌘ 応用栄養学

エネルギー消費量の生物学的な変動
-しょうひりょう-せいぶつがくてき-へんどう

biological variability of energy consumption
同じ身長・年齢・体格でも，安静時の代謝率や身体活動の個人差などにより，エネルギー消費量にも個人差があること． ⌘ 食事摂取基準

エネルギー出納
-すいとう

energy balance
エネルギー摂取量と消費量のバランス．正になると，余ったエネルギーが体脂肪などとして蓄積される． ⌘ 食事摂取基準

エネルギー摂取量のアセスメント
-せっしゅりょう-

assessment of energy intake
エネルギー出納の正負を評価するものであり，その評価指標にはBMIまたは体重変化量を用いて評価．➡エネルギー出納（-すいとう） ⌘ 食事摂取基準

エネルギー代謝測定室
-たいしゃそくていしつ

➡ヒューマンカロリメーター

エネルギー代謝率
-たいしゃりつ

relative metabolic rate; RMR
職業に従事している時の活動強度を表す指標．エネルギー代謝率（RMR）＝（各活動時のエネルギー消費量－座位安静時代謝量）÷基礎代謝量で算出．ここでの座位安静時代謝量には，食事誘発性熱産生（DIT）を含む． ⌘ 食事摂取基準

エネルギー蓄積量
-ちくせきりょう

energy deposition
主として脂肪またはたんぱく質として，身体に蓄積されたエネルギー．合成に要したエネルギーは含まれない． 📖 食事摂取基準

エネルギー調整栄養素摂取量
－ちょうせいえいようそせっしゅりょう
energy adjusted nutrient intake
栄養素密度法や残差法を用いて，エネルギーの影響を取り除いた栄養素摂取量．脂質，たんぱく質などの主要栄養素やビタミン類などほとんどの栄養素摂取量は，エネルギー摂取量と正の関連がある．栄養摂取量と健康事象との関連を検討する際に有用． 📖 公衆栄養学

エネルギー調整法
－ちょうせいほう
energy adjustment
エネルギー摂取量を基本量と考え，摂取エネルギー量に対する相対量として栄養素の摂取量を表現する方法．密度法と残差法がある．➡残差法（ざんさほう） 📖 食事摂取基準，公衆栄養学

エネルギー必要量
－ひつようりょう
energy requirement
基礎代謝量，あるいは間接カロリメトリーで測定した安静時エネルギー代謝量を基準に，基礎代謝量(kcal/kg/日)×活動係数×ストレス係数，安静時エネルギー代謝量×活動係数で算出． 📖 臨床栄養学

エビデンスレベル
evidence level
科学的根拠の信頼度．信頼度は科学的根拠の研究方法によって変化する． 📖 食事摂取基準

エピネフリン
epinephrine
カテコールアミンの一つであるアドレナリンのこと．強心，昇圧作用を有し，アナフィラキシーショック時の治療には必須． 📖 臨床栄養学

FAO統計データベース
エフエーオーとうけい－
FAO database
国際連合食糧農業機関(FAO)のデータベース．FAOSTAT(農林水産業，食料援助，土地利用，人口)，FISHSTAT(漁業)，FORIS(林業)，GLIPHA(家畜生産・家畜衛生に関する地図化システム)など．また，国ごとの食料需給バランス(Food Balance Sheet)も見ることができる．日本語による「FAOSTAT利用の手引き」も用意されている． 📖 公衆栄養学

エリア・マーケティング戦略
－せんりゃく
area-marketing strategy
全国的に画一した戦略を立てるのではなく，それぞれの地域特性に合った個別対応型のマーケティング戦略．たとえば食文化，経済性，人口の構成，気候風土などの違いによっても消費者ニーズが異なる． 📖 給食経営管理論

エリスロポエチン
erythropoietin
赤血球産生を刺激する糖たんぱく質ホルモン．腎臓で合成される．腎不全などでこのホルモンが不足すると貧血となる(腎性貧血)．➡腎性貧血(じんせいひんけつ) 📖 臨床栄養学

L-ドーパ
エルー
L-DOPA
脳内に入り，芳香族アミノ酸脱炭酸酵素の作用でドーパミンに変わり，減少しているドーパミンを補い，抗パーキンソン病効果を現す物質．📖 臨床栄養学

鉛管像
えんかんぞう
lead-pipe
潰瘍性大腸炎の特徴の一つ．腸管のハウストラが消失するため，大腸造影レントゲン写真(注腸造影)で鉛の管のように見える．➡潰瘍性大腸炎(かいようせいだいちょうえん) 📖 臨床栄養学

嚥下機能検査
えんげきのうけんさ
swallowing function evaluation
反復唾液嚥下テストや水飲みテスト，改訂水飲みテストなどにより嚥下状態を評価する検査．必要に応じて，嚥下造影検査，嚥下内視鏡検査などを実施して評価する．📖 臨床栄養学

嚥下訓練
えんげくんれん
swallowing training
間接訓練と直接訓練があり，前者は口腔器官や頸部の運動など食べ物を用いずに行う訓練，後者は食べ物を用いて行う訓練．➡間接訓練(かんせつくんれん)，直接訓練(ちょくせつくんれん) 📖 応用栄養学

嚥下障害
えんげしょうがい
➡摂食・嚥下障害(せっしょくえんげしょうがい)

嚥下造影検査
えんげぞうえいけんさ
videofluorography; VF
造影剤あるいは造影剤を含んだ食品をX線透視下で嚥下させ，その様子をビデオに記録して嚥下状態を解析する検査．📖 臨床栄養学，応用栄養学

嚥下内視鏡検査
えんげないしきょうけんさ
videoendoscopic examination of swallowing; VE
喉頭内視鏡を用いて，咽喉頭の状況や，嚥下時の実際の食塊の動きを直接観察する検査法．📖 臨床栄養学

嚥下反射
えんげはんしゃ
swallowing reflex
乳汁や食物などを飲み込む際に，気道部が閉鎖されて食塊の流入を防ぐ反射．➡探索反射(たんさくはんしゃ)，捕捉反射(ほそくはんしゃ)，吸啜反射(きゅうてつはんしゃ) 📖 応用栄養学

炎症性サイトカイン
えんしょうせい-
inflammatory cytokine
炎症に関わる好中球，マクロファージ，リンパ球などの炎症細胞や上皮細胞が産生する炎症性メディエーターの一種．腫瘍壊死因子(TNF)-αやIL-6などがあり，炎症反応を増強させる．
📖 臨床栄養学

炎症性腸疾患
えんしょうせいちょうしっかん
inflammatory bowel disease; IBD
感染性腸炎，薬剤性腸炎，放射線腸炎など原因の明らかな特異性腸炎に対して，クローン病や潰瘍性大腸炎のように原因不明の腸炎をさす疾患名．今日ではクローン病と潰瘍性大腸炎の２つをさす．➡クローン病(-びょう)，潰瘍性大腸炎(かいようせいだいちょうえん)
📖 臨床栄養学

エンパワメント
empowerment
パワーレスな状態にある人や組織を元気づけ，困難を乗り越えていく力を引き出すこと．元々はブラジルの教育学者フレイレの考え方に基づき，社会経済的に困難を抱え，自分たちは何もできないと感じているパワーレスな状態から，個人が自分の生き方を主体的に選択し，コミュニティでの生活に民主的な参加を獲得するプロセスとされる．➡パワー 📖 栄養教育論，公衆栄養学

延命医療
えんめいいりょう
life prolonging care
がんの終末期などに患者に行われる医療．患者の希望する人間としての尊厳はもとより，幸福やQOLとは大きくかけ離れるケースがあるなど，問題が提起されている．➡緩和ケア(かんわ-)
📖 導入教育

――[お]――

黄体期
おうたいき
luteal phase
卵巣周期の一つ．排卵後約２週間ほどの時期．➡卵巣周期(らんそうしゅうき)
📖 応用栄養学

黄疸
おうだん
jaundice
胆汁色素であるビリルビンが血液中に増加し，全身の皮膚，粘膜が黄染した状態．肉眼的に確認できる顕性黄疸と，肉眼的に認めることは難しい潜在性黄疸がある．📖 臨床栄養学

横断研究
おうだんけんきゅう
cross-sectional study
ある一時点において，定義された集団を対象にして，健康事象と疫学要因を同時に調査する疫学研究．観察研究のの一つ．国民健康・栄養調査も横断研究．集団の平均摂取量を明らかにしたい場合は，対象数を増やすことで個人内変動を考慮する必要がなくなり，24時間思い出し法や１日間の秤量記録法(国民健康・栄養調査)が利用可能とな

る．📖 食事摂取基準

嘔吐
おうと
vomiting
胃の内容物を口から強制的に吐き出すこと．📖 臨床栄養学

OH スケール
オーエイチ-
OH scale
日本人高齢者用の褥瘡発生リスクアセスメント・スケール．自立体位変換能力，病的骨突出，浮腫，関節拘縮の4項目より構成される．総合点数より褥瘡発生確率や治癒期間が判定できる．📖 臨床栄養学

OA 化
オーエー-か
office automation
事務作業において電子機器を使用し作業の効率化や生産性の向上をめざすための機械化のこと．📖 給食経営管理論

オーダリングシステム
ordering system
入院患者に対し，多部門のスタッフが連携するために，入院時の情報や診断，検査の結果などをコンピュータ端末から入力し，体系的に保存し，必要な部門で活用するシステム．📖 給食経営管理論

ODA
オーディーエー
➡客観的栄養アセスメント（きゃっかんてきえいよう-）

オートファジー障害
-しょうがい
autophagy dysfunction
低栄養状態において需要が増大したたんぱくを補うために，炎症惹起に鋭敏な炎症性警笛細胞が自らのたんぱく質を自己融解（autophagy）することによって起こる障害．📖 臨床栄養学

オーバーフィーディング
overfeeding
過剰エネルギー投与のこと．侵襲下において内因性エネルギーを考慮せず，生体のエネルギー消費を外因性エネルギー供給にて行おうとすることによって生じる．📖 臨床栄養学

悪心
おしん
nausea
嘔吐したいという切迫した不快な気分のことで，いわゆる吐き気．📖 臨床栄養学

オステオカルシン
osteocalcin
非コラーゲン性の骨基質たんぱくの一つ．骨芽細胞から産生される骨形成マーカー．📖 臨床栄養学

オタワ憲章
-けんしょう
Ottowa Charter
1986年に開催された世界保健機関（WHO）の国際会議によって提唱．ヘルスプロモーション活動を成功させる

ための3つの戦略〔アドボカシー（普及活動），イネイブリング（能力付与），メディエイティング（調停）〕を明らかにし，目標実現のための5つの活動方法として，健康的な公共政策づくり，健康を支援する環境づくり，地域活動の強化，個人技術の強化，ヘルスサービスの方向転換を掲げた．これらの有機的な連携が，具体的な健康づくりに発展するとしている．➡ヘルスプロモーション 📖 公衆栄養学

オブジェクティブデータ
➡ SOAP（ソープ）

オペラント学習理論
－がくしゅうりろん

operant learning theory

S-R理論で説明される反応としての行動が次の「刺激」となり，その「反応」として「結果」が生じる．「結果」が本人にとって望ましい場合，行動の頻度は増加し，結果が本人にとって望ましくない場合，行動の頻度は減少もしくは消去される結果の後に起こる行動をオペラント行動と呼ぶ．📖 栄養教育論

オペレーションシステム

operation system

狭義には調理操作や調理作業，広義には経営計画・生産計画に基づいた給食の運営業務全体のこと．給食施設の種類により給食の目的は異なり，条件，規模，食事の提供回数などが変わる．そのため給食のオペレーションシステムは外食のチェーンショップのように一定ではない．📖 給食経営管理論

オン・オフ現象
－げんしょう
➡ウェアリング・オフ現象（－げんしょう）

オンコジーン
➡がん遺伝子（－いでんし）

温度管理システム
おんどかんり－

temperature management system

HACCPの概念に基づき，人を介さずに厨房内の温湿度の測定・記録，冷蔵・冷凍庫の温度測定・記録，調理機器（コンビオーブンやブラストチラーなど）の芯温調理データ測定・記録など自動で温度管理するシステム．➡ HACCP（ハセップ） 📖 給食経営管理論

―――[か]―――

カートイン

cart in

料理や食品をカートごと保冷あるいは温蔵できる保管庫．カートごと移動できる．＝ロールイン 📖 給食経営管理論

カーボカウント法
－ほう

carbohydrate counting

食後の血糖上昇にもっとも影響を与える炭水化物量に重点をおいた食事療法の一つ．糖尿病の食事管理に利用する．米国糖尿病協会（American Diabetes Association; ADA）が行っている食事制限では，炭水化物の割合を50％以下にする効果は認めているが，エビデ

外因感染
がいいんかんせん
exogenous infection
自分以外の生物や無生物が保有している微生物による感染．＝交差感染 ⌒ 臨床栄養学

介護サービス
かいごー
nursing-care service
介護保険制度に基づき，保険給付対象者である要支援・要介護者が個々の解決すべき課題や状況に応じて，受けられる介護のサービス．たとえば，訪問介護員による食事サービスや買い物サービスなど．⌒ 栄養ケア・マネジメント

介護食・高齢者食
かいごしょくこうれいしゃしょく
care food / food for the elderly
高齢者向け食品，摂食・嚥下困難者用食品，とろみ調理剤，流動食，ソフト食の総称．⌒ 給食経営管理論

介護予防
かいごよぼう
preventive care
寝たきり状態につながる身体の活動性低下を早い段階で予防すること．⌒ 臨床栄養学

介護療養型医療施設
かいごりょうようがたいりょうしせつ
sanatorium medical facility for the elderly requiring long-term care
介護保険法に基づく施設サービスの一つ．療養病床等を有する病院または診療所であって当該療養病床等に入院する要介護者に対し，施設サービス計画に基づいて，療養上の管理，看護，医学的管理の下における介護その他の世話および機能訓練，その他必要な医療を行うことを目的とする施設．⌒ 給食経営管理論

介護老人福祉施設
かいごろうじんふくししせつ
nursing old people's welfare facility
心身に著しい障害があり，常時介護を必要とし，居宅では適切な介護を受けることが困難な高齢者に対して，排泄や食事などの日常生活上の世話，機能訓練などを行うことを目的とする施設．⌒ 栄養ケア・マネジメント

介護老人保健施設
かいごろうじんほけんしせつ
geriatric health services facility
介護保険法に基づく施設サービスの一つ．病状が安定している人で，看護，介護および機能訓練が必要な人に対して医学的ケアや機能訓練，日常的介護を一体的に提供し，家庭への復帰を支援することを目的とする施設(65歳以上)．入所定員100人以上で栄養士1人以上の配置が必要．⌒ 給食経営管理論，栄養ケア・マネジメント

カイザー・フライシャー角膜輪
ーかくまくりん
Kayser-Fleischer ring
角膜下に銅を含む色素が沈着し，茶，

がいしょく

緑，黄の角膜輪を認める．➡ウイルソン病（-びょう） 📖 臨床栄養学

外食栄養成分表示
がいしょくえいようせいぶんひょうじ

nutrition labeling for restaurants

国民の健康づくりを推進するに当たり，適正な栄養情報の提供のために厚生省（現 厚生労働省）が1990年にまとめた「外食料理の栄養成分表示ガイドライン」をもとに推進．健康日本21の地方計画においても，健康づくりのための食環境の整備として，外食栄養成分表示店に関する目標を掲げている都道府県が見られる． 📖 公衆栄養学，栄養教育論

外的妥当性
がいてきだとうせい

external validity

標本集団の結果が，他の集団においても同様な結果が得られる程度．結果の一般化（generalizability）のこと． 📖 公衆栄養学

介入研究
かいにゅうけんきゅう

intervention study

対象者のある側面を変化させる（介入する）ことにより，原因と結果との関連を調べる疫学研究の方法の一つ．もっとも信頼性の高い介入研究は無作為化比較対照試験．➡無作為化比較対照試験（むさくいかひかくたいしょうしけん） 📖 公衆栄養学，食事摂取基準

外胚葉
がいはいよう

ectoderm

体の表面を覆う，将来は皮膚の表皮（汗腺や皮脂腺および毛を作る細胞も含む）になる細胞群． 📖 臨床栄養学

外部委託
がいぶいたく

➡アウトソーシング

潰瘍性大腸炎
かいようせいだいちょうえん

ulcerative colitis; UC

主として大腸粘膜を侵し，びらんや潰瘍を形成する難治性の炎症性腸疾患．30歳以下の若年成人に好発するが，小児や50歳以上でも発症．原因不明であるが，遺伝的素因，免疫異常やストレスなどが考えられている．病変は大腸のみに限局し，腹痛，下痢，粘血便が見られる．重症例では栄養障害による体重減少や貧血などが生じる．➡炎症性腸疾患（えんしょうせいちょうしっかん） 📖 臨床栄養学

カイロミクロン
chylomicron

もっとも大きく，比重の小さいリポたんぱく質．小腸壁で合成され，主に外因性のトリグリセリドを肝臓に運搬する． 📖 臨床栄養学

カウプ指数
ーしすう

Kaup index

乳児期の栄養状態を評価する体重と身長を用いた体格指数．通常，2歳以下の乳幼児の栄養状態の判定に用いられ，体重（kg）÷身長（cm）^{2}×10^4で算

出する． 📖 応用栄養学

カウンセラー
counselor
専門的な立場から指導・助言を提供する者． 📖 栄養ケア・マネジメント

カウンセリング
counseling
個人を対象者として，対象者自身に食生活の自覚を促し，さらに主体的な行動変容へと導く手法． 📖 栄養ケア・マネジメント

楓糖尿症
かえでとうにょうしょう
➡ メープルシロップ尿症（-にょうしょう）

下顎呼吸
かがくこきゅう
mandibular breathing
死期の迫った患者が，呼吸筋を十分に機能させることができないために，気道を広げるように下顎を上下に揺らしながら行う呼吸． 📖 臨床栄養学

価格戦略
かかくせんりゃく
pricing strategy
買い手の立場で価格を設定するという考え方で，消費者の購買動機のなかで重要なポイントを占める価格を引き下げることによって，売上げを伸ばす戦略．短期的には速効性があり効果的であるが，長続きしない．より安い製品が出るとその効力を失う． 📖 給食経営管理論

化学的消化
かがくてきしょうか
chemical digestion
消化液，小腸上皮刷子縁膜に存在する消化酵素による消化，分解．酸，アルカリ，胆汁酸塩による変性，中和，乳化なども含まれる． 📖 臨床栄養学

化学的調節域
かがくてきちょうせついき
zone of chemical temperature regulation / chemically regulatory zone (range)
甲状腺ホルモンやアドレナリンの分泌を亢進させ，体内での物質代謝を促進する化学反応による体熱産生が主体になる体温調節範囲． 📖 応用栄養学

化学的発がん因子
かがくてきはつーいんし
chemical carcinogenic factor
発がん因子となるさまざまな化学物質．タール（皮膚癌），アニリン（膀胱癌），ベンゼン（白血病），石綿（アスベスト）（悪性中皮腫，肺癌）など． 📖 臨床栄養学

核細胞質成熟乖離
かくさいぼうしつせいじゅくかいり
nuclear-cytoplasmic dissociation
ビタミン B_{12} か葉酸が欠乏し，細胞の核の成熟が遅れ，その一方で細胞質の成熟には支障がない状態．この結果，赤芽球では，核は未熟な構造のままで，細胞質では正常なヘモグロビン合成が行われるために大きくなる．このような形態を示す赤芽球は巨赤芽球と呼ばれ，骨髄内で壊れやすくなって無効造血の状態になる． 📖 臨床栄養学

学習形態
がくしゅうけいたい

learning style

講義形式(講演，シンポジウム等)，討論形式(ラウンドテーブルディスカッション等)，個別相談形式の3つに大きく分類．学習目標と人数に合わせて，有効な学習形態を選択する． 栄養教育論

学習指導要領
がくしゅうしどうようりょう

Government Guidelines for Teaching

学校教育現場において，一定の水準の教育を受けられるようにするため，学校教育法等に基づき，文部科学省が定める各学校で教育課程(カリキュラム)を編成する際の基準． 栄養教育論

学習目標
がくしゅうもくひょう

learning objective

栄養教育の目標の一つ．行動目標に必要な知識，態度，スキルなどの目標のこと． 栄養教育論

学童期
がくどうき

school-age

6歳から11歳までの小学校の6年間．第一発育急進期の乳児期と比べ，身長や体重の増加の度合いは減少し，比較的ゆっくりと成長する．学童期前半は，ほぼ一定の割合で身体が成長．学童期後半から第二次性徴が始まり，男女ともに思春期スパートに備える時期となる． 応用栄養学

学童保育
がくどうほいく

after-school daycare facility

保護者が労働などにより昼間家庭にいない，小学校に就学している児童に対し，授業の終了後に児童館などを利用して適切な遊びおよび生活の場を与えて，その健全な育成を図るもの．＝放課後児童クラブ 栄養教育論

確率法
かくりつほう

probability approach

集団の摂取量の分布を測定し，ある摂取量における不足者が何%の確率で存在しているかを算定する方法．摂取量が推定平均必要量であった場合，不足する確率は50%となる．この方法は，①習慣的な摂取量と必要量とが相関していないこと，②必要量の分布が知られていること，が前提．この条件を満たすことは少ないため，簡便法としてカットポイント法が集団の栄養ケア・マネジメントでよく用いられる．→カットポイント法(-ほう) 食事摂取基準

家計調査
かけいちょうさ

household budget survey

一定の抽出方法に基づき選定された全国約9,000世帯を対象に，家計の収入支出，貯蓄・負債などを毎月調べる調査．総務省が実施している． 公衆栄養学

陰膳法
かげぜんほう

duplicate method
食事そのものを化学的に分析する方法．対象者に食事を1人分多く作ってもらい，その化学的成分を分析する．直接成分を測定するため，食品成分表の精度に左右されない．習慣的な食事摂取量を調べるためには，複数日の調査が必要．＝分析法 ⌑ 食事摂取基準

化骨
かこつ
ossification
たんぱく質を主体とする軟骨組織であった部分に，カルシウムなどのミネラルが沈着し硬骨に変わっていく現象．⌑ 応用栄養学

餓死
がし
death by starvation
さまざまな原因により食料を得ることができず，慢性的な栄養不良に陥った状態で，重篤な栄養障害により死に至ること．⌑ 臨床栄養学

加重型妊娠高血圧腎症
かじゅうがたにんしんこうけつあつじんしょう
superimposed preeclampsia
妊娠高血圧症候群の分類の一つ．妊娠前あるいは妊娠20週までに，①高血圧症があり，妊娠20週以降にたんぱく尿が合併する場合，②高血圧とたんぱく尿が両方あり，妊娠20週以降，いずれかまたは両方が悪化する場合，③たんぱく尿のみを呈する腎疾患があり，妊娠20週以降に高血圧が発症する場合，をいう．➡妊娠高血圧症候群（にんしんこうけつあつしょうこうぐん）⌑ 臨床栄養学

過剰栄養
かじょうえいよう
over nutrition
摂取する栄養量が適正量を超えている状態．肥満につながり，肥満からひいては心筋梗塞や脳出血，腎不全などの死亡につながる一連の変化は，生活習慣病と呼ばれる．わが国では，バブル景気のころから過剰栄養による肥満が大きな問題となった．➡生活習慣病（せいかつしゅうかんびょう）⌑ 導入教育

可食部率
かしょくぶりつ
edible portion rate
食品重量に対して廃棄重量を除いた可食できる部分の割合で，食品の発注量を求める際に用いる．可食部率＝100－廃棄率で算出．⌑ 給食経営管理論

仮性アレルゲン
かせい－
pseudoallergen
食物自体に含有されるヒスタミンやコリンなどがアレルギー様の症状を誘発．IgEや肥満細胞を介した通常のアレルギーとは区別される．⌑ 臨床栄養学

仮性球麻痺
かせいきゅうまひ
pseudobulbar paralysis
両側性の皮質延髄路障害．⌑ 臨床栄養学

家族性高カイロミクロン血症
かぞくせいこう−けっしょう

familial hyperchylomicronemia

カイロミクロン(CM)に大量に含まれるトリグリセリド(TG)を分解するリポたんぱくリパーゼ(LPL)の欠損，LPLを活性化するアポCⅡの欠損によりCM代謝が障害される遺伝性疾患．800mg/dL以上の著明な高TG血症となる．著明な高TG血症は急性膵炎を生じる場合がある．🕮 臨床栄養学

家族性高コレステロール血症
かぞくせいこう−けっしょう

familial hypercholesterolemia

LDL受容体の異常により，細胞へのLDL取り込みが障害されて著明な高コレステロール血症(ホモ型1,000mg/dL，ヘテロ型500mg/dL)となり，若年で高頻度に冠動脈疾患を発症．常染色体優性遺伝で，ホモ型は100万人に1人，ヘテロ型は500人に1人と高い発症率を認める．アキレス腱肥厚や皮膚黄色腫，角膜輪を認める．🕮 臨床栄養学

家族性高脂血症
かぞくせいこうしけっしょう

familial hyperlipemia

遺伝性の脂質異常症．家族性高カイロミクロン血症，家族性高コレステロール血症，家族性複合型高脂血症，家族性Ⅲ型高脂血症，家族性高TG血症(家族性高VLDL血症)など．🕮 臨床栄養学

家族性高TG血症
かぞくせいこうティージーけっしょう

familial hypertriglyceridemia

VLDL増加を示す例が家族内に集積する遺伝性疾患．＝家族性高VLDL血症 🕮 臨床栄養学

家族性高VLDL血症
かぞくせいこうブイエルディーエルけっしょう

➡家族性高TG血症(かぞくせいこうティージーけっしょう)

家族性Ⅲ型高脂血症
かぞくせいさんがたこうしけっしょう

familial type Ⅲ hyperlipidemia

レムナントの増加する遺伝性疾患．アポE2をもつため(アポE3が自然型)，肝臓のレムナント受容体に認識されず，レムナントは肝臓に取り込まれず高レムナント血症を生じる．高レムナント血症は冠動脈疾患の危険因子．➡レムナント 🕮 臨床栄養学

加速度計
かそくどけい

acceleration meter

加速度の大きさが動作の大小と相関することを利用して，腰部などに装着してエネルギー消費量を推定する装置．🕮 食事摂取基準

下腿周囲長
かたいしゅういちょう

calf circumference; CC

下腿の最大部分(下腿三頭筋)の周囲長．🕮 栄養ケア・マネジメント

かため食い
-ぐ-

eating all food in one meal
食事回数が少ないために空腹感が強くなり，過食をする摂食パターン．肥満の原因となる． 📖 臨床栄養学

学校栄養職員
がっこうえいようしょくいん

school nutritionist
栄養士免許をもち，学校給食の栄養に関する専門的事項をつかさどる職員．学校給食の管理と食に関する指導を行う．＝学校給食栄養管理者 📖 給食経営管理論

学校給食実施基準
がっこうきゅうしょくじっしきじゅん

School Lunch Implementation Standard
学校給食法の規定に基づき定められた基準．学校給食の対象が在籍するすべての児童生徒であること，実施回数，個々の健康，生活活動，地域の実情に配慮して行うことおよび提供する食物の栄養基準（学校給食摂取基準）を定めている． 📖 給食経営管理論，導入教育

学校給食費
がっこうきゅうしょくひ

school lunch fees
学校給食にかかる費用．学校給食法で定められている．学校給食の実施に必要な施設および設備に要する経費ならびに学校給食の運営に要する経費のうち政令で定めるものは，義務教育諸学校の設置者の負担である．したがって，施設設備費，施設維持管理費，人件費など，食材料費以外は義務教育諸学校の設置者が負担している．食材料費は，保護者が学校給食費として負担している．そのほかに，一部水光熱費などを保護者が負担している場合もある． 📖 給食経営管理論

学校給食プログラム（開発途上国）
がっこうきゅうしょく-（かいはつとじょうこく）

school meals programs
開発途上国において，貧困家庭の子どもは，家族の収入を得るための労働力となることが多い．このため，就学困難となり，学校に入学しても卒業するのは難しい．国際連合世界食糧計画（WFP）を中心に，親が子どもたちを学校に通わせ，その子どもたちが通学できるようにするために，学校給食をインセンティブ（動機づけ）のために用いている． 📖 公衆栄養学

学校給食プログラム（米国）
がっこうきゅうしょく-（べいこく）

National School Lunch Program; NSLP
米国の学校給食に関するプログラム．対象は5～18歳の児童生徒で，給食の献立が米国農務省の栄養指針に沿っていなければならない．児童生徒に対し栄養的に優れた食事を摂取する機会を与えること，また，米国農務省が余剰農産物を給食用として買い入れることにより，農産物価格および農家の所得を保障することが目的となっている． 📖 公衆栄養学

学校給食法
がっこうきゅうしょくほう
School Lunch Law
学校給食が児童生徒の心身の健全な発達や食に対する正しい理解や判断に寄与できるよう，学校給食や学校給食を活用した食に関する指導について必要な事項を定め，学校給食の普及・充実や食育の推進を図ることを目的として1954（昭和29）年に制定された法律．2008（平成20）年に改正され，具体的な目標が定められた． 📖 給食経営管理論，導入教育

褐色細胞腫
かっしょくさいぼうしゅ
pheochromocytoma
カテコールアミン（アドレナリン，ノルアドレナリン）を産生・分泌する副腎髄質あるいは交感神経節から発生する腫瘍． 📖 臨床栄養学

活性型ビタミンD
かっせいがたービーディー
active form of vitamin D
肝臓と腎臓の水酸化により活性化されたビタミンD．ビタミンD受容体（核内受容体）に結合後，標的遺伝子に対し転写因子として作用する． 📖 臨床栄養学

活動強度
かつどうきょうど
activity factor; Af
各身体活動の強度を，基礎代謝量の何倍であるかで表したもの． 📖 食事摂取基準

カットポイント法
ーほう
cut-point approach
習慣的な摂取量が推定平均必要量以下である人の割合は，必要量を充足していない人々の割合とほぼ一致することを用いて，集団における摂取不足の人の割合を算出する方法．確率法より簡便なため集団の栄養ケア・マネジメントによく用いられる．特定の誰が必要量を満たしているかいないかは判定できないことに留意．カットポイント法の条件を満たさないエネルギーや鉄などは，確率法を用いる． ➡確率法（かくりつほう） 📖 食事摂取基準，公衆栄養学

カット野菜
ーやさい
precut vegetables
料理形態に合わせて切り込みを行った状態で流通する野菜．生鮮食品に区分される．原材料を加工するための費用が加算されるので購入価格は高くなる． 📖 給食経営管理論

活発な身体活動
かっぱつーしんたいかつどう
vigorous / brisk physical activity
3メッツ以上の身体活動． ➡メッツ値（ーち） 📖 公衆栄養学

家庭血圧
かていけつあつ
home blood pressure
家庭で測定する普段の血圧．朝は，起床後で，排尿後，坐位1～2分の安静後に，晩は，就寝前で坐位1～2分の

過程評価
かていひょうか
➡経過評価(けいかひょうか)

加点主義
かてんしゅぎ

merit point system

組織における人事などの評価方法の一つ．意欲的な姿勢や優れた成果に注目して点数を加算していく．🕮 給食経営管理論

寡動
かどう

hypokinesia

運動(動き)が減少する，動作が緩慢となること．パーキンソン症候群で見られる．🕮 臨床栄養学

加熱食
かねつしょく

heated food

調理済みの食品を蓋付きの耐熱容器に入れてラップなどで包装後，蒸気による加熱殺菌を行ったもの．🕮 臨床栄養学

下半身肥満
かはんしんひまん
➡皮下脂肪型肥満(ひかしぼうがたひまん)

過敏性腸症候群
かびんせいちょうしょうこうぐん

irritable bowel syndrome; IBS

腹痛と下痢，便秘，あるいは下痢と便秘を交互に繰り返す交代性便通異常が慢性に持続する機能的疾患．20～50歳の女性に多く，良性疾患ではあるが，患者の生活の質(QOL)を損ないやすいため適切なケアが必要である．🕮 臨床栄養学

カフェテリア方式
－ほうしき

cafeteria

利用者が提供される料理のなかから自由に選択できるセルフサービスの提供方式．🕮 給食経営管理論

カミサリーシステム

commissary system

複数の給食施設が共同で設置し，食材料や給食関連消耗品を一括購入し，保管，配送までをまとめて行う流通センター(カミサリー)を利用した食材料購買システム．流通段階の省略，大量購入による経費の節減ができ，各給食施設において合理的・効率的な運営が可能となる．また，生産原価の引き下げと品質の安定化が期待できる．🕮 給食経営管理論

仮面高血圧
かめんこうけつあつ

masked hypertension

診察室血圧は正常であり，非医療環境での血圧値が高血圧状態にあるもの．🕮 栄養ケア・マネジメント

ガラクトース血症
－けっしょう

galactosemia

ガラクトース代謝に関与する3種の酵素のいずれかが先天的に欠損し，中間

代謝物が異常蓄積する疾患. 治療には乳糖およびガラクトースを除去した食事療法が有効. 📖 臨床栄養学, 応用栄養学

カリウム
potassium; K
細胞内液に多く, 細胞外液に少ない電解質. 役割は細胞の浸透圧の維持, 酸・塩基平衡の維持, 神経や筋肉の興奮伝達など. 📖 栄養ケア・マネジメント

顆粒球除去療法
かりゅうきゅうじょきょりょうほう
leukapheresis
潰瘍性大腸炎, クローン病の治療法の一つ. 血液を体外で循環させ, 炎症を起こしている白血球の一種である主に顆粒球・単球を吸着させて取り除く. 📖 臨床栄養学

カルシウム拮抗薬
ーきっこうやく
calcium antagonist
細胞外カルシウム(Ca)イオンの流入に関わる膜電位Caチャネルを阻害することにより, 血管平滑筋を弛緩させ, 末梢血管抵抗を減じて降圧作用を発揮する薬剤. 📖 栄養ケア・マネジメント

カルシウム摂取
ーせっしゅ
calcium intake
成人の推奨量は650〜800mg. 国民健康・栄養調査では500mg/日と少なく, 充足には乳製品や野菜の増量が必要. 📖 臨床栄養学

加齢
かれい
aging
ヒトがこの世に生を受け, 誕生, 成長, そして老いて死に至る時間軸に従った過程. ➡老化(ろうか) 📖 応用栄養学

カロリーオフ
➡低カロリー食品(てい-しょくひん)

カロリーゼロ
➡ノンカロリー

がん
cancer
一般に悪性腫瘍全般のこと. 「癌腫」は上皮性悪性腫瘍を, 「肉腫」は非上皮性悪性腫瘍をさす. 臨床的には予後が良好なものを良性, 不良なものを悪性とするが, 病理組織学的には増殖様式により圧排性増殖のみを示すものを良性, 浸潤性増殖を示すものを悪性とする. ➡悪性腫瘍(あくせいしゅよう) 📖 臨床栄養学

がん悪液質
ーあくえきしつ
cancer cachexia
がん細胞の存在や放出因子により, 食欲低下・安静時エネルギー消費量の増加・三大栄養素の代謝の変化・除脂肪体重の減少などが起きている状態. ➡悪液質(あくえきしつ) 📖 臨床栄養学

簡易栄養状態評価表
かんいえいようじょうたいひょうかひょう
Mini Nutritional Assessment; MNA®
高齢者の低栄養を簡便にスクリーニン

グするツール．スクリーニングからアセスメントまで評価が可能で，体重減少，BMI，食事量の変化，運動能力などの項目から低栄養のリスクを評価できる．📖 応用栄養学，臨床栄養学

がん遺伝子
－いでんし
oncogene
がんを発生する遺伝子．＝オンコジーン 📖 臨床栄養学

肝炎ウイルス
かんえん－
hepatitis virus
肝炎を発症させるウイルス．わが国ではA，B，C，DおよびE型肝炎ウイルスが知られている．📖 臨床栄養学

寛解導入療法
かんかいどうにゅうりょうほう
remission induction therapy
白血病の治療の一つ．白血病細胞を減少させ，正常造血機能が回復した状態を寛解といい，この状態にもっていくための化学療法．📖 臨床栄養学

環境
かんきょう
environment
人を取り囲む外部のすべての要素．ごく身近な家庭環境から地球あるいは宇宙全体まで，包含するところは広い．扱う分野によって捉え方や構成概念が異なる．自然環境，社会環境，文化環境などと区別することもあるし，「自然」「技術」「言語」「社会組織」などの要素が交互作用を示しながら反映されるものとされる．📖 公衆栄養学

環境目標
かんきょうもくひょう
environmental goal
個人，集団の行動目標を達成を支援するために，どのような環境をつくるのかに関する目標のこと．食環境目標としては，食物へのアクセス，情報へのアクセスに分けて設定されることも多い．📖 栄養教育論，栄養ケア・マネジメント

間欠性跛行
かんけつせいはこう
intermittent claudication
閉塞性動脈硬化症の症状の一つ．数分歩くと下肢の疼痛・しびれ・冷えが生じるが，しばらく休息するとふたたび歩行が可能になる．➡閉塞性動脈硬化症（へいそくせいどうみゃくこうかしょう）
📖 臨床栄養学

肝硬変
かんこうへん
liver cirrhosis
肝細胞が炎症を繰り返すことにより，びまん性の線維化と再生結節（偽小葉）が形成された状態．成因は，肝炎ウイルスが約75％（肝炎ウイルスのうち約80％はC型肝炎ウイルスである）と大多数を占め，アルコールが約15％と次ぐ．これら以外に，近年，非アルコール性脂肪肝炎（NASH）が注目されるようになった（肝硬変の成因の2〜3％）．
📖 臨床栄養学

監査
かんさ
inspection
給食施設においては，給食業務が法令や規則，社内規定と照らし合わせて適正に実施されているか否かを第三者が検証すること．特定給食施設の管理者はこれに応じて必要書類を提出しなければならない． 📖 給食経営管理論

肝細胞癌
かんさいぼうがん
hepatocellular carcinoma
肝細胞から発生した癌． 📖 臨床栄養学

観察学習
かんさつがくしゅう
observation learning
社会的認知理論の主要な構成要素の一つ．新たな行動を実行するために，手本となる人の行動を観察し，学習すること．➡社会的認知理論（しゃかいてきにんちりろん） 📖 栄養教育論

観察研究
かんさつけんきゅう
observational study
疫学研究の一つ．原因となる要因と疾病との関連を人為的な操作を加えることなく観察のみによって，頻度，分布，関連を明らかにする研究方法． 📖 公衆栄養学，食事摂取基準

観察法
かんさつほう
observation method / observational method
統制観察法と非統制観察法に大別．統制観察法は，厳密に設計された調査票により観察する方法．非統制観察法は，調査者が第三者あるいは内部から対象者（対象集団）を観察する方法． 📖 栄養ケア・マネジメント

間質性肺炎
かんしつせいはいえん
interstitial pneumonia
肺胞周囲の間質に炎症が見られる肺炎． 📖 臨床栄養学

患者調査
かんじゃちょうさ
Patient Survey
厚生労働省が3年ごとに実施する国民の傷病の状況を把握する傷病統計．医療施設側から見た調査． 📖 公衆栄養学

患者標準自己負担金
かんじゃひょうじゅんじこふたんきん
入院時食事療養費として診療報酬制度で定められた入院患者の食事費用のうち，患者の自己負担額として定められた標準額．1食につき260円（2014年現在）であり，所得（住民税非課税世帯）により軽減される． 📖 給食経営管理論

癌腫
がんしゅ
➡がん

がん制御遺伝子
ーせいぎょいでんし
tumor suppressor gene

細胞の過度な増殖を抑制する働きのある遺伝子. 📖 臨床栄養学

肝性脳症
かんせいのうしょう

hepatic coma

肝臓で解毒されるアンモニアなどの有害物質が分解されず体内に蓄積し, やがて神経毒性作用のあるアンモニアなどが脳に達し発症する精神および神経症状. 📖 臨床栄養学

間接カロリメトリー
かんせつ−

indirect calorimetry

酸素消費量および炭酸ガス排泄量の測定から, エネルギー消費量や各栄養素(糖, 脂肪, たんぱく質)の燃焼量を求める方法. 計算式による算出法と比べて信頼度が高い. ＝間接熱量測定法 📖 臨床栄養学

間接訓練
かんせつくんれん

indirect training

嚥下訓練の一つ. 口腔器官や頸部の運動など食べ物を用いずに行う. ➡嚥下訓練(えんげくんれん) 📖 応用栄養学

間接材料費
かんせつざいりょうひ

indirect material cost

製品製造に当たって, 補助的に使用される材料費. 給食の場合は, 食材以外の材料で 盛り付けに使うアルミカップなどが該当する. 📖 給食経営管理論

間接熱量測定法
かんせつねつりょうそくていほう

➡間接カロリメトリー(かんせつ−)

関節リウマチ
かんせつ−

rheumatoid arthritis; RA

多発性関節炎を起こす全身性の慢性炎症性疾患. 30〜50歳代の女性に好発する. 関節滑膜の炎症に始まりパンヌス(肉芽組織)を形成し, 軟骨・骨の破壊により関節の変形, 強直をきたす. 📖 臨床栄養学

完全給食
かんぜんきゅうしょく

full school meal program

学校給食の形態の一つ. パンまたは米飯(これらに準ずる小麦粉食品, 米加工食品その他の食品を含む)である主食とおかず, 牛乳がそろった給食. ➡補食給食(ほしょくきゅうしょく), ミルク給食(−きゅうしょく) 📖 給食経営管理論

完全給食制度
かんぜんきゅうしょくせいど

入院患者が外から食物を持ちこまないで, 病院の食事だけで患者の栄養必要量が確保できることを目的に実施される病院給食制度. 📖 臨床栄養学

感染経路別予防策
かんせんけいろべつよぼうさく

transmission-based precautions

院内での病原微生物の伝播を防ぐための実践方法の一つ. 患者が特定の微生物による感染症に罹患(または保菌),

あるいはその疑いがある場合は，標準予防策に加えて実施される．①接触感染予防策，②飛沫感染予防策，③空気感染予防策，の3つがある．➡標準予防策（ひょうじゅんよぼうさく） 📖 臨床栄養学

感染症
かんせんしょう

communicable disease / infectious disease

特定の病原体やそれが産生する毒素によって起こる病気．病原体やその産生毒素が，感染している人，動物，病原巣から感受性のある宿主に伝播されて起こる（疫学辞典，第3版，日本公衆衛生協会）． 📖 公衆栄養学，臨床栄養学，給食経営管理論

眼底検査
がんていけんさ

funduscopy

瞳孔の奥にある眼底を観察し，眼底の血管，網膜，視神経を調べる検査．糖尿病，高血圧，緑内障患者などに行われる． 📖 臨床栄養学

肝内結石
かんないけっせき

intrahepatic cholelithiasis

胆石症の一つで，肝臓内にできる胆石． 📖 臨床栄養学

肝庇護療法
かんひごりょうほう

liver supporting therapy

肝細胞の炎症を抑える対症療法． 📖 臨床栄養学

肝不全用アミノ酸輸液製剤
かんふぜんようーさんゆえきせいざい

amino acid transfusion for hepatic failure

肝不全用のアミノ酸製剤．肝性昏睡を予防し，たんぱく質の栄養状態の改善を目的に芳香族アミノ酸の含有量を制限し，分岐鎖アミノ酸を高濃度に含有し，フィッシャー比が37〜54と高い． 📖 臨床栄養学

管理栄養士
かんりえいようし

registered dietitian

厚生労働大臣の免許を受けて，栄養の指導ならびに栄養改善上必要な指導などを行うことを業とする者．具体的な業務には，傷病者に対して必要な栄養量や摂取方法を指導することや，健康な人や生活習慣病発症の危険性が高い人へ健康の保持増進を指導することがある．1962（昭和37）年の栄養士法の一部改正により新たに設けられた免許． 📖 導入教育

管理栄養士インターンシップ
かんりえいようしー

Dietetic Internship; DI

栄養士養成制度における実習．たとえば米国においては登録栄養士（registered dietitian; RD）になるためには，学士以上の学位の取得に加え，実習の履修が必要．法律で認可された施設で1,200時間の臨地実習が行われる． 📖 公衆栄養学

管理栄養士・栄養士倫理綱領
かんりえいようしえいようしりんりこうりょ

う

Codes of Ethics for Registered Dietitian and Dietitian

日本栄養士会が2002年に定めた倫理綱領．管理栄養士・栄養士として自らを修めて律すること，種々の差別をしないこと，人格の陶冶および関係法の遵守に努めること，知識および技術の向上，最新情報の収集，適切な情報提供と個人情報の管理，秘密の保持に努めることなどが定められている．📖 導入教育

管理栄養士国家試験制度

かんりえいようしこっかしけんせいど

National Registered Dietitians Qualifying Examination

1985（昭和60）年の栄養士法一部改正により制定．1986年4月入学者まで，管理栄養士養成施設を卒業すると無試験で管理栄養士の登録ができたが，翌年4月の入学者から，一部受験科目の免除はあるものの，国家試験受験が必須となった．1987年に第1回の管理栄養士国家試験が実施されて以来，毎年継続的に実施されている．📖 公衆栄養学

管理栄養士制度

かんりえいようしせいど

registered dietitian system

1962（昭和37）年に栄養士法の一部が改正され，管理栄養士の登録制度が発足．当初は栄養士との区別が明確でなく，複雑または困難な栄養指導を行う者とされた．2000（平成12）年の法改正により，複雑または困難な栄養指導の領域が定められた．📖 公衆栄養学

管理図

かんりず

control chart

時間などの連続した観測点における品質特性値．品質の異常値などを検出する時に用いられる．📖 給食経営管理論

管理費契約

かんりひけいやく

委託契約方式のうち，管理費（人経費および経費）として毎月の固定額を決め，契約する方法．食材料費は販売価格として利用者が支払う．小規模施設や寮などに多い．売上の増減にかかわらず，一定の管理費を受け取ることができる．➡委託契約方式（いたくけいやくほうしき）📖 給食経営管理論

寒冷傷害

かんれいしょうがい

cold injury

全身性と局所性に大別．全身性は，偶発性低体温を呈する全身低体温症（systemic hypothermia）の状態で，進行すれば凍死（death from cold）する．局所性は，凍傷と凍瘡に分類される．📖 応用栄養学

緩和医療

かんわいりょう

➡緩和ケア（かんわ−）

緩和ケア

かんわ−

palliative care

がん性疼痛をはじめとした身体的，精神的苦痛の軽減・除去を目的とし，医

療的な処置に加えて実施する精神的な側面を重視した総合的なケア．がんが進行し，がん悪液質状態にある終末期においては，延命を目的とするのではなく，QOLを向上することに主眼が置かれる．➡延命医療（えんめいいりょう） 📖 臨床栄養学，導入教育

緩和ケアチーム
かんわ−
palliative care team
がん治療の開始時から継続中の患者・家族に対して，患者の身体的，精神的な症状の緩和に関係するケアを行う医療チーム．📖 臨床栄養学

———[き]———

飢餓
きが
starvation
さまざまな原因により食料を得ることができず，慢性的な栄養不良に陥った状態．重篤な栄養障害が続けば餓死に至る．📖 臨床栄養学

機械的イレウス
きかいてき−
mechanical ileus
器質的疾患による腸管内腔の狭窄，閉塞が原因で生じる腸管の通過障害によるイレウス．➡イレウス 📖 臨床栄養学

危害分析
きがいぶんせき
hazard analysis; HA
HACCPシステムのなかで，調理工程中に発生しうる危害分析をさす．➡HACCP（ハセップ） 📖 給食経営管理論

規格基準型
きかくきじゅんがた
特定保健用食品のうち，定められた規格基準に適合するため個別に審査せずに許可されるもの．➡特定保健用食品（とくていほけんようしょくひん） 📖 公衆栄養学

企画評価
きかくひょうか
design assessment / evaluation of plan
栄養ケア・マネジメントでのクリーニング，アセスメント，目標設定，および計画立案の過程における企画の評価．たとえば，栄養教育の計画が適切に立てられていたかを評価すること．学習者の問題行動や優先課題を適正に把握できたか，教材の選択と作成は適正に行われたか，など．📖 栄養ケア・マネジメント，栄養教育論

飢餓人口
きがじんこう
starving population
軽度の身体活動と身長に対して妥当な最低体重に必要なエネルギー量である1日あたりの最低エネルギー必要量を摂取していない人口．2010年の推計では，サハラ以南アフリカ：2億3,900万人，アジア・太平洋：5億7,800万人，ラテンアメリカ・カリブ海：5,300万人，近東・北アフリカ：3,700万人，先進国：1,900万人．📖 公衆栄養学

気管支喘息
きかんしぜんそく

bronchial asthma

繰り返し起こる咳,喘鳴,呼吸困難を特徴とする閉塞性呼吸器疾患.生理的には可逆性の気道狭窄と気道過敏性の亢進を伴う.組織学的には好酸球,リンパ球,マスト細胞などの浸潤と気道上皮の剥離を伴う慢性気道炎症を特徴とする.アトピー型と非アトピー型がある. 臨床栄養学

危険因子
きけんいんし

risk factor

疾患や健康事象の発生率を高める環境や宿主の要因. 公衆栄養学

期限表示
きげんひょうじ

expiration date indication

すべての加工食品には,賞味期限または消費期限のどちらかの期限表示が表示されている.期限表示は,開封前の期限が表示されている. 給食経営管理論

起坐呼吸
きざこきゅう

orthopnea

呼吸困難を軽減させるため,患者が好んで坐位をとる状態.臥位では重力の影響がなくなり心肺への血流が増加する.左心不全では肺うっ血があるため,呼吸困難の症状が,仰臥位では増強する. 臨床栄養学

刻み食
きざーしょく

minced meal

副食を刻んだ食事.刻み方はその目的により異なる.たとえば,歯がすべて欠損している場合は細かく刻み,前歯の欠損などで料理を噛み切ることが難しい場合には一口大に刻む. 臨床栄養学

器質性便秘
きしつせいべんぴ

➡便秘(べんぴ)

器質的通過障害
きしつてきつうかしょうがい

gastrointestinal stasis

口から肛門に至る消化管のどこかに器質的な異常があり,食物の通過が障害された状態.胃・十二指腸潰瘍,炎症性腸疾患,食道癌や大腸癌などによるものがある. 臨床栄養学

希釈性低ナトリウム血症
きしゃくせいていーけっしょう

dilutional hyponatremia

血清中のナトリウム濃度が基準値の下限を下回って低下した病態で,水の過剰によるもの. 臨床栄養学

期首在庫金額
きしゅざいこきんがく

beginning inventory amount

前期から繰り越す在庫の金額. 給食経営管理論

期首棚卸高・期末棚卸高
きしゅたなおろしだかきまつたなおろしだか

beginning inventory / final inventory
期末にあった原材料等の在庫の総額を期末棚卸高，翌期へ繰り越す在庫の総額を期首棚卸高という．🔗 給食経営管理論

記述統計量
きじゅつとうけいりょう
descriptive statistics
1つの変数について，その変数の測定値の分布を表現する統計量の総称．平均，標準偏差，最小，最大などが代表的．🔗 食事摂取基準

基準給食制度
きじゅんきゅうしょくせいど
1958年に病院給食の質的向上を図るために設定された制度．一定の基準に達している施設に対して，入院時基本診療料に加算を認めた．1994（平成6）年に入院時食事療養費制度に改変．🔗 臨床栄養学

偽性アルドステロン症
ぎせい―しょう
pseudoaldosteronism
甘草の摂取などにより発症．血圧上昇，浮腫，低カリウム血症という原発性アルドステロン症類似の症状を生じることがある．🔗 臨床栄養学

季節変動
きせつへんどう
➡個人内変動（こじんないへんどう）

基礎代謝
きそたいしゃ
basal metabolism
生命維持のために必要な最低限のエネルギー代謝．食後12時間以上経過した早朝空腹時に快適な環境下で仰臥安静・覚醒状態で測定される．🔗 栄養ケア・マネジメント

基礎代謝基準値
きそたいしゃきじゅんち
basal metabolism standard
基礎代謝量を体重で除した値．基準体位から大きく外れた体格では，推定誤差が大きい．🔗 食事摂取基準

基礎代謝量
きそたいしゃりょう
basal metabolic rate; BMR
身体的，精神的に安静の状態において産生する最小のエネルギー代謝量．生きていくために必要な最小のエネルギー代謝量．安静覚醒状態での最小エネルギー消費量とされ，早朝空腹，安静臥床，覚醒，快適空調環境条件下で測定する．一般に，女性より男性，高齢者より若年者のほうが大きい．その他，甲状腺ホルモン，自律神経活動，エネルギーバランス（食事制限など）も変動要因．🔗 食事摂取基準

規定要因
きていよういん
determinant factor
明確に規定された人の集団において，健康関連のさまざまな事象の発生頻度や分布に影響を与える要因．🔗 公衆栄養学

機能性ディスペプシア
きのうせい―

functional dyspepsia; FD
胃炎とは別に，胃粘膜に何ら異常が見られないのに慢性的に胃の不快症状を引き起こす病態． 📖 臨床栄養学

機能性便秘
きのうせいべんぴ
➡便秘(べんぴ)

機能的イレウス
きのうてきー
functional ileus
器質的疾患を認めないイレウス．麻痺性イレウスと痙攣性イレウスに分けられる． ➡イレウス，麻痺性イレウス(まひせいー)，痙攣性イレウス(けいれんせいー) 📖 臨床栄養学

機能的自立度評価表
きのうてきじりつどひょうかひょう
Functional Independence Measure; FIM
1983年にグレンジャーらによって開発された日常生活活動(ADL)評価法．介護負担度の評価が可能．ADL評価のなかでも信頼性と妥当性があると評価され，リハビリテーションの分野などで幅広く活用されている． ➡日常生活活動(にちじょうせいかつかつどう) 📖 応用栄養学

偽ポリポーシス
ぎー
pseudopolyposis
潰瘍性大腸炎の特徴的な所見の一つ．潰瘍の治癒過程において出現した肉芽組織を上皮が覆うことにより，一見すると，あたかもポリープがたくさんある(ポリポーシス)ように見える．しかし，これらは本来のポリープではないため，"偽"が用いられる． ➡潰瘍性大腸炎(かいようせいだいちょうえん) 📖 臨床栄養学

基本的ADL
きほんてきエーディーエル
basic activities of daily living
日常生活活動(ADL)の一つ．食事，排泄，歩行，入浴，更衣など身の回りの動作など． ➡日常生活活動(にちじょうせいかつかつどう) 📖 応用栄養学

期末在庫金額
きまつざいこきんがく
final inventory amount
次期へ繰り越す在庫量を金額化した繰越金． 📖 給食経営管理論

疑問の定式化
ぎもんーていしきか
formatting questions
臨床上の疑問を明らかにするため，一般には，疾患・病態(patient)，予測因子・介入，危険因子(intervention/exposure)，対照(comparison)，アウトカム(outcome)の4点から検討すること．頭文字からPICOまたはPECOと略す． ➡PICO(ピコ) 📖 臨床栄養学

逆流性食道炎
ぎゃくりゅうせいしょくどうえん
reflux esophagitis
胃液や胃内容物が食道に逆流することによって生じる食道粘膜の病変 📖 臨床栄養学，応用栄養学

客観的栄養アセスメント
きゃっかんてきえいよう−
objective data assessment; ODA
客観的な方法による「数値」を用いて総合的に行う栄養アセスメント．このアセスメントの結果をもとに，栄養ケアをどのように行うべきかを判断する．➡栄養アセスメント(えいよう−)
📖 栄養ケア・マネジメント，臨床栄養学

キャッシュフロー計算書
−けいさんしょ
cash flow statement; C/S
一定期間における現金，預金(キャッシュ)の収支「収入−支出」を示す計算書．現金に特化し，営業活動，投資活動，財務活動による資金の入出金の差額が分かり，粉飾決算しにくいことが特徴．➡財務諸表(ざいむしょひょう) 📖 給食経営管理論

キャッスル内因子
−ないいんし
➡内因子(ないいんし)

キャリア
carrier
病原微生物(肝炎ウイルスなど)を保有しているにもかかわらず，まったく症状を認めない状態．ただし，他人へは感染源となる．📖 臨床栄養学

QOL
キューオーエル
➡生活の質(せいかつ−しつ)

QC
キューシー
➡品質管理(ひんしつかんり)

QC 七つ道具
キューシーなな−どうぐ
quality control 7 tools
品質管理を目的とした分析方法で，「特性要因図」「チェックシート」「層別」「ヒストグラム」「パレート図」「散布図」「管理図」の7種類の図表．📖 給食経営管理論

給食受託事業者
きゅうしょくじゅたくじぎょうしゃ
contractors
クライアントのから委託を受け給食運営業務等を受託する事業者のこと．受託先の施設特性や経営規模，契約内容によって請け負う業務等は異なる．
📖 給食経営管理論

急性胃粘膜病変
きゅうせいいねんまくびょうへん
acute gastric mucosal lesion; AGML
胃の粘膜障害による急性の出血性疾患．上腹部の痛みを伴うびらん，急性潰瘍，出血性胃炎などをいう．📖 臨床栄養学

急性ウイルス性肝炎
きゅうせい−せいかんえん
➡急性肝炎(きゅうせいかんえん)

急性肝炎
きゅうせいかんえん
acute hepatitis
何らかの原因により，急性に生じる肝

急性関節炎
きゅうせいかんせつえん
acute arthritis

細胞障害．原因として，肝炎ウイルス，アルコール，自己免疫，薬剤などがあるが，わが国の急性肝炎のほとんどは肝炎ウイルスに起因する．現在，わが国ではA，B，C，DおよびE型肝炎ウイルスが知られているが，そのうちA，BおよびC型肝炎ウイルスによる急性肝炎が80％以上を占める．📖 臨床栄養学

急性関節炎
きゅうせいかんせつえん
acute arthritis

痛風で生じる急性の関節炎．過飽和状態の尿酸が関節内で針状結晶を析出し生じる．下肢の小関節，特に，第一中足趾関節に生じやすい．足の運動，寒冷，ストレス，疲労，高プリン食，アルコールの過剰摂取などをきっかけに突然発症し，患部の発赤，熱感，腫脹，疼痛を生じる．1日で炎症は最高になり，白血球増加，赤沈亢進，CRP増加を認め，3〜10日で鎮静化する．➡痛風（つうふう）📖 臨床栄養学

急性下痢
きゅうせいげり
acute diarrhea

急激に発症する下痢．持続期間は1〜2週間．➡下痢（げり）📖 臨床栄養学

急性減圧症
きゅうせいげんあつしょう
acute decompression sickness

減圧症の一つ．症状によりⅠ型とⅡ型に分類．Ⅰ型は末梢に現れる症状で，四肢の関節痛，圧痛，しびれ感，皮膚の掻痒感，大理石紋様の発疹など．Ⅱ型は中枢神経または肺に現れる症状であり，中枢神経症状は，心窩部痛，頭痛，めまい，下肢の痙攣性麻痺，全身の痙攣，失語症，難聴，視力障害など．多くは一過性で，発症しても迅速な治療を行えば，障害を残すことはない．肺に現れる症状は，呼吸困難，胸骨下痛，咳発作，虚脱ショック症状など．➡減圧症（げんあつしょう），慢性減圧症（まんせいげんあつしょう）📖 応用栄養学

急性高山病
きゅうせいこうざんびょう
acute mountain sickness

高所到着後初期に現れる症候群．高所に順化していないヒトが，比較的短時間に3,500m以上の高山に登ると到着後6〜12時間後に酸素欠乏により発症する．症状は倦怠感，悪心，嘔吐，食欲不振，頭痛，呼吸困難など．致命的な状態になることは少なく，2〜3日以内に徐々に消失する．比較的軽症のものは山酔いという．📖 応用栄養学

急性骨髄性白血病
きゅうせいこつずいせいはっけつびょう
➡白血病（はっけつびょう），急性白血病（きゅうせいはっけつびょう）

急性酸素中毒
きゅうせいさんそちゅうどく
acute oxygen poisoning

酸素分圧が1,500mmHg以上で発症する痙攣発作．➡慢性酸素中毒（まんせいさんそちゅうどく）📖 応用栄養学

急性糸球体腎炎
きゅうせいしきゅうたいじんえん

acute glomerulonephritis
先行感染に引き続いて，一定の潜伏期をおいて血尿，たんぱく尿，浮腫，高血圧などの症状が出現する疾患．5〜12歳の小児に多く見られる． 📖 臨床栄養学

急性進行性糸球体腎炎
きゅうせいしんこうせいしきゅうたいじんえん

rapidly progressive glomerulonephritis; RPGN
糸球体腎炎症候群の一つ．急性に発症し，症状が急激に進行し，数週間から数か月の単位で末期腎不全に陥る．➡糸球体腎炎症候群（しきゅうたいじんえんしょうこうぐん） 📖 臨床栄養学

急性膵炎
きゅうせいすいえん

acute pancreatitis
十二指腸に分泌されてから活性化される膵酵素が，何らかの原因により膵臓内で活性化され，膵臓が自己消化され壊死する急性炎症性疾患．軽症急性膵炎では自然治癒も期待できるが，急性膵炎の約10％に循環不全，呼吸不全，腎不全など多臓器不全をきたす重症急性膵炎が見られる．重症急性膵炎になると致死率は20〜30％に至る．➡慢性膵炎（まんせいすいえん） 📖 臨床栄養学

急性白血病
きゅうせいはっけつびょう

acute leukemia
白血病の分類の一つ．急速に進行し，治療しなければ発症後3〜4か月で死亡する．➡慢性白血病（まんせいはっけつびょう） 📖 臨床栄養学

急性腹症
きゅうせいふくしょう

acute abdomen
急激な腹痛を伴い，緊急に手術を行う必要がある腹部疾患の総称．主な疾患として，胃十二指腸穿孔，急性膵炎，子宮外妊娠，腸閉塞（血流障害を伴う）などがある． 📖 臨床栄養学

急速代謝回転たんぱく質
きゅうそくたいしゃかいてん－しつ

rapid turnover protein; RTP
トランスサイレチン，トランスフェリン，レチノール結合たんぱくの総称．半減期が短いことから動的栄養アセスメント指標として用いられる． 📖 臨床栄養学，栄養ケア・マネジメント

吸啜反射
きゅうてつはんしゃ

sucking reflex
乳首をくわえた後，引き続き吸う運動が起こる原始反射の一つで哺乳に欠かせない反射．➡探索反射（たんさくはんしゃ），捕捉反射（ほそくはんしゃ），嚥下反射（えんげはんしゃ） 📖 応用栄養学

吸入ステロイド
きゅうにゅう－

inhaled steroid
喘息治療の中心的な役割を果たしている薬．吸入薬にすることで，ステロイドの副作用を軽減することができる． 📖 臨床栄養学

休養指針
きゅうようししん
➡健康づくりのための休養指針(けんこう-きゅうようししん)

給与栄養目標量
きゅうよえいようもくひょうりょう

provision goals of energy and nutrients
食事で提供するエネルギーおよび栄養素の目標量．対象者の栄養状態や食事摂取状況のアセスメント結果を踏まえ，日本人の食事摂取基準を活用し設定する．1日あたりの給与栄養目標量を定め，そこから食事区分ごとの提供量に配分する．📖 給食経営管理論

給与エネルギー目標量
きゅうよーもくひょうりょう

provision goals of energy
食事で提供するエネルギーの目標量．対象者の体重，BMI や食事摂取状況のアセスメント結果を踏まえ，日本人の食事摂取基準を活用し設定する．📖 給食経営管理論

境界域高 LDL コレステロール血症
きょうかいいきこうエルディーエル-けっしょう

borderline hyper-LDL-cholesterolemia
脂質異常症の診断基準．血清 LDL コレステロール値が 120～139mg/dL にあるものをいう．➡脂質異常症(ししついじょうしょう) 📖 臨床栄養学

強化インスリン療法
きょうかー りょうほう

intensive conventional insulin therapy
糖尿病のインスリン療法の一つ．良好な血糖コントロールを得るために，自己血糖測定を行い，1日にインスリンを頻回に注射する方法で，インスリン依存状態，血糖不安定な例に有用である．📖 臨床栄養学

強化食品
きょうかしょくひん

fortified food
食品本来の色や風味などを変えることなく栄養補強された食品．5種類のビタミンを含めた8成分がある．📖 臨床栄養学

強化要因
きょうかよういん

reinforcing factor
対象者や周囲の者が行動を起こし，起こした行動の継続を支援する条件．行動後の感想，周囲の反応・サポートが含まれる．📖 公衆栄養学

共感的理解
きょうかんてきりかい

empathetic understanding
クライアントの気持ちについて「そのとおりだ」と共感し，クライアントを理解しようとすること．相手と同じ気持ちになる同情とは区別される．たとえば，悲しく落ち込んでいる人に対し，「それは確かにつらいだろう」と思う(共感)のと，一緒になって落ち込む(同情)のでは異なる．📖 栄養教育論

供給サービス
きょうきゅうー
➡生態系サービス(せいたいけい-)

供給率法
きょうきゅうりつほう
supply rate method
食物摂取頻度調査法における食品リスト作成方法の一つ．調査の目的とする栄養素を供給している食品の供給率を調べ，供給率の高い食品を調査票に用いる食品とするもの． 📖 食事摂取基準

凝固異常
ぎょうこいじょう
coagulation disorder
ネフローゼ症候群において，肝臓でアルブミンの合成の増加と，凝固因子の合成が亢進するとともに，アンチトロンビンIII，プラスミノーゲンおよびプロテインCなどの抗凝固因子が尿中に漏出し，血液が過凝固状態となること．腎静脈血栓症，深部静脈血栓症，肺塞栓症などの合併症が発症する．
📖 臨床栄養学

凝集性
ぎょうしゅうせい
cohesiveness
舌で食品を押しつぶした時の，食品のまとまりやすさ，食塊の形成しやすさ．お茶など凝集性の低い液体は，増粘剤などでまとまりやすくしたほうが嚥下しやすい． 📖 臨床栄養学

共食
きょうしょく
family meal
誰かと食事をともにする（共有する）こと．食事の時間，場をともにすることに加え，食事内容をともにすることを含む場合もある． 📖 栄養教育論

狭心症
きょうしんしょう
angina pectoris
血液の需要と供給のバランスが崩れ，一過性に心筋に虚血が生じるが，ふたたび元の状態へ戻る状態．原因は，冠動脈内の器質的狭窄，一過性の血栓形成，あるいは冠動脈の痙攣． 📖 臨床栄養学

行政主導型
ぎょうせいしゅどうがた
➡市民参加（しみんさんか）

胸腺
きょうせん
thymus
ホルモンを分泌したり，T細胞の分化を行うリンパ組織．ヒトでは思春期に最大になり，それ以降は退縮する．
📖 応用栄養学

鏡面像
きょうめんぞう
niveau
立位のX線正面像において，腸管腔内の腸液とガスが作る水平線の影．イレウスの確定診断となる．＝ニボー
➡イレウス 📖 臨床栄養学

虚血
きょけつ
ischemia
細胞の酸素欠乏と栄養素欠乏．局所の循環障害などの影響で，細胞の機能障害や壊死が起きる． 📖 臨床栄養学

虚血再灌流
きょけつさいかんりゅう

ischemia and reperfusion

何らかの理由で組織の血流が一時的に閉ざされた後, 血流が再開されること. この時, 酸欠状態となった組織では酸素からスーパーオキサイド(O_2^-)が生じてしまい, さらに組織傷害が進むことが知られている. 📖 臨床栄養学

虚血性心疾患
きょけつせいしんしっかん

ischemic heart disease

狭心症と心筋梗塞の総称. 先進国では悪性腫瘍と並んで致命率の高い疾患. ➡狭心症(きょうしんしょう), 心筋梗塞(しんきんこうそく) 📖 臨床栄養学

虚血性脳血管障害
きょけつせいのうけっかんしょうがい

ischemic cerebrovascular disease

脳血管の狭窄または閉塞により, 脳組織が虚血あるいは壊死に陥ること. 脳梗塞, 一過性脳虚血発作などをさす. 📖 臨床栄養学

拒食症
きょしょくしょう

➡摂食障害(せっしょくしょうがい)

巨赤芽球性貧血
きょせきがきゅうせいひんけつ

megaloblastic anemia

ビタミンB_{12}あるいは葉酸欠乏により細胞分裂が障害され, 骨髄で赤血球が生成される前に壊れる(無効造血)ことにより生じる貧血. 骨髄像において, 赤芽球が大きなことからこの名称がある. 📖 臨床栄養学

許容上限摂取量
きょようじょうげんせっしゅりょう

tolerable upper intake level

過剰摂取による健康障害を回避する指標.「第六次改定日本人の栄養所要量—食事摂取基準—」で導入された. ➡耐容上限量(たいようじょうげんりょう) 📖 食事摂取基準

起立性低血圧
きりつせいていけつあつ

orthostatic (postual) hypotension

立ち上がる際の血流増加の調節など, 血圧を調節する代償機構が妨げられ脳への血流が減少して起こる脳循環障害. 症状は, めまいや失神, 立ちくらみなど. 📖 応用栄養学

禁煙支援・治療
きんえんしえんちりょう

quit-smoking support

喫煙者にたばこを止めるよう支援すること. 禁煙治療における禁煙補助薬の利用は保険適用の対象である. 📖 栄養教育論

緊急援助プログラム
きんきゅうえんじょー

Emergency Aid Programme

国際連合世界食糧計画(WFP)が行うプログラムの一つ. 主に, 開発途上国での戦争や自然災害時における食料援助で, 世界の難民キャンプで食料を提供している. また, 社会の弱者層に焦点を当てた栄養プログラムを開発しており, 学校給食プログラム, 労働のた

菌交代現象
きんこうたいげんしょう
microbial substitution
広域スペクトラムを有する抗菌薬が長期にわたり投与されると，感染病巣の原因菌は減少や消失するものの，常在細菌叢を形成している細菌群が他の菌種へと変化すること．🕮 臨床栄養学

―――[く]―――

偶然誤差
ぐうぜんごさ
random error
偶然に起こる誤差．何回も測定を繰り返せば，合計はゼロになる．測定の繰り返しや測定人数が少ない時に問題となる．＝ランダム誤差 ➡系統誤差(けいとうごさ) 🕮 食事摂取基準

クォンティフェロン検査
-けんさ
QuantiFERON; QFT
結核菌に特異的なたんぱくで末梢血リンパ球を刺激し，インターフェロンγ産生能を測定する検査．結核の診断に用いる．🕮 臨床栄養学

薬の体内動態
くすり-たいないどうたい
pharmacokinetics
投与した薬が体内でたどる経路．大きくは，投与部位より血管への吸収，血液循環による分布，肝臓における代謝，腎臓からの排泄に分類される．🕮 臨床栄養学

果物・野菜摂取促進イニシアチブ
くだものやさいせっしゅそくしん-
Fruit and Vegetable Promotion Initiative
世界保健機関(WHO)が，非感染性疾患のリスク低下のために打ち出した施策の一つ．🕮 公衆栄養学

クックサーブシステム
cook-serve system
加熱調理(cook)した後，速やかに提供(serve)する調理・提供システム．従来から行われている調理提供システム．＝コンベンショナルシステム ➡クックチルシステム，クックフリーズシステム 🕮 給食経営管理論

クックチルシステム
cook-chill system
加熱調理の直後に急速冷却(加熱調理後90分以内に中心温度3℃以下)して冷蔵保管の後，提供直前に再加熱(中心温度75℃以上，1分間以上)する調理・提供システム．調理冷却日と消費日を含んで最長5日間の保管が可能．食事を提供する時間と加熱調理する時間を切り離すことができるので，前もっての調理が可能になり，調理作業の閑忙の平準化が可能になる．➡クックサーブシステム，クックフリーズシステム，ブラストチラー 🕮 給食経営管理論

クックフリーズシステム
cook-freeze system

加熱調理の直後に急速冷凍(加熱調理後，冷凍-18℃以下)して冷凍保管の後，提供直前に再加熱(中心温度75℃以上，1分間以上)する調理・提供システム．クックチルに比べて保存日数を長くできるが，冷凍による食材料の組織破壊があり，適用できる料理(食材料)に制限がある．➡クックサーブシステム，クックチルシステム ꮯ 給食経営管理論

クッシング症候群
ーしょうこうぐん
Cushing's syndrome

副腎皮質から糖質コルチコイド(コルチゾール)が過剰分泌され発症する疾患．ꮯ 臨床栄養学

クボステック徴候
ーちょうこう
Chvostek's sign

耳介の前方で顔面神経を叩くと起こる眼瞼や口角の痙攣．低カルシウム血症の診断に用いる．ꮯ 臨床栄養学

クライアント
client

依頼主の意味．①栄養カウンセリングにおいては，カウンセリングを求めてきた人をさし，相談者，来談者ともいう．②受託給食の場合には，給食対象者，契約先の依頼主，さらに労働組合などが含まれる．ꮯ 栄養教育論，栄養ケア・マネジメント，給食経営管理論

クライアント中心療法
ーちゅうしんりょうほう
client-centered therapy

ロジャースが提唱した考え方．カウンセラーが中心となる指示的なカウンセリングに対し，「クライアントは成長する力をもっている」という考え方に基づき，クライアントが中心となるカウンセリングこそ，クライアントがカウンセリングの過程で成長できるという考え方．ꮯ 栄養教育論

グリコーゲンローディング
glycogen loading

運動時に，体内グリコーゲン貯蔵量を数日間かけて高めること．＝カーボローディング ꮯ 応用栄養学

グリコヘモグロビン
glycohemoglobin

血中のヘモグロビンβ鎖N末端とグルコースが結合した糖化ヘモグロビン．過去1〜2か月の血糖の状態を示す指標となる．➡HbA1c(エイチビーエーワンシー) ꮯ 応用栄養学

クリティカルケア
critical care

何らかの手当てを行わなければ死に至る危機状態にある重症患者に対して，疾患別や診療科別の治療ではなく，あらゆる最先端医療機器を備え，患者の状態把握のためのモニタリングシステムを完備した施設で，一定の教育を受けた医師・看護師の専門集団により行われる救急医療．ꮯ 臨床栄養学

クリティカルパス
➡クリニカルパス

クリニカルパス
clinical path
ある病気の治療や検査について，科学的根拠に基づき標準化された毎日のケアの介入スケジュールを表にまとめたもの．時間軸，標準化，ケア介入，バリアンスの項目からなる．＝クリティカルパス 📖 栄養ケア・マネジメント，臨床栄養学

グループカウンセリング
group counseling
少人数のグループでの話し合いのなかで，グループダイナミクスを活用しながら，学習者が食生活の問題を解決していくカウンセリング．📖 栄養教育論

グループダイナミクス
group dynamics
個人は集団から影響を受け，逆に個人もまた集団に影響を与えること．人間は，集団として扱われたり行動する時，個人がばらばらに行動するのではなく，集団ゆえに生まれる力学に従って行動する．1930年代に，心理学者クルト・レヴィンにより提唱された．📖 栄養教育論

グルコーストランスポーター(糖輸送担体)4
ーとうゆそうたんたいフォー
glucose transporter 4; GLUT 4
細胞内へのグルコース輸送担体の一つ．インスリン依存性を示す．📖 応用栄養学

くる病
ーびょう
rickets
骨における石灰化が障害され，骨の変形や骨折をきたす疾患．活性型ビタミンDの作用不全などにより骨における石灰化量が減少し，類骨と呼ばれる非石灰化基質が増加する．骨端線閉鎖前の小児期に発症する．📖 臨床栄養学

クレアチニン
creatinine; Cr
筋肉に存在するクレアチンから代謝．筋肉運動のエネルギー源となるクレアチンリン酸の最終代謝産物．📖 臨床栄養学，栄養ケア・マネジメント

クレアチニンクリアランス
creatinine clearance; Ccr
腎臓の濾過能の評価指標．クレアチニンが糸球体から濾過され，再吸収されず，尿中に排泄されることを利用している．Ccr(mL/分)＝U(mg/dL)×V(mL/分)÷S(mg/dL)×1.73(m^2)(U：尿中クレアチニン濃度，V：1分間尿量，S：血清クレアチニン濃度)で算出．📖 臨床栄養学

クレアチニン身長係数
ーしんちょうけいすう
creatinine height index; CHI
被験者の尿クレアチニン排泄量を，同じ身長の栄養良好な対照群から得られた基準値と比較したもの．栄養良好な被験者では100％にきわめて近い値と

なり，60％未満を高度の栄養状態低下，60〜80％を中程度の栄養状態低下と判定する．🕮 栄養ケア・マネジメント

クレアチニン排泄量
-はいせつりょう
➡クレアチニン

グレーブス病
-びょう
➡バセドウ病(-びょう)

クレチン病
-びょう
cretinism
新生児期あるいは乳児期から甲状腺機能が低下し，甲状腺ホルモン欠乏の諸症状が現れる疾患．身長の伸びの著しい遅れ，短四肢などが特徴．＝先天性甲状腺機能低下症 🕮 応用栄養学，臨床栄養学

クローン病
-びょう
Crohn's disease; CD
10歳代後半から20歳代の若年成人に好発し，粘膜の浮腫，びらん，潰瘍を伴う原因不明の慢性，肉芽腫性の炎症性腸疾患．炎症は消化管壁全層に及び，寛解と再燃を繰り返す．主病変は回腸末端に見られるが，口腔から肛門まで消化管のいずれの部位にも病変が生じる．➡炎症性腸疾患(えんしょうせいちょうしっかん) 🕮 臨床栄養学，食事摂取基準

グロブリン
globulin
50％飽和硫酸アンモニウムで塩析される可溶性たんぱく質の総称．電気泳動法により$\alpha 1$，$\alpha 2$，β，γ-グロブリンに分画．γ-グロブリンは別名免疫グロブリンと呼ばれ，各種の抗体を含む．🕮 栄養ケア・マネジメント

クワシオルコル
kwashiorkor
たんぱく質・エネルギー栄養失調の一つ．エネルギーは足りているが，たんぱく質の摂取が不足した状態．体重減少は大きくないが，浮腫・腹水・発育障害・脱毛・肝腫大などを併発する．➡たんぱく質・エネルギー栄養失調(-しつ-えいようしっちょう) 🕮 栄養ケア・マネジメント，応用栄養学，臨床栄養学

——[け]——

計画段階
けいかくだんかい
planning phase
公衆栄養マネジメントのプロセスの一つ．活動の目的や目標を明確にし，対策や事業を選定する．資源を確保し，分担，協働を決定する段階．➡公衆栄養マネジメント(こうしゅうえいよう-) 🕮 公衆栄養学

計画的行動理論
けいかくてきこうどうりろん
theory of planned behavior
行動は，「行動意図(行動しよう)」によって影響を受け，行動意図に影響を与える要因は，「行動への態度」「主観的規範」「行動のコントロール感」と

する理論．フィッシュバインにより提唱された合理的行動理論(theory of reasoned action)を，エイゼンが後に，「行動のコントロール感(perceived behavioral control)」を加え，計画的行動理論として改訂した． 📖 栄養教育論

経過評価
けいかひょうか

process evaluation

プログラムが，計画通り実施されたか，実施されたプログラムの質は適切だったか，対象者の受け止めはどうだったかなど，プログラム実施状況とその質を評価すること．経過評価の結果を踏まえ，プログラムの改善を図ることから，形成的評価ともいう． 📖 栄養教育論，栄養ケア・マネジメント，臨床栄養学，公衆栄養学

経過評価モニタリング
けいかひょうか－

process evaluation monitoring

プログラムの周知状況，プログラムへの参加状況，プログラムの進行状況，対象者や対象集団の満足度，人的資源の活用状況，物的資源の活用状況，予算の使用状況などを調査すること． 📖 栄養ケア・マネジメント

経口移行加算
けいこういこうかさん

Additional Fee for Re-Initiate Oral Feeding

経管栄養中の者に対し，管理栄養士が経口による食事摂取を進めるために栄養ケア・マネジメントを行う場合の介護保険上の加算． 📖 応用栄養学

経口維持加算
けいこういじかさん

Additional Fee for Continuation of Oral Feeding

経口摂取できるが摂食機能障害を有し誤嚥が認められる者に対し，管理栄養士が継続して経口による食事の摂取を進めるための特別な管理を行った場合の介護保険上の加算． 📖 応用栄養学

経口栄養法
けいこうえいようほう

oral nutrition; ON

摂食・嚥下機能や消化機能に機能低下がなく，かつ摂食機能に支障がないか，ある場合でも口からの摂取が可能な場合における一般食などの食事形態の食事を用いた経口的栄養素補給法． ➡栄養補給法(えいようほきゅうほう) 📖 栄養ケア・マネジメント，臨床栄養学

経口血糖降下薬
けいこうけっとうこうかやく

oral hypoglycemic drugs

糖尿病患者に用いる血糖降下作用をもつ内服薬(飲み薬)． 📖 臨床栄養学

経口トレランス
けいこう－

oral tolerance

経口摂取された抗原には免疫寛容が誘導されるという粘膜免疫系の仕組みを使って，アレルギーの治療に応用しようとする試み． 📖 臨床栄養学

経口補水塩
けいこうほすいえん

oral rehydration salts; ORS

主に下痢，嘔吐，発熱などによる脱水症状の治療に使用する液．食塩とブドウ糖を混合したもので，これを水に溶かして飲むことで，体に水分が補給される．生水に比べ，体に対して25倍の吸収力がある．ユニセフが各地で提供しており，飲ませることで多くの子どもの命が助かっている． 公衆栄養学

警告反応期
けいこくはんのうき

warning reaction period

汎（全身）適応症候群の初期反応期．ストレッサーに対する生体の特異的反応の1段階．ショック相と反ショック相の2相からなる． ➡汎（全身）適応症候群〔はん（ぜんしん）てきおうしょうこうぐん〕 応用栄養学

経済指標
けいざいしひょう

➡経済評価（けいざいひょうか）

経済評価
けいざいひょうか

economic assessment

プログラムに投入した資源（費用）に対してどの程度の効果が得られたのかを経済指標を用いて評価すること．費用効果分析，費用便益分析，費用効用分析がある． 栄養教育論，栄養ケア・マネジメント

経静脈栄養法
けいじょうみゃくえいようほう

parenteral nutrition; PN

静脈を介した栄養補給法．腸管が使用できないか，休ませる必要がある場合，経腸栄養が不十分な場合，さらに脱水や細胞外液欠乏等に用いられる．末梢静脈から栄養補給する末梢静脈栄養法と，鎖骨下静脈や内頸静脈などから栄養補給する中心静脈栄養法がある． ➡栄養補給法（えいようほきゅうほう） 臨床栄養学

ケイソン病
ーびょう

➡減圧症（げんあつしょう）

傾聴
けいちょう

reflective listening

カウンセリング技法の一つ．クライアントの言葉から，クライアントの気持ちや考え方をありのまま受け入れる．受容，共感，自己一致の3つの基本的態度で聴く． 栄養教育論，栄養ケア・マネジメント

経腸栄養食品（剤）
けいちょうえいようしょくひん（ざい）

enteral nutrient

経腸栄養法に用いられる食品や栄養剤．天然濃厚流動食品，半消化態栄養剤（食品），消化態栄養剤（食品），成分栄養剤に分類される． 臨床栄養学

経腸栄養法
けいちょうえいようほう

enteral nutrition; EN

腸管を使用する栄養補給法．経口栄養補給も含まれるが，一般にはカテーテルを用いた非経口補給法をさす．鼻腔，胃瘻からカテーテルを上部消化管まで通して，流動食や栄養剤を投与する．➡栄養補給法（えいようほきゅうほう） 📖 臨床栄養学

系統誤差
けいとうごさ

systematic error

一定の方向に一定の値だけずれて（系統的なずれ）測定されてしまう誤差．測定を増やしても消すことはできない．➡偶然誤差（ぐうぜんごさ），系統的なずれ（けいとうてき-） 📖 食事摂取基準

系統的なずれ
けいとうてき-

systematic difference

真値からある一定の方向へ，ある一定の距離だけずれて測定されてしまう「ずれ」のこと．観察数を増やしても真値を推定する能力は向上しないために注意が必要である．➡系統誤差（けいとうごさ） 📖 食事摂取基準

系統的レビュー
けいとうてき-

systematic review

特定のテーマに関する研究報告を系統的・網羅的に複数のデータベースから収集し，批判的評価を加えて要約すること．公衆栄養の施策や実践的な栄養指導の重要な参考資料となる．＝システマティック・レビュー 📖 公衆栄養学，食事摂取基準，臨床栄養学

頸動脈エコー検査
けいどうみゃく-けんさ

carotid ultrasonography

動脈硬化の好発部位である頸動脈を超音波診断装置で評価する検査．頸動脈を評価することで，全身の動脈硬化の進行を把握することができる．📖 臨床栄養学

経皮的冠動脈インターベンション
けいひてきかんどうみゃく-

percutaneous coronary intervention; PCI

橈骨動脈あるいは大腿動脈などからカテーテルを冠動脈まで挿入し，狭窄部を改善したり，再狭窄予防のためにステントを入れるなどの治療法．📖 臨床栄養学

経皮内視鏡的胃瘻造設術
けいひないしきょうてきいろうぞうせつじゅつ

percutaneous endoscopic gastrostomy; PEG

外科的な開腹手術を行うことなく，内視鏡下で実施する胃瘻造設術．➡胃瘻（いろう） 📖 臨床栄養学

契約社員
けいやくしゃいん

contract employee

使用者と労働者との間で交わされた契約によって雇用された社員．労働時間は正規雇用者と同じ場合が多い．賃金は，専門性が高い場合は高給または年俸制のこともある．📖 給食経営管理論

痙攣性イレウス
けいれんせい-

spastic ileus

腸管の痙攣によるイレウス．原因は鉛中毒やヒステリーなどの精神疾患による．➡機能的イレウス（きのうてき-）
📖 臨床栄養学

痙攣性便秘
けいれんせいべんぴ

➡便秘（べんぴ）

外科的糖尿病状態
げかてきとうにょうびょうじょうたい

surgical diabetes

糖尿病に罹患していない患者が，手術侵襲によりインスリン感受性低下をきたし，末梢組織でのブドウ糖利用低下から術後に高血糖を呈する状態．📖 臨床栄養学

外科療法（肥満症）
げかりょうほう（ひまんしょう）

surgical treatment（obesity）

BMI 40 以上あるいは BMI 35 以上で重症の合併症のある肥満症が適応．胃縮小術や消化吸収抑制術（小腸バイパス術など）が行われる．📖 臨床栄養学

劇症 1 型糖尿病
げきしょういちがたとうにょうびょう

fulminant type 1 diabetes mellitus

1 型糖尿病の一つ．糖尿病症状発現後 1 週間前後でケトーシスあるいはケトアシドーシスに陥る ➡1 型糖尿病（いちがたとうにょうびょう） 📖 臨床栄養学

劇症肝炎
げきしょうかんえん

fulminant hepatitis

急速に広範な肝細胞の壊死と脱落をきたす肝炎．救命率は 30〜40％ である．
📖 臨床栄養学

下血
げけつ

melena

肛門より排泄される消化管からの出血．鮮血便，粘血便，タール便があり，その種類により出血部位や疾患を予測することができる．📖 臨床栄養学

血圧
けつあつ

blood pressure

血液が血管壁に及ぼす圧力．血圧は心拍出量と末梢血管抵抗の二大要素により規定され，両者の積により決定される．📖 臨床栄養学

血液浄化療法
けつえきじょうかりょうほう

➡腹膜透析（ふくまくとうせき），血液透析（けつえきとうせき）

血液透析
けつえきとうせき

hemodialysis; HD

腎不全が進行し，保存的療法では生命あるいは日常生活の維持が困難になった場合に人為的方法で血液成分の異常を補正する透析治療．血液を体外循環させ，透析膜を介して濾過（中分子および高分子は圧をかける）および拡散の原理を用いて生体に不要な物質を除

去し，浄化された血液を体内に戻す．
➡腹膜透析（ふくまくとうせき） 📖 臨床栄養学

結核
けっかく
tuberculosis
結核菌群（*Mycobacterium tuberculosis complex*）を起因菌とする慢性感染症．📖 臨床栄養学

結果評価
けっかひょうか
outcome evaluation
プログラムの最終的なねらいとしたアウトカム指標の達成状況を評価すること．多くの場合，健康状態の改善，或いはQOLの改善が該当する．＝アウトカム評価 📖 栄養教育論, 栄養ケア・マネジメント, 臨床栄養学, 公衆栄養学

結果目標
けっかもくひょう
outcome objective
栄養教育の目標の一つ．栄養教育の最終的な目標のことで，アウトカム目標ともいう．多くの場合，健康・栄養状態の改善，あるいはQOLの向上とされる．📖 栄養教育論

血管新生
けっかんしんせい
angiogenesis
虚血を感知した組織が新しい血管を作り，そこに必要な血流を送ろうとする働き．がんの進展に際してもさかんに行われる．📖 臨床栄養学

月経周期
げっけいしゅうき
menstrual cycle
子宮粘膜（内膜）の平均28日の周期的変化．①出血を伴う月経期，②月経終了後子宮粘膜層が増殖し肥厚する増殖期，③膜上皮の粘液腺分泌が活発化する分泌期，の3期で構成される．＝子宮周期（uterine cycle） ➡性周期（せいしゅうき） 📖 応用栄養学

血清トランスフェリン
けっせい−
serum transferrin
血液中の鉄を輸送するたんぱく質．
📖 応用栄養学

欠損値
けっそんち
missing value
測定できなかったか回答が得られず，値が欠けている状態のこと．📖 食事摂取基準

結腸膨隆
けっちょうぼうりゅう
➡ハウストラ

血糖値
けっとうち
blood glucose; BG
血液中のブドウ糖濃度．健常人の空腹時血糖は70〜110mg/dLとなる．📖 栄養ケア・マネジメント, 応用栄養学, 臨床栄養学

血尿
けつにょう

hematuria
尿に血液が混在すること．肉眼的血尿，顕微鏡的血尿がある．また，自覚症状を伴う症候性血尿と伴わない無症候性血尿がある． 📖 臨床栄養学

欠乏欲求
けつぼうよっきゅう
deficiency-needs
マズローの分類する人間の欲求の一つ．生理的欲求，安全の欲求をさし，低次の欲求である．➡マズローの欲求階層説（－よっきゅうかいそうせつ） 📖 公衆栄養学

ケトーシス
ketosis
ケトン体が血中に増加すること．➡ケトン体（－たい） 📖 臨床栄養学

ケトン口臭
－こうしゅう
bad breath of ketone
血中ケトン体の増加により，その一部が肺から排出され，呼気が甘酸っぱいにおいがするようになる状態． 📖 臨床栄養学

ケトン体
－たい
ketone body
アセトン，アセト酢酸，3-ヒドロキシ酪酸，の3つの総称．血中ケトン体増加（ケトーシス）はインスリン欠乏の指標となる． 📖 臨床栄養学，応用栄養学

下痢
げり
diarrhea
水分量が増加した便を排泄する状態．日本人の糞便中の水分は60～80％．糞便中の水分量が80％を超えると軟便から泥状便，90％以上で水様便となることから，これらを下痢と呼ぶ．便通回数が多くなるが，排便回数が1回であっても水分量の多い便を排泄する場合は下痢という．➡急性下痢（きゅうせいげり），慢性下痢（まんせいげり） 📖 臨床栄養学

減圧症
げんあつしょう
decompression sickness
深海の高圧環境から急速に浮上し，減圧すると，体内に溶存していたガスが組織や体液中で気泡化し，肺，心臓，脳血管においてガス栓塞が発生する症状．＝ケイソン病（caisson disease/diver's disease），潜函病（decompression sickness） 📖 応用栄養学

原価管理
げんかかんり
cost management
製品にかかる費用（コスト）を管理する活動． 📖 給食経営管理論

減価償却
げんかしょうきゃく
depreciation
建物・車両，機器等の資産（減価償却資産）についてその使用可能期間（耐用年数）にわたり，その資産の価値減少相当額（減価償却費）を費用計上する方

法．定額法と定率法がある．🕮 給食経営管理論

県型保健所
けんがたほけんじょ

prefectural health center

都道府県が設置する保健所．➡保健所（ほけんじょ）🕮 公衆栄養学

減感作療法
げんかんさりょうほう

hyposesitization therapy

アレルギーの治療法の一つ．原因となっている食物アレルゲンをごく少量ずつ，量を漸増しながら生体内に投与し，特定のアレルゲンに対する過敏反応を軽減させようとするもの．🕮 臨床栄養学

健康影響評価
けんこうえいきょうひょうか

Health Impact Assessment; HIA

世界保健機関（WHO）が提唱している方法論．健康政策の決定，実施，結果の全プログラムに対する総合的予測・評価システムであり，健康政策形成の支援システム．🕮 公衆栄養学

健康危機管理
けんこうききかんり

health risk management

食中毒や感染症，飲料水の汚染，災害時の食生活支援などを想定した危機管理．発生直後から，効果的な連携体制をとれるようにするために，平常時から準備に役立つ情報を交換したり，発生時に食料をお互いに供給しあう援助協定を結んだり，災害後の早期回復を支援する体制を整備するなどの計画が立案され，実践訓練も行われている．🕮 公衆栄養学

健康教育
けんこうきょういく

health education

人々が健康につながる行動を自主的にとれるように，種々の学習の機会を組み合わせて，意図的な計画の下で支援すること（グリーン）．健康教育の主体は学習者にあり，専門職は計画的にその支援を行うものとされる．🕮 栄養教育論

健康寿命
けんこうじゅみょう

healthy life expectancy

平均寿命から病気やけがによって通常の日常生活に介護を必要とする期間を差し引いたもの．自立して活動的な生活が継続できる期間．世界保健機関（WHO）の発表では，わが国の健康寿命は2000年以来，世界でトップクラスであり，生きいきと健康に長寿を過ごす日本人の生活習慣，特に食習慣が注目されている．🕮 公衆栄養学

健康障害発現（中毒症）の動物実験
けんこうしょうがいはつげん（ちゅうどくしょう）－どうぶつじっけん

animal experimentation of health adverse effects (toxicosis)

ヒトを対象とした健康障害発現（中毒症）の実験は倫理的観点からも実施できないため，代わりに行われる動物実験．動物保護の観点から，動物実験を

使用した健康障害発現実験は最小限に限られている．健康障害発現の予測はますます困難になっている．📖 食事摂取基準

健康障害非発現量
けんこうしょうがいひはつげんりょう

no observed adverse effect level; NO-AEL

健康障害が発現しないことが知られている量．最大値が真の「耐容上限量」となる．最低健康障害発現量（LOAEL）を10で除したものが健康障害非発現量の推定値，すなわち「耐容上限量」．➡最低健康障害発現量(さいていけんこうしょうがいはつげんりょう) 📖 食事摂取基準

健康診査
けんこうしんさ
➡特定健康診査・特定保健指導(とくていけんこうしんさとくていほけんしどう)

健康信念モデル
けんこうしんねん－
➡ヘルスビリーフモデル

健康増進計画
けんこうぞうしんけいかく

健康増進法にもとづき，人々の健康の増進の総合的な推進を図るための計画．国は基本計画（健康日本21）の策定，都道府県は都道府県健康増進計画の策定が義務づけられている．市町村においては市町村健康増進計画を立てるよう努めるとされている．➡健康増進法(けんこうぞうしんほう) 📖 公衆栄養学，栄養教育論

健康増進法
けんこうぞうしんほう

Health Promotion Act

国民の栄養改善や健康増進を図るための措置を講じ，国民保健の向上を目的とした法律．国民は健康増進に努めなければならないとしている．国民健康・栄養調査，食品の特別用途表示や栄養表示，特定給食施設における栄養管理等に関して定めている．また罰則を定めており，特定給食施設においても適切な栄養管理の実施に違反すれば罰せられる．📖 給食経営管理論，公衆栄養学

健康づくり施策
けんこう－せさく

health promotion policy

生活習慣病対策（一次，二次，三次予防），および疾病の重篤化を防ぐ保健医療活動を柱とした施策．わが国では，人口の高齢化や疾病構造の変化により，生活習慣病患者およびその予備群や要介護者が増加し，医療費の増大や介護保険の財源圧迫を招いており，医療費の抑制が優先性の高い重要課題となっている．📖 公衆栄養学

健康づくり対策
けんこう－たいさく

measures for health promotion

国によって推進される国民の健康増進対策．1978年からの第1次国民健康づくり対策，1988年からの第2次国民健康づくり対策（アクティブ80ヘルスプラン），2000年からの第3次国民健康づくり対策「健康日本21」，2013年からの第4次国民健康づくり対策

けんこうづ

「健康日本21（第二次）」などがある．
📖 導入教育，公衆栄養学

健康づくりのための運動基準2006
けんこう-うんどうきじゅん-
Exercise and Physical Activity Reference for Health Promotion 2006
身体活動・運動による健康の維持・増進，生活習慣病予防を図るため，2006年に示された運動の種類，強度，時間などの基準．さらに同年，「健康づくりのための運動指針2006-生活習慣病予防のために（エクササイズガイド2006）」において，具体的な運動内容が示された．➡エクササイズガイド2006 📖 公衆栄養学

健康づくりのための運動指針2006
けんこう-うんどうししん-
➡エクササイズガイド2006

健康づくりのための運動所要量
けんこう-うんどうしょようりょう
Exercise requirement for health promotion
健康を保持・増進させるための望ましい運動量の目安．1989年に厚生省（現 厚生労働省）が策定した．📖 公衆栄養学

健康づくりのための休養指針
けんこう-きゅうようししん
Rest Guide for Health Promotion
休養の普及・啓発を目的とした指針．1994年に厚生省（現 厚生労働省）が策定．健康づくりのための休養の考え方として，休養には「休む」ことと「養う」ことの2つの機能が含まれるとされている．📖 公衆栄養学

健康づくりのための食生活指針
けんこう-しょくせいかつししん
Dietary Guidelines for Japanese
国民一人ひとりが食生活改善に取り組むことを目的に，食生活で特に留意すべき5項目で構成された指針．1985年に厚生省（現 厚生労働省）が策定．2000年には「食生活指針」が策定された．➡食生活指針（しょくせいかつししん）📖 公衆栄養学

健康づくりのための身体活動基準2013
けんこう-しんたいかつどうきじゅん-
Physical Activity Reference for Health Promotion 2013
ライフステージに応じた健康づくりのための身体活動（生活活動・運動）を推進することで健康日本21（第二次）の推進に資するよう科学的根拠をもとに身体活動の基準値を示したもの．2013年公表．➡アクティブガイド 📖 応用栄養学，栄養教育論，公衆栄養学

健康づくりのための身体活動指針
けんこう-しんたいかつどうししん
➡アクティブガイド

健康づくりのための睡眠指針
けんこう-すいみんししん
Sleep Guide
健康日本21において設定された睡眠についての目標に向けて具体的な実践

を進めていくため，2003年に厚生労働省が策定した指針．さらに，2014年3月には，健康づくりのための睡眠指針2014〜睡眠12箇条〜を公表． 📖 公衆栄養学

健康日本21
けんこうにっぽん−

Healthy Japan 21

出生率の低下や急速な高齢化に伴う生活習慣病の割合の増加，要介護者の増加が社会問題となってきた状況から，2000年より開始された第3次健康づくり対策（21世紀における国民健康づくり運動）の通称．2014年から，2022年に向けて健康日本21（第二次）が展開されている． 📖 公衆栄養学，導入教育，栄養教育論

健康フロンティア戦略
けんこう−せんりゃく

Health Frontiers Strategy

2005年からの10か年戦略．対策の柱は「生活習慣病対策の推進」と「介護予防の推進」であり，それぞれ数値目標が示されている．しかし，その後2007年には新健康フロンティア戦略が策定され役目を終えた．➡新健康フロンティア戦略（しんけんこう−せんりゃく） 📖 公衆栄養学

健康保持増進対策
けんこうほじぞうしんたいさく

total health promotion; THP

産業医を中心に，運動指導士，心理相談員，産業保健指導者，産業栄養指導者がチームとなって労働者の健康づくりにあたる対策． 📖 給食経営管理論

言語的コミュニケーション
げんごてき−

verbal communication

話の内容や意味といった言語を介して行われるコミュニケーション．➡非言語的コミュニケーション（ひげんごてき−） 📖 栄養教育論

検収
けんしゅう

inspection

納品される食材が発注どおりの品質および量であるか，業者立会いのもとで検収責任者が発注書の控えと納品書を照合し確認すること．衛生管理の面から，納品時の食品の温度を測定し記録する． 📖 給食経営管理論

検食
けんしょく

inspection of meal

[1]食中毒発生時の原因食品と原因菌を特定するために実施．原材料および調理済み食品を食品ごとに50g程度ずつ清潔な容器に入れ密封し，−20℃以下で2週間以上保存する．原材料は洗浄殺菌を行わず，購入した状態で保存する．保存食ともいう．[2]給食施設において提供する食事を施設長ないしは給食責任者が摂取して確認すること．検査者は食べた後に，検食簿に評価を記録する． 📖 給食経営管理論

原発性アルドステロン症
げんぱつせい　しょう

primary aldosteronism

副腎皮質から分泌される鉱質コルチコイド（アルドステロン）の分泌過剰によ

原発性高脂血症
げんぱつせいこうしけっしょう
primary hyperlipidemia
原因となる疾患がない高脂血症．遺伝性のものを家族性高脂血症という．➡ 脂質異常症（ししついじょうしょう）📖 臨床栄養学

原発性骨粗鬆症
げんぱつせいこつそしょうしょう
primary osteoporosis
加齢や閉経などの要因による骨粗鬆症．📖 臨床栄養学

原発性ネフローゼ症候群
げんぱつせい－しょうこうぐん
primary nephrotic syndrome
ネフローゼ症候群で原因が明らかでないもの．微小変化群，膜性腎症，巣状分節性糸球体硬化症，膜性増殖性糸球体腎炎および巣状分節性糸球体腎炎などに分類される．📖 臨床栄養学

原発性肥満
げんぱつせいひまん
primary obesity
エネルギーの過剰摂取や運動不足を主因とする肥満．幼児期肥満をはじめ，肥満の90％が該当する．➡ 二次性肥満（にじせいひまん）📖 応用栄養学，臨床栄養学

―――［こ］―――

抗悪性腫瘍薬
こうあくせいしゅようやく
anti-neoplasm drugs
細胞分裂に必要な核酸合成やたんぱく質合成を阻害する直接作用や免疫機構を介する間接作用により，腫瘍細胞を死滅させる薬剤．作用機序や由来からアルキル化薬，代謝拮抗薬，抗生物質，植物アルカロイド，ホルモン，その他に分類される．📖 臨床栄養学

高圧神経症候群
こうあつしんけいしょうこうぐん
high pressure neurological syndrome
深度180 m以上にヘリウム・酸素混合ガスを用いて潜水した時に発症．症状は，悪心，嘔吐，微小振戦，協調運動障害，めまい，疲労，傾眠，ミオクローヌス様痙攣，胃痙攣，知的機能および精神運動機能の減退など．📖 応用栄養学

抗ウイルス療法
こう－りょうほう
anti-viral therapy
ウイルスを排除することにより疾患を治癒させる治療法．慢性肝炎では，インターフェロンや核酸アナログ製剤が用いられる．📖 臨床栄養学

公益社団法人日本栄養士会
こうえきしゃだんほうじんにほんえいようしかい
The Japan Dietetic Association
管理栄養士・栄養士によって構成される公益社団法人．1945年5月に日本栄養士会の前身である大日本栄養士会として設立され，1959年11月に法人化された．栄養や食生活の改善に関する啓発活動のほか，管理栄養士・栄養

士に対する教育，研修，さらに地位向上のための政策活動などを行っている．現在，会員数は約6万人で米国に次いで2番目に大きい栄養士会となり，アジア地域のリーダー的役割を担っている． 📖 導入教育

高LDL-コレステロール血症
こうエルディーエルーけっしょう
hyper LDL cholesterolemia
脂質異常症の診断基準の一つ．空腹時採血で140mg/dL以上の場合をいう．➡脂質異常症（ししついじょうしょう） 📖 臨床栄養学

恒温適応域
こうおんてきおういき
zone of homoiothermic adaptation / temperature range for thermal homeostasis
血管反応，化学的調節，物理的調節によって体温が正常に保たれる温度範囲． 📖 応用栄養学

高カリウム血症
こうーけっしょう
hyperkalemia
血中カリウム（K）濃度5.0mEq/L以上をいう．①腎不全や尿細管障害によるカリウム排泄障害，②多量の細胞壊死による細胞内Kの放出，③アシドーシスやインスリン欠乏による細胞内から血中（細胞外）へのK移動，などによって起こる．心電図でT波の増高（テント状T波），不整脈，脱力感，悪心，嘔吐などを生じる．治療はK摂取制限を行う．緊急の場合は，カルシウム製剤やインスリン・グルコースの静脈内投与，イオン交換樹脂の経口・注腸投与，透析療法を行う． 📖 臨床栄養学

高カルシウム血症
こうーけっしょう
hypercalcemia
血中カルシウム（Ca）濃度10.5mg/dL以上をいう．①悪性腫瘍による骨融解，②副甲状腺機能亢進症，③活性型ビタミンDの過剰投与，により生じる．全身倦怠感，抑うつ状態，意識障害，多飲・多尿，筋力低下などの症状を認める．治療は，副甲状腺機能亢進症は外科的副甲状腺切除を行う．悪性腫瘍による場合は骨融解抑制作用のあるカルシトニンやビスホスホネートを投与する． 📖 臨床栄養学

抗加齢医学
こうかれいいがく
➡アンチエイジング

後期高齢者
こうきこうれいしゃ
late elderly
75歳以上の高齢者．➡前期高齢者（ぜんきこうれいしゃ） 📖 応用栄養学

後期ダンピング
こうきー
late dumping
ダンピング症候群の一つ．食後2～3時間すると，空腹感，脱力感，冷汗，動悸，めまい，手指振戦，重症の場合は失神をきたす．高濃度の食物が大量，急速に小腸に流入するため，急激な血糖値の上昇をきたし，それを是正するために大量のインスリンが分泌され，

今度は一気に血糖値が低下して生ずる低血糖発作. ＝食後低血糖症状 ➡ダンピング症候群(-しょうこうぐん) 📖 臨床栄養学

口腔・食道疾患
こうくうしょくどうしっかん
disease of oral cavity and esophagus
口腔・食道に異常が生じる疾患の総称. 摂食, 咀嚼, 嚥下ができず, 食事が十分に摂取できないために低栄養状態に陥る. 📖 臨床栄養学

合計特殊出生率
ごうけいとくしゅしゅっせいりつ／ごうけいとくしゅしゅっしょうりつ
total fertility rate
15～49歳までの女性の年齢別出生率を合計したもの. 一人の女性がその年齢別出生率で一生の間に生む子どもの数に相当する. 📖 公衆栄養学

高血圧症
こうけつあつしょう
hypertension
慢性的な血圧上昇を呈する疾患であり, 代表的な生活習慣病の一つ. 診断基準は, 収縮期血圧(最高血圧)140mmHg以上かつ／または拡張期血圧(最低血圧)90mmHg以上. 📖 臨床栄養学

膠原病
こうげんびょう
➡自己免疫疾患(じこめんえきしっかん)

咬合病
こうごうびょう
occlusal disease
歯, 顎関節, 筋肉による噛み合わせの不調和に起因する病気の総称および顎関節疾患の一部. 📖 栄養ケア・マネジメント

交差感染
こうさかんせん
➡外因感染(がいいんかんせん)

公衆衛生活動
こうしゅうえいせいかつどう
public health practice
組織化された地域社会の努力を通して, 病気を予防し, 生命を延長し, 身体的・精神的機能の増進を図る科学であり技術. 管理栄養士にとって重要なものには, ①広義の予防, ②環境保健, ③産業保健, ④学校保健, ⑤食品衛生, ⑥母子保健, ⑦高齢者・障害者の栄養ケア, がある. 📖 導入教育

公衆栄養アセスメント
こうしゅうえいよう-
public nutrition assessment
地域や職域といった対象集団の健康や栄養に関する問題を明らかにし, その問題点を解決するために実態を把握し, 分析, 検討するもの. 📖 公衆栄養学

公衆栄養学
こうしゅうえいようがく
public health nutrition
公衆衛生学の原理に基づき, 栄養を通じての健康増進および疾病の一次予防を重視する学際科学. ただし, 対象者の状況によっては健康・医療・福祉・

介護システムのなかで二次予防，三次予防的な活動を含む場合もある．📖 公衆栄養学

公衆栄養行政
こうしゅうえいようぎょうせい

public (health) nutrition administration
保健・栄養関連の法律に基づき，国民の健康の維持・増進のために国(厚生労働省)―都道府県(衛生主管部局)―保健所―市町村(保健・福祉・介護主管部)という行政機構を通して推進される施策．もっとも住民に密着した行政組織は市町村で，市町村保健センターを設置して，住民に対する健康相談，保健指導および健康診査，その他の地域保健関連事業を実施している．📖 公衆栄養学

公衆栄養プログラム
こうしゅうえいよう－

public (health) nutrition program
公衆栄養マネジメントにおいて，アセスメントに基づいて設定した目的と目標を実現するための計画．地域における健康・栄養施策としての各種計画(健康増進計画，食育推進計画など)をさす．📖 公衆栄養学

公衆栄養マネジメント
こうしゅうえいよう－

public (health) nutrition management
保健・医療・福祉・介護などの社会システムのなかで，地域住民の健康・栄養水準の向上を目的とし，具体的な目標を達成するために実施されるシステム．地域住民の健康・栄養状態について科学的な根拠に基づくアセスメントを行い，改善のための指標や目標値を設定する．住民の意識を高め，実施体制を整え，住民にとって適切な栄養施策を実施し，組織的，システム的な手法により，栄養関連サービスを提供し，健康増進・栄養改善を進めていく．📖 公衆栄養学

恒常性
こうじょうせい

homeostasis
体のなかから起きた変化，または体の外から受けた刺激に対して，体がまた元のもっとも望ましい状態に戻るような作用・働き．＝ホメオスターシス 📖 臨床栄養学

甲状腺機能亢進症
こうじょうせんきのうこうしんしょう

hyperthyroidism
甲状腺ホルモン(トリヨードチロニン：T_3，チロキシン：T_4)の過剰による疾患．主疾患はバセドウ病(グレーブス病)．📖 臨床栄養学

甲状腺機能低下症
こうじょうせんきのうていかしょう

hypothyroidism
甲状腺ホルモンの作用低下による疾患．視床下部の TRH 分泌低下(3次性)，下垂体の TSH 分泌低下(2次性)，甲状腺の T_3，T_4 分泌低下(原発性)のいずれの段階でも生じる．原発性は慢性甲状腺炎(橋本病)，先天性甲状腺機能低下症(クレチン病)，放射線療法および外科手術後の甲状腺機能低下症などがあるが，橋本病の頻度が高率である．📖 臨床栄養学

高所順化
こうしょじゅんか

altitude accommodation

平地から高地に移動した際の酸素欠乏に対する呼吸器, 循環器の代償作用による適応反応(順化). ＝高度順化 ⌘ 応用栄養学

高浸透圧血症
こうしんとうあつけっしょう

hyperosmolaremia

正常人の血漿浸透圧である285〜295mOsm/Lを超える場合. 高浸透圧高血糖症候群では, 350mOsm/L以上となる. ⌘ 臨床栄養学

高浸透圧高血糖症候群
こうしんとうあつこうけっとうしょうこうぐん

hyperosmolar hyperglycemic syndrome; HHS

糖尿病の急性合併症の一つ. 高度の脱水に基づく高浸透圧血症と著しい高血糖(600〜1,500mg/dL)を生じた状態で, 著しいケトーシス, アシドーシスは認めない. 2型糖尿病例で, 感染症, 脳血管障害, 手術, 高カロリー輸液, 利尿薬やステロイド薬などにより高血糖を生じた場合に発症しやすい. ⌘ 臨床栄養学

厚生労働省令
こうせいろうどうしょうれい

Ordinance of the Ministry of Health, Labour and Welfare

法律や政令を施行するためにその委任に基づき厚生労働大臣が発する命令. 健康増進法に関する省令は健康増進法施行規則と同じ. ⌘ 給食経営管理論

厚生労働白書
こうせいろうどうはくしょ

Annual Health, Labour and Welfare Report

厚生労働行政に関する現状分析と政策の事後報告に関する資料集. 厚生労働省が毎年発表. 資料編もあり, わが国の健康状態の現状と推移を調べるのに大変有用である. ⌘ 公衆栄養学

高体温
こうたいおん

hyperthermia

体温が異常に上昇した状態. うつ熱と発熱に分けられる. 体温の上限は41℃. 41℃以上になると体細胞に障害が発生し, 42〜44℃の高体温が数時間続くと死亡する. ⌘ 応用栄養学

交代性便通異常
こうたいせいべんつういじょう

alternate stool abnormality

腹痛と下痢, 便秘, あるいは下痢と便秘を交互に繰り返す状態. 過敏性腸症候群で見られる. ➡過敏性腸症候群(かびんせいちょうしょうこうぐん) ⌘ 臨床栄養学

高窒素血症
こうちっそけっしょう

azotemia

血中尿素窒素が25mg/dL以上に増加した状態. 腎機能低下時に見られるが, がんや重症感染症などで異化が亢進した際にも見られる. ⌘ 臨床栄養学

高張性脱水
こうちょうせいだっすい
hypertonic dehydration
血漿浸透圧の上昇により起こる脱水．細胞内液と細胞外液の浸透圧差により，水分が細胞内から細胞外に移動するために細胞内液量の減少を伴う．➡脱水(だっすい) 📖 臨床栄養学

抗 TNF-α抗体
こうティーエヌエフアルファこうたい
anti-TNF-α antibody
サイトカインの一つである腫瘍壊死因子(TNF-α：tumor necrosis factor-α)に対する抗体．TNF-αの過剰な発現がクローン病や潰瘍性大腸炎の発症につながることから，それを抑制することにより治癒をめざす新しい治療法．📖 臨床栄養学

行動科学
こうどうかがく
behavioral sciences
人間の行動を総合的に理解し，予測・制御しようとする実証的経験に基づく学際科学．外部から観察可能な「行動」を研究対象とするだけでなく，行動に影響を与える「認知的要因」や「環境」も対象とする．📖 栄養教育論

行動技法
こうどうぎほう
behavioral techniques
行動変容のために使われる方法論の総称．主にオペラント学習理論や社会的認知理論などに基づく．種々の技法のなかから，目標や学習者の状況に応じて，適切な技法を適宜，選択して用いる．📖 栄養教育論

行動契約
こうどうけいやく
behavioral; commitment
行動目標の達成に向けて新たな行動を開始する日を，支援者と契約書を交わすことで，行動の実践を支援する方法．➡目標宣言(もくひょうせんげん) 📖 栄養教育論

行動心理症状
こうどうしんりしょうじょう
behavioral and psychological symptoms of dementia; BPSD
認知症に伴う徘徊や妄想，攻撃的行動，不潔行為，異食などの行動・心理症状．📖 応用栄養学

行動性体温調節反応
こうどうせいたいおんちょうせつはんのう
behavioral thermoregulatory response
体温維持の反応の一つ．寒冷防御反応と暑熱防御反応がある．📖 応用栄養学

行動置換
こうどうちかん
counterconditionin
行動技法の一つ．自分自身の行動パターンを分析し，これまでの行動パターンを望ましくない行動を生じにくい行動パターンに置き換える技法．➡行動技法(こうどうぎほう) 📖 栄養教育論

行動のコントロール感
こうどう−かん

➡計画的行動理論(けいかくてきこうどうりろん)

行動分析
こうどうぶんせき
behavioral analysis
対象となる問題行動が，どのような状況で，どんなきっかけで，どのように起きて，その結果どうなったのかというように，S-R理論でいう刺激と反応，およびその結果の関係を丁寧に分析すること．📖 栄養教育論

行動への態度
こうどう−たいど
attitude toward the behavior
計画的行動理論の構成概念の一つ．行動をとることが自分にとってどのくらいよいことであるかの評価．その評価は，行動をとることによって得られる結果に対する期待と，それに対する価値の程度で決定される．➡計画的行動理論(けいかくてきこうどうりろん) 📖 栄養教育論

行動変容ステージモデル
こうどうへんよう−
➡トランスセオレティカルモデル

行動変容プロセス
こうどうへんよう−
➡トランスセオレティカルモデル

行動目標
こうどうもくひょう
behavioral objective
結果（アウトカム）目標を達成させるために必要な行動あるいは生活習慣の目標のこと．実行した，しないが明確に判断できる行動として表現される．📖 栄養教育論，栄養ケア・マネジメント

行動・ライフスタイル
こうどう−
behavior and life style
個人や集団の行動パターン，ライフスタイルなど．食事や身体活動のほか，喫煙，ストレスなどがあげられる．📖 公衆栄養学

行動療法
こうどうりょうほう
behavioral therapy
1950年代に体系づけられた心理療法．行動科学を人の不適切な習慣や行動の修正に応用するための方法の総称．問題行動の特定，行動の分析，行動技法の選択と適用，結果の確認とフィードバックの4段階のプロセスで構成される．📖 栄養ケア・マネジメント，栄養教育論

高度順化
こうどじゅんか
➡高所順化(こうしょじゅんか)

高度肥満
こうどひまん
severe obesity
BMI 35以上の肥満．📖 臨床栄養学

高トリグリセライド血症
こう−けっしょう
hypertriglyceridemia
血清トリグリセライド濃度が150mg/

dL 以上をいう．脂質異常症の診断基準となる．→脂質異常症（ししついじょうしょう） 📖 臨床栄養学

口内炎
こうないえん

stomatitis

口腔粘膜の炎症性変化．主に，口腔粘膜に発赤，腫脹，疼痛が見られる．
📖 臨床栄養学

高ナトリウム血症
こう－けっしょう

hypernatremia

血中ナトリウム（Na）濃度が 150mEq/L 以上をいう．Na の喪失以上に水分が喪失した場合（熱中症など）に生じる．意識障害，痙攣など神経症状を認める．治療は水分補給を行う．📖 臨床栄養学

高尿酸血症
こうにょうさんけっしょう

hyperuricemia

尿酸の産生過剰や排泄低下により血中尿酸値が上昇する状態．痛風の原因となる．📖 臨床栄養学

更年期
こうねんき

clomacterium

閉経の前後約5年間．わが国の平均閉経年齢は 50.5 歳．心身の不調（いわゆる更年期症状）を訴える人が増加するため，加齢に伴う心身の変化を特に意識する時期となる．50 歳代男性で見られるものは，男性の更年期という
→更年期障害（こうねんきしょうがい） 📖 応用栄養学，栄養教育論

更年期障害
こうねんきしょうがい

menopausal syndrome / climacteric disorder

①更年期に見られる不定愁訴，②女性ホルモン（エストロゲン）の減少によって起こる急性症状，③女性ホルモンの減少による症状，④更年期に見られる社会的・心理的要因の変化による心身の症状，など．エストロゲンの減少によって起こる急性症状の代表的なものは，月経停止，顔面紅潮，発汗，不眠の4つ．50 歳代の男性でも発症する．
→更年期（こうねんき） 📖 応用栄養学，栄養教育論

更年期症状
こうねんきしょうじょう

→更年期（こうねんき），更年期障害（こうねんきしょうがい）

絞扼性イレウス
こうやくせい－

→複雑性イレウス（ふくざつせい－）

合理的行動理論
ごうりてきこうどうりろん

→計画的行動理論（けいかくてきこうどうりろん）

抗利尿ホルモン
こうりにょう－

antidiuretic hormonc; ADH

下垂体後葉から分泌されるホルモン．腎臓の集合管に作用して水の再吸収を促進する．また，血管平滑筋を収縮さ

せ血圧を上昇させる．＝バソプレシン
 📖 臨床栄養学

効力期待
こうりょくきたい
→自己効力感(じここうりょくかん)

高リン血症
こう－けっしょう

hyperphosphatemia

血中リン(P)濃度が5mg/dL以上をいう．①摂取過剰，ビタミンD過剰による腸管からのP吸収増加，②腎不全，副甲状腺機能低下症による腎からのP排泄減少，③細胞崩壊(悪性腫瘍など)によるP放出，などによる．低カルシウム血症を生じる．治療は，慢性腎不全によるものはP摂取制限，P吸着薬(カルシウム製剤)，副甲状腺機能低下症によるものは活性型ビタミンDを投与する． 📖 臨床栄養学

高齢化社会
こうれいかしゃかい

aging society

65歳以上の人口の割合が7～14％を占める状態．→高齢社会(こうれいしゃかい)，超高齢社会(ちょうこうれいしゃかい)，少子高齢化社会(しょうしこうれいかしゃかい) 📖 公衆栄養学

高齢化率
こうれいかりつ

aging rate

65歳以上の高齢者人口が総人口に占める割合． 📖 公衆栄養学

高齢期
こうれいき

the elderly / elderly

範囲は適用する法律により異なり，一定の期間は定まっていない．日本人の食事摂取基準(2010年版)の年齢区分では，70歳以上となっている． 📖 応用栄養学

高齢社会
こうれいしゃかい

aged society

65歳以上の人口の割合が14～21％を占める状態．→高齢化社会(こうれいかしゃかい)，超高齢社会(ちょうこうれいしゃかい) 📖 公衆栄養学

高齢者の医療の確保に関する法律
こうれいしゃーいりょうーかくほーかんーほうりつ

Act on Assurance of Medical Care for Elderly Persons

2008年改正，施行の法律．旧老人保健法．国民の高齢期における適切な医療の確保を図るため，医療費の適正化を推進するための計画を作成し，保険者による健康診査などを実施することとしている．特定健康診査・特定保健指導などが規定されている． 📖 導入教育

高レムナント血症
こう－けっしょう
→家族性Ⅲ型高脂血症(かぞくせいさんがたこうしけっしょう)

誤嚥
ごえん

aspiration

食物が気管に入り込むこと．摂食・嚥下障害に伴って起こることが多い．低栄養状態の患者の誤嚥は，肺炎など重症化へのリスクが高い．むせのない不顕性誤嚥は注意が必要である．📖 臨床栄養学

誤嚥性肺炎
ごえんせいはいえん

aspiration pneumonia

食物や細菌を含んだ唾液などが誤って気道に入る誤嚥によって引き起こされる肺炎．高齢者や摂食・嚥下障害のある患者に多く発生する．通常は，気道に入ろうとする異物は咳により喀出されるが，嚥下機能の低下や咳嗽反射の低下などにより，気がつかないうちに誤嚥している場合が見られる．📖 臨床栄養学

コーチング
coaching

対象者が本来もっている能力，スキル，個性を引き出し，自己設定した目標や自分自身が抱えている問題を解決するために自発的行動を促すコミュニケーション技法．📖 栄養ケア・マネジメント

コーデックス委員会
ーいいんかい

Codex Alimentarius Commission

食品の国際的な規格を策定するために，国際連合食糧農業機関（FAO）と世界保健機関（WHO）が合同で設立した組織．📖 食事摂取基準

ゴールドスタンダード
gold standard

真の値にもっとも近いものとして基準となるもの．ゴールドスタンダードと比較することで，その食事調査法（または調査票）が，正確に実態を表しているかという妥当性が検証できる．食事調査のゴールドスタンダードは，数日間の秤量法（食事記録法）とするのが一般的．＝比較基準 📖 食事摂取基準

コールドチェーン
cold chain

食品の品質劣化を防ぐため，生産から消費までの各段階において，それぞれの食品に適した低温管理下で輸送・保管 T-T・T を取り入れた流通システム．📖 給食経営管理論

コールドチェーン勧告
ーかんこく

Cold Chain Recommendation

農水産物などの生鮮物の品質を保ち，安全な流通を目的に，1965 年に当時の科学技術庁資源調査会から出された勧告．以来，コールドチェーン（低温流通）の技術開発が進み，発達した道路や空路を利用し，生鮮食料の品質を保持して生産地と消費地を結んでいる．📖 公衆栄養学

コールドテーブル
cold table

調理作業台の台下が冷蔵（冷凍）庫になっている機器．調理作業に直接必要な食材の手元の一時保管としても使

われる． 📖 給食経営管理論

顧客志向
こきゃくしこう
customer orientation
顧客のニーズとウォンツを満たすような製品を市場に提供しようとする考え． ＝マーケティング志向 📖 給食経営管理論

顧客満足度調査
こきゃくまんぞくどちょうさ
customer satisfaction survey
顧客の商品・サービスに対する満足度を測る指標．顧客満足(customer satisfaction; CS)とは，顧客第一主義に基づく．給食で用いられる場合は，利用者の潜在的な苦情を解決するために，「食事の品質(味・温度・量・彩り)」・「サービス」・「食事環境」などについてアンケート形式で実施される． ＝CS調査 📖 給食経営管理論

呼吸商
こきゅうしょう
respiratory quotient; RQ
エネルギー消費における基質(糖，たんぱく質，脂肪)割合を算出し推定する方法．呼気ガス分析により酸素消費量と二酸化炭素排泄量を求め，二酸化炭素排泄量÷酸素消費量で算出する． 📖 栄養ケア・マネジメント，食事摂取基準

呼吸性アシドーシス
こきゅうせい－
respiratory acidosis
慢性閉塞性肺疾患などで起こる換気障害により血中に二酸化炭素が蓄積して生じるアシドーシス．血中二酸化炭素分圧が上昇する．腎から酸排出を促進する代償反応が生じ，血中重炭酸イオン濃度が上昇する． ➡アシドーシス 📖 臨床栄養学

呼吸性アルカローシス
こきゅうせい－
respiratory alkalosis
過換気によって二酸化炭素が過剰に排出され，血中二酸化炭素分圧が低下して生じるアルカローシス． ➡アルカローシス 📖 臨床栄養学

国際栄養士会議
こくさいえいようしかいぎ
International Congress of Dietetics; ICD
国際栄養士連盟が4年に1回開催する国際会議．2008年には横浜で開催された． 📖 導入教育

国際栄養士連盟
こくさいえいようしれんめい
International Confederation of Dietetic Associations; ICDA
各国の栄養士会が加盟する世界最大の国際的組織．国や地域を越え，加盟国の栄養士を支援すること，栄養士の地位を高めること，栄養士の教育・実地訓練の水準を高めるためのインフラ整備などを支援することを目的とし1952年に発足．第1回国際ICDA会議はオランダのアムステルダムで開催され，その後，4年ごとに開催されている．40か国以上の会員で構成され，総会員数は16万人，日米の栄養士が

大半を占める.「世界の栄養士の標準化」をめざしており, 栄養士教育・養成の基準として, ①学士資格(4年制卒業)であること, ②最低500時間はプレセプター(マンツーマン教育)の指導のもとに専門的な臨地実習を行うこと, を制定した. しかし, この条件を満たしている国は, 現在必ずしも多くはない. 📖 公衆栄養学, 導入教育

国際協力機構
こくさいきょうりょくきこう
Japan International Cooperation Agency; JICA
日本政府による開発途上国の社会・経済開発の支援(政府開発援助:Official Development Assistance; ODA)を行う機関. 農業・食料分野での目標, 貧困削減や地球規模での食料安全保障を達成するため, 農業分野における協力を重視している. 栄養分野での国際協力では, 低栄養乳幼児を対象とした栄養指導, 母親・妊産婦に対する栄養教育などがある. 📖 公衆栄養学

国際生活機能分類
こくさいせいかつきのうぶんるい
International Classification of Functioning; ICF
世界保健機関(WHO)が2001年に定めた生活機能と障害の分類. 障害を生活機能に問題・困難が生じた状態として捉え, 3つのレベル(機能障害, 活動制限, 参加制約)からなるとしている. 生活機能と障害の分類への多角的アプローチを行うことで, さまざまな構成要素間の相互作用を理解することができる. 📖 臨床栄養学

国際保健政策 2011-2015
こくさいほけんせいさくー
International Health Policies 2011-2015
日本の国際保健への貢献に関する5年計画.「人間の安全保障」の考え方に立って, ミレニアム開発目標達成のため, その課題解決に焦点を当てた効果的・効率的な支援を実践すること, としている. 保健システム強化を中心に, 二国間援助や国際機関などを通じた援助を戦略的に組み合わせて, 科学的根拠に基づく保健施策を推進する方法がとられている. 📖 公衆栄養学

国際連合
こくさいれんごう
➡国際連合機構(こくさいれんごうきこう)

国際連合開発計画
こくさいれんごうかいはつけいかく
United Nations Development Programme; UNDP
国際連合総会の補助機関の一つ. 国際的な貧困削減に関する活動の中心的機関. 食料安全保障を強化することなど, いくつかの項目があるが, 特に貧しい人々のエンパワメントに取り組んでいる. 📖 公衆栄養学

国際連合機構
こくさいれんごうきこう
United Nations; UN
国際連合(国連)の組織の仕組み. 国際連合総会や経済社会理事会など6つの主要機関の下に, それぞれの主要機関の補助機関があり, また自治機関として専門機関がある. 専門機関には, 世

界保健機関（WHO）や国際連合食糧農業機関（FAO）などがあり，総会の補助機関には国際連合世界食糧計画（WFP），国際連合児童基金（UNICEF），国際連合開発計画（UNDP）などがある．これらの機関は栄養に関わる支援を行っているが，他の機関も直接的，間接的に関わっている．📖 公衆栄養学

国際連合児童基金

こくさいれんごうじどうききん

United Nations Children's Fund; UNICEF

国際連合総会の補助機関の一つ．主に開発途上国で，自然災害時などの緊急援助および長期的援助を行っている．援助分野としては広く，保健分野を中心に，栄養改善，飲料水供給，母子福祉，教育があげられる．予防可能な疾患であるポリオや麻疹の予防接種キャンペーンを実施し，安全な飲み水のための井戸掘りプロジェクトも行っている．＝ユニセフ 📖 公衆栄養学

国際連合事務総長

こくさいれんごうじむそうちょう

Secretary General of the United Nations

国際連合の事務機構のトップ．2014年現在，韓国国籍の潘基文（パン・ギムン）氏が務めている．潘氏は，2011年に世界人口が70億人を突破したことに触れ，気候変動，食糧危機，エネルギー不足などの問題に対し，世界のすべての人々が持続可能な方法で取り組むことを訴えている．📖 公衆栄養学

国際連合食糧農業機関

こくさいれんごうしょくりょうのうぎょうきかん

Food and Agriculture Organization of the United Nations; FAO

国際連合の専門機関の一つ．農業開発や栄養の改善を通して世界の食料安全保障の問題に取り組んでいる．2015年までに飢餓人口の割合を半減するとのミレニアム開発目標を達成するためにイニシアチブをとっている．📖 公衆栄養学

国際連合世界食糧計画

こくさいれんごうせかいしょくりょうけいかく

United Nations World Food Programme; WFP

国際連合の専門機関の一つ．緊急援助プログラムとして，主に開発途上国で戦争や自然災害時の食料援助を行っているほか，学校給食によって初等教育の就学率と出席率を向上させる学校給食プログラムなどを開発．➡ 緊急援助プログラム（きんきゅうえんじょ－）📖 公衆栄養学

黒色石

こくしょくせき

➡ 胆石症（たんせきしょう）

極低出生体重児

ごくていしゅっせいたいじゅうじ

very low birth weight infant

低出生体重児のうち，出生体重が1,500g未満の児．➡ 低出生体重児（ていしゅっせいたいじゅうじ）📖 応用栄養学

国民医療費
こくみんいりょうひ
➡医療費(いりょうひ)

国民栄養調査
こくみんえいようちょうさ
National Nutrition Survey
国民健康・栄養調査の前身．連合国軍最高司令官総司令部(GHQ)は諸外国の緊急食糧援助を受ける資料を得るために「一般住民の栄養調査を実施すべき旨」の指令を発出した．これを受け日本政府は，1945(昭和20)年12月に東京都下の約3,500世帯，約30,000人を対象に栄養摂取状況調査(食事調査)，身体状況調査を実施．以降，順次全国へ拡大し，1952(昭和27)年からは，同年に制定された栄養改善法に基づく「国民栄養調査」として実施された． 公衆栄養学

国民健康・栄養調査
こくみんけんこうえいようちょうさ
National Health and Nutrition Survey
健康増進法に基づき「国民の健康の増進の総合的な推進を図るための基礎資料として，国民の身体の状況，栄養摂取量及び生活習慣の状況を明らかにする」ため，毎年11月に実施されている調査． 公衆栄養学，食事摂取基準

国民健康・栄養調査員
こくみんけんこうえいようちょうさいん
国民健康・栄養調査の調査組織体制のうち，調査の実務に当たる者．医師，管理栄養士，保健師等が知事から任命を受ける．国民健康・栄養調査において，実際に調査を行うのは保健所であり，保健所では，保健所長を班長とする調査班を設置する． 公衆栄養学

国民健康・栄養調査必携
こくみんけんこうえいようちょうさひっけい
Manual for Health and Nutrition Survey
国民健康・栄養調査の実施に当たって，毎年編纂されるマニュアル．調査はこれに基づき実施するよう精度管理がなされている． 公衆栄養学

国民生活基礎調査
こくみんせいかつきそちょうさ
Comprehensive Survey of Living Conditions
保健，医療，福祉，年金，所得などの国民生活の実態を明らかにすることを目的に実施する調査．3年ごとに大規模調査が，中間年には小規模調査が実施される．大規模調査では，傷病に関する調査項目から構成される健康票とともに，世帯票，介護票，所得票，貯蓄票による調査を行う． 公衆栄養学

コクラン共同計画
－きょうどうけいかく
The Cochran Collaboration
世界中のヘルスケアに関わる人の意思決定がより質の高いエビデンスに基づいて行われることを目的に，RCTを中心に世界中の論文の系統的レビューを実施し，その結果を医療関係者や医療政策決定者，消費者に公開する国際的な取り組み．1992年にイギリスの国民保健サービス(National Health

Service; NHS)の一環として始まった．最新・最良のエビデンスを包括的・継続的に提供するための取り組みの一つ．🕮 公衆栄養学

国立栄養研究所
こくりつえいようけんきゅうじょ
National Institute of Nutrition
1920年に内務省の付属機関として設立された栄養の研究機関．佐伯　矩が1914年につくった私立の栄養研究所がもととなった．現在は独立行政法人国立健康・栄養研究所として，国民の健康の保持・増進および栄養・食生活に関する調査・研究を行っている．➡佐伯　矩（さいきただす）🕮 導入教育

5歳未満児死亡率
ごさいみまんじしぼうりつ
under-five mortality rate
5歳になる前に命を失う子どもの割合．世界全体の平均では出生児1,000人あたり男児71人，女児71人（2005〜2010年）．先進工業国平均の男児8人，女児7人に対し，後発開発途上国平均は男児138人，女児128人にも達し，国によって著しい差がある．🕮 導入教育

誤差範囲
ごさはんい
error range
求めた結果のずれ（誤差）が許される範囲．±n％で表し，目的に応じて範囲を設定する．傾向を知りたい場合は，誤差範囲は広くてもよく，真の値に近いものが知りたい場合は，誤差範囲を狭く設定することで，結果の信頼度を上げることができる．🕮 食事摂取基準

孤食
こしょく
eating alone / a solitary meal
食事を1人で食べること．🕮 応用栄養学，栄養教育論

個食
こしょく
eating alone / a solitary meal
家族が同じ食卓についていても別々のものを食べる，あるいは個室で別々のものを食べること．🕮 応用栄養学，栄養教育論

個人間変動
こじんかんへんどう
inter-individual variation
個人と個人の間での摂取量の違い（個人差）．集団における摂取量の分布．個人間変動を評価するためには，調査人数を十分確保する必要がある．微量栄養素の摂取量は，個人内変動よりも個人間変動が小さくなる傾向がある．➡個人内変動（こじんないへんどう）🕮 食事摂取基準，栄養ケア・マネジメント，公衆栄養学

個人情報
こじんじょうほう
personal information
生存する個人に関する情報であって，当該情報に含まれる氏名，生年月日その他の記述等により特定の個人の識別をすることができるもの．🕮 給食経

営管理論

個人内変動
こじんないへんどう
intra-individual variation
個人のなかでの日々の摂取量の変化. 日間変動, 季節変動などがある. 個人内変動を評価するためには, 調査日数を十分確保する必要があり, 微量栄養素は必要調査日数が長くなる. ➡個人間変動(こじんかんへんどう) ♋ 食事摂取基準, 栄養ケア・マネジメント, 公衆栄養学

個人の摂取量の推定能力
こじんーせっしゅりょうーすいていのうりょく
estimation ability of individual intake
個人の摂取量を推定する能力. 推定能力は測定誤差(偶然誤差と系統誤差)の影響を受ける. ➡測定誤差(そくていごさ) ♋ 食事摂取基準

コストパフォーマンス
cost performance
仕事に必要な費用(コスト)と, その仕事を完成させるための能力, 生産力(パフォーマンス)を比較したもの. ＝費用対効果 ♋ 給食経営管理論

姑息的手術
こそくてきしゅじゅつ
palliative operation
がんにおいて, 根治手術が困難で症状の緩和を期待して行う手術. ♋ 臨床栄養学

骨格筋線維
こっかくきんせんい
skeletal muscle fiber
遅筋線維(slow muscle fiber/slow twitch fiber)と速筋線維(fast muscle fiber/fast twitch fiber)に大別. 遅筋線維は収縮速度が遅く有酸素性エネルギー産生機構を利用し, 速筋線維は収縮速度が速く無酸素性エネルギー産生機構を利用する. ♋ 応用栄養学

骨吸収
こつきゅうしゅう
resorption of the bone
骨基質の分解と吸収. ♋ 臨床栄養学

骨形成
こつけいせい
bone forming
骨基質の産生と石灰化. ♋ 臨床栄養学

骨粗鬆症
こつそしょうしょう
osteoporosis
骨密度が減少し, 骨梁構造・骨微細構造の変化(骨質の変化)により骨強度が低下し, 骨が脆くなり骨折を起こしやすくなる疾患. 骨吸収と骨形成のバランスが崩れ, 相対的に骨形成よりも骨吸収が上回った状態. 原発性骨粗鬆症(加齢や閉経などの要因による)と続発性骨粗鬆症(副甲状腺機能亢進症, クッシング症候群, 糖尿病など他の疾患に伴う)に分類される. ♋ 臨床栄養学

骨代謝マーカー
こつたいしゃー

bone metabolic markers
骨形成マーカーと骨吸収マーカーに大別．骨形成マーカーは骨型アルカリフォスファターゼ（BAP）やオステオカルシン（OC）など，骨吸収マーカーはⅠ型コラーゲン架橋N-テロペプチド（NTX），Ⅰ型コラーゲン架橋C-テロペプチド（CTX）などがある． 応用栄養学

骨軟化症
こつなんかしょう
osteomalacia
骨における石灰化が障害され，骨の変形や骨折をきたす疾患．活性型ビタミンDの作用不全などにより骨における石灰化骨が減少し，類骨と呼ばれる非石灰化基質が増加する．骨端線閉鎖後の成人に見られるものをいう． 臨床栄養学

骨年齢
こつねんれい
skeletal age
骨の標準的な成熟度に対応した月齢や年齢．化骨の中心となる化骨核の数と大きさ，骨端部の大きさや形状，輪郭の尖鋭度，骨端融合完成度などで判定する． 応用栄養学

骨密度
こつみつど
bone density / bone mineral density
単位体積あたりの骨量．本来の単位はg/cm^3であるが，測定部位の骨塩量と投影面積から求める方法（DXA法など）ではg/cm^2となる． 栄養ケア・マネジメント

固定費
こていひ
fixed cost
売り上げの変動にかかわらず固定的に発生する原価．労務費では常勤社員の給与等，経費では水光熱費の基本料金，一般管理費の施設の家賃，減価償却費などがあたる． 給食経営管理論

子どもと栄養関連法
こーえいようかんれんほう
Child and Nutrition Act
ウイックプログラムの関係法規．→ウイックプログラム 公衆栄養学

個別栄養食事指導
こべつえいようしょくじしどう
individual nutrition education
患者個々の特性を配慮した栄養食事指導．患者の栄養状態，疾病状態，食習慣，嗜好などを把握して，特性に合った指導計画を立て，患者自身で栄養改善ができる能力を養う．→栄養食事指導（えいようしょくじしどう） 臨床栄養学

個別許可型
こべつきょかがた
特定保健用食品のうち，個々の製品ごとに審査して許可されるもの．→特定保健用食品（とくていほけんようしょくひん） 公衆栄養学

コホート研究
ーけんきゅう
cohort study
観察研究の一つ．同じ曝露要因・特性（喫煙，飲酒など）をもった集団コホー

トを設定し,曝露要因の有無によって,コホート内における疾病発生などに違いがあるかを研究する. 📖 食事摂取基準,公衆栄養学

コミュニティ
community
特定された地理的な地域という伝統的な概念で捉えるのではなく,特定の関心を共有する個人の集まりとし,文化的,社会的,政治的,健康や経済的な事柄を包含する,特定の地理的な地域を共有していない人々を結びつけるもの(グリーン). 📖 公衆栄養学,栄養教育論

コミュニティ・エンパワメント
community empowerment
個人や組織の努力が報われるように,より上位の社会から社会経済的諸資源を獲得し,コミュニティ内の公正と平等な資源の分配が実現され,コミュニティ自身がコミュニティをコントロールする力を有すること. 📖 栄養教育論,公衆栄養学

コミュニティ・オーガニゼーション
community organization
コミュニティ(地域社会)のなかで,住民や関係者が共通する課題を認識し,ともにその解決や改善に取り組む主体的な組織活動.すなわち,コミュニティが組織化される過程,コミュニティづくり,まちづくりのこと.-地区組織活動 📖 栄養教育論

コレステロール胆石
-たんせき
➡胆石症(たんせきしょう)

コロナリーケアユニット
coronary care unit; CCU
急性心筋梗塞,急性心不全をはじめとした救急処置を要する循環器疾患に対して治療を行う集中治療部. ➡集中治療部(しゅうちゅうちりょうぶ) 📖 臨床栄養学

混合栄養法
こんごうえいようほう
mixed feeding method
母乳分泌不足や母親の就労などの理由により,乳児に対する母乳栄養が完全に実施できない時に母乳を主としてその不足分を補う場合や,逆に育児用ミルクが主となることが中心となる方法. ➡母乳栄養(ぼにゅうえいよう),人工栄養(じんこうえいよう) 📖 応用栄養学

献立
こんだて
menu
食事内容(料理の組み合せ)を示すもの.製品の品質を情報として具体化したものであり,製品の設計書として示されるものもある.この場合,料理の種類のみならず,料理単位の食品の種類,1食分の食品の純使用量等を示している. 📖 給食経営管理論

献立管理
こんだてかんり
menu management

製品である料理とその組み合わせの管理体系．給食を利用する人（喫食者）の満足（顧客満足）が向上することを目的に管理するとともに，生産活動の基盤となる． 📖 給食経営管理論

根治手術
こんちしゅじゅつ

radical operation

がんを含めた必要十分な範囲の消化管切除とリンパ節郭清を付加して，完全治癒を目的とする手術． 📖 臨床栄養学

コントラクトフードサービス

contract food service

経営の効率化・省力化を目的に行われる給食業務の外部委託（outsourcing：アウトソーシング）．委託側（client：クライアント＝依頼主）の依頼を受け，契約（contract：コントラクト）に基づいて給食運営を専門に行う受託側（contractor：コントラクター＝受託給食会社）が給食業務を請け負う．＝受託給食 📖 給食経営管理論

コンビニエンスシステム

convenience system

調理済食品，加工食品として購入し，再加熱して提供するシステム．再加熱後，盛付，配膳する． 📖 給食経営管理論

コンプライアンス

compliance

守るべき法律や制度の規範が存在する時，それを遵守して行動すること．語源は「コンプライ（comply＝〜に従う）」であり，「従うことによって完全なものを提供する」ということを意味している．規範には各種の法令や制度だけではなく，細かくは社会的習慣，日本栄養士会や企業における内部の規定，契約，定款，規則なども含まれる． 📖 導入教育

——［ さ ］——

サービス機器
－きき

serving equipment

調理の場と利用者（顧客）との間，主として盛り付けセクションにおいて使用される機器．できあがった料理を盛り付けるまで保温・保冷するための機器，飲物を提供するもの，食器の提供を補助するもの，盛り付け作業を補助する盛り付けコンベア，配膳および下膳用の運搬車（カート）などサービス形態によってさまざまなものがある． 📖 給食経営管理論

サービング

serving; SV

食事バランスガイドにおいて料理を数える単位．各料理の1回あたりの標準的な量を示したもの．➡食事バランスガイド（しょくじ－） 📖 公衆栄養学

SERVQAL
サーブクォル

給食サービスにおける品質管理に用いられる品質評価方法．信頼性，反応性，確実性，共感性，有形性の5つの要因からなる．すべてのサービス業態に用いられる方法であることから，特定さ

れるサービス業態での評価方法が現在も研究開発されている状況である. 📖 給食経営管理論

座位安静時代謝量
ざいあんせいじたいしゃりょう

resting metabolic rate at sitting position

安静を保っている時に座位で測定されたエネルギー代謝量. 📖 食事摂取基準

催奇形性因子
さいきけいせいいんし

teratogenic factor

母体を介して胎児の形態形成障害(奇形)を起こさせる因子. サリドマイド, ワルファリンカリウムなどの薬剤, アルコール, たばこなどの環境化学物質, 放射線など. 📖 応用栄養学

佐伯 矩
さいきただす

Tadasu Saiki

日本の栄養学者(1886～1959). 日本の「栄養学の父」と呼ばれ, 栄養研究所の設立や栄養手の養成などに取り組んだ. 📖 導入教育

再建
さいけん

reconstruction

外科手術で切除した臓器・組織の機能を手術により可及的に再構築すること. たとえば, 口から摂取した食物の通り道である食道が失われた場合, 胃や他の消化管を用いて食道の代用を構築することなどがこれに当たる. 📖 臨床栄養学

再現性
さいげんせい

➡精確度(せいかくど)

再生不良性貧血
さいせいふりょうせいひんけつ

aplastic anemia

骨髄中の造血幹細胞の障害により骨髄の低形成をきたし, 汎血球減少を示す正球性正色素性貧血. 原因不明が多いが, 薬剤, 放射線が原因となることがある. 📖 臨床栄養学

臍帯
さいたい

umbilical cord

胎児の臍部と胎盤を結ぶ索状器官. 臍帯動脈2本(静脈血)と臍帯静脈1本(動脈血)で構成される. 📖 応用栄養学

最大吸気圧
さいだいきゅうきあつ

maximum inspiratory pressure

残気量位の状態で最大吸気努力をした場合に発生する最大口腔内圧. 息を吸う筋力の指標となる. 📖 栄養ケア・マネジメント

最大呼気圧
さいだいこきあつ

maximum expiratory pressure

全肺量位の状態で最大呼気努力をした場合に発生する最大口腔内圧. 息を吐く筋力の指標となる. 📖 栄養ケア・マネジメント

最大骨量
さいだいこつりょう

peak bone mass; PBM

骨格の成長とともに10歳代後半から急速に増加し，20歳前後にピークを迎える骨量．📖 臨床栄養学

最大酸素摂取量
さいだいさんそせっしゅりょう

maximal oxygen uptake

最大運動時の酸素摂取量．最大換気量×酸素摂取率で算出する．📖 応用栄養学

最大心拍出量
さいだいしんはくしゅつりょう

maximal cardiac output

最大運動時の心拍出量．1回拍出量×心拍数で算出する．📖 応用栄養学

在宅医療
ざいたくいりょう

home medical care

自宅を中心に行う医療．従来，病院で一元的に提供されていた医療を，診療所等を活用して地域に拡散・拡大したもの．📖 臨床栄養学

在宅患者訪問栄養食事指導
ざいたくかんじゃほうもんえいようしょくじしどう

home-visit nutritional and dietary guidance

医療保険における在宅患者訪問栄養食事指導と介護保険における居宅療養管理指導の総称．➡栄養食事指導（えいようしょくじしどう）📖 臨床栄養学

在宅経静脈栄養法
ざいたくけいじょうみゃくえいようほう

home parenteral nutrition

自宅で経静脈栄養法を実施すること．短腸症候群，腸管機能不全，炎症性腸疾患，慢性特発性偽性腸閉塞症候群，難治性下痢症などが対象疾患となる．📖 臨床栄養学

在宅経腸栄養法
ざいたくけいちょうえいようほう

home enteral nutrition; HEN

自宅で経腸栄養法を実施すること．栄養アセスメント，経腸栄養食品の選択，投与ルートの維持管理，衛生管理等を行う．📖 臨床栄養学

最低健康障害発現量
さいていけんこうしょうがいはつげんりょう

lowest observed adverse effect level; LOAEL

これまでにこの量を摂取した時に健康障害が発症したことが報告されている量の最小値．不確実性因子を10とし，最低健康障害発現量を10で除したものを「耐容上限量（UL）」としている．➡不確実性因子（ふかくじつせいいんし），健康障害非発現量（けんこうしょうがいひはつげんりょう）📖 食事摂取基準

サイトメガロウイルス感染症
－かんせんしょう

cytomegalovirus infection

ヘルペス系のウイルス感染症の一つ．幼小児期に不顕性感染の形で感染し，生涯その宿主に潜伏．免疫抑制状態下で再活性化し，種々の病態を誘発する．発症は，主に胎児，未熟児，移植後，

AIDS患者，先天性免疫不全患者など．📖 応用栄養学

再発予防訓練
さいはつよぼうくんれん
relapse prevention
行動技法の一つ．達成された目標行動の中止や戻りを防ぐため，戻りの起きそうな状況を未然に予測し，そのための支援を行うなど．➡行動技法（こうどうぎほう）📖 栄養教育論

細胞診
さいぼうしん
cytodiagnosis
細胞を顕微鏡でみて診断する方法．がんの診断で行われる．📖 臨床栄養学

財務諸表
ざいむしょひょう
financial statements
すべての企業が利害関係者（株主・債権者等）に対して，一会計期間の経営成績と財務状態を明らかにする（上場企業は法律によって開示が義務づけられている）会計報告書．一般的には「決算書」といわれる．経営分析では主に財務三表「貸借対照表（B/S）」，「損益計算書（P/L）」，「キャッシュフロー計算書（C/F）」が対象．これらのデータをもとに，社内的には収益性，安全性，生産性，成長性，総合性を把握し，今後の経営改善に役立てる．また，対外的には決算公告して社会的信用を得ることで，事業の拡大などにつなげる．仕入れ先や納入先の経営状態を知り，今後の取引の判断資料とすることもできる．📖 給食経営管理論

先入れ先出し法
さきいーさきだーほう
first-in first-out method
先に入庫した食材料から先に使用する方法．食品の品質保持のために，もっとも重要な在庫管理の要素．📖 給食経営管理論

作業環境
さぎょうかんきょう
work environment
厨房内の環境は，食品衛生管理の観点から室内温度25℃以下，湿度80％以下が望ましい（大量調理施設衛生管理マニュアル）とされている．また，作業環境の快適性からは，室内空気17～28℃，湿度40～70％（建築物衛生法）と規定されている．📖 給食経営管理論

作業工程
さぎょうこうてい
work process
調理従事者が，食品を料理に仕上げ食事として提供するために調理工程に合わせて作業を組み立てること．食器の回収，洗浄，清掃，厨芥処理までが含まれる．📖 給食経営管理論

作業測定
さぎょうそくてい
work measurement
設定した作業方法を用いて作業を遂行した場合の所要時間を測定または推定し，作業の効率性について分析的に研究する手法．作業時間の測定により無駄な時間を排除し，標準時間の設定と，作業システムの最適化を行う．測

定方法として，作業内容を直接観測することにより作業量を測定する方法（連続観察法，サンプリング法）と，過去の調査や研究成果を資料として整理されているデータを用いて作業量を測定する方法（標準時間資料法：predetermined time standards）がある．🕮 給食経営管理論

作業動線
さぎょうどうせん

line of flow

作業フローに基づいて行う作業を実際の空間に平面的に表したもの．🕮 給食経営管理論

作業分析
さぎょうぶんせき

work method study

生産性向上を目的に，作業方法が効率的であることを検証する方法．人が行う作業の工程，順番などの全体のシステム，作業場所のレイアウト，作業内容を対象に分析する．作業に含まれるムダを見つけ出し，作業を困難にしているムリな制約について検討し，均一化できていない作業のムラを整理する．🕮 給食経営管理論

左心不全
さしんふぜん

left heart failure

左心房への負荷を介して肺うっ血を起こし，呼吸困難が生じる状態．頻脈，チアノーゼも合併しやすい．重症な場合は，呼吸困難のために仰臥位になることができず，起坐呼吸をするようになる．➡起坐呼吸（きざこきゅう）🕮 臨床栄養学

擦過細胞診
さっかさいぼうしん

exfoliative cytodiagnosis

子宮頸部，膀胱，気管など臓器表面から体液中に剥がれ落ちた細胞を採取して調べるもの．🕮 臨床栄養学

サブジェクティブデータ
➡ SOAP（ソープ）

サルコペニア
sarcopenia

骨格筋・筋肉（sarco）の減少（penia）をいい，狭義では加齢に伴う筋肉量の低下である老年症候群の一つ．いろいろな原因によって骨格筋の筋肉量および筋力の低下をきたす状態を含めて広義のサルコペニアという．🕮 臨床栄養学，応用栄養学

3R
さんアール／スリーアール

環境と経済が両立した循環型社会を形成していくためのキーワード．リデュース：廃棄物発生抑制，リユース：再使用，リサイクル：再資源化，の頭文字．🕮 公衆栄養学

酸塩基平衡
さんえんきへいこう

acid-base balance

➡電解質・酸塩基平衡（でんかいしつさんえんきへいこう）

参加
さんか

participation

健康教育,栄養教育における参加とは,単にその場に出向いて学習を体験することではなく,学習の企画・計画への参加,つまり物事を決めていく意思決定過程への参加を伴うもの.＝参画 ⇔ 栄養教育論

参加型計画手法
さんかがたけいかくしゅほう

participation plan method

プロジェクト・サイクル・マネジメント手法(PCM)手法の一つ.問題点を分析し,解決策を模索し,実行計画をプロジェクトとして作成する手法.カードを用いる点とプロジェクト概要表(PDM)により運営管理を行う点が特徴.4つの分析段階と2つの立案段階から構成され,いずれもカードを用いてグループワークを行う. ➡プロジェクト・サイクル・マネジメント手法(-しゅほう) ⇔ 公衆栄養学

参画
さんかく
➡参加(さんか)

参加者分析
さんかしゃぶんせき

analysis of participants

参加型計画手法における分析段階の一つ.対象者の属性・関心・抱えている問題などの特性を分析する. ➡参加型計画手法(さんかがたけいかくしゅほう) ⇔ 公衆栄養学

産業栄養指導担当者
さんぎょうえいようしどうたんとうしゃ

健康測定の結果および産業医の指導票に基づき労働者個人に合わせた食習慣や食行動の評価とその改善に向けて指導を行う管理栄養士,栄養士(実務2年以上)の者が養成研修を受けて資格を得る. ⇔ 給食経営管理論

残菜調査法
ざんさいちょうさほう

plate waste survey

特定給食施設の利用者の給食の摂取量を調べる方法.摂取量は食事の提供量から残菜量(食べ残し量)を差し引いて計算するが,食品ごとに算定できないことから,一般には料理単位で残菜量を測定する. ⇔ 栄養ケア・マネジメント

残差法
ざんさほう

residual method

エネルギー調整法の一つ.調査を行った集団の総エネルギー摂取量を独立変数(x),注目している栄養素を従属変数(y)として一次回帰直線を作成し,それぞれの対象者に対して残差を計算する. ➡エネルギー調整法(-ちょうせいほう) ⇔ 公衆栄養学

三次医療圏
さんじいりょうけん

tertiary medical service area

医療圏の一つ.高度専門医療を提供する圏で原則として都道府県単位で設定. ➡医療圏(いりょうけん) ⇔ 公衆栄養学

産褥期
さんじょくき

puerperal period
出産後6〜8週間，肥大した子宮や血液性状など母体の全身および局所で起きた変化が非妊娠時の状態に回復する期間．🕮 応用栄養学

産生過剰型高尿酸血症
さんせいかじょうがたこうにょうさんけつしょう

hyperuricemia (excessive amounts of uric acid)
高尿酸血症の一つ．原発性としては，プリン体の合成増加，二次性としては腫瘍，炎症，熱傷による組織崩壊で，核たんぱく質分解が亢進し，尿酸が増加する．🕮 臨床栄養学

酸素摂取率
さんそせっしゅりつ

oxygen extraction fraction; OEF
肺に取り込まれた吸気中の酸素が，肺毛細血管へ移行する割合．酸素濃度は，吸気中では約21％，呼気中では16〜18％程度．🕮 応用栄養学

酸素摂取量
さんそせっしゅりょう

oxygen intake
心拍出量×動静脈血酸素較差．🕮 応用栄養学

酸素中毒
さんそちゅうどく

➡ 慢性酸素中毒（まんせいさんそちゅうどく），急性酸素中毒（きゅうせいさんそちゅうどく）

酸素飽和度
さんそほうわど

oxygen saturation
動脈血中のヘモグロビンと結合した酸素量の，その血液の酸素容量に対する百分率．🕮 臨床栄養学

三大栄養素
さんだいえいようそ

the three major nutrients
炭水化物（糖質），脂質，たんぱく質．エネルギー産生栄養素ともいう．🕮 導入教育

三大死因
さんだいしいん

the three major death causes
悪性新生物（がん），心疾患，脳血管疾患．🕮 導入教育

残飯食い
ざんぱんぐー

eating leftovers
残すのがもったいないという気持ちから過食してしまう摂食パターン．肥満の原因となる．🕮 臨床栄養学

散布図
さんぷず

scatter diagram
2種の特性をX軸とY軸に示し，観測点を示した図．2種の特性の関連を調べる時に用いる．🕮 給食経営管理論

――[し]――

CS 調査
シーエスちょうさ
➡顧客満足度調査(こきゃくまんぞくどちょうさ)

GMP
ジーエムピー
good manufacturing practice
適正製造基準の略で,衛生安全面,品質安全面から健全な製品を作るための技術基準のこと. 🕮 給食経営管理論

COPD
シーオーピーディー
➡慢性閉塞性肺疾患(まんせいへいそくせいはいしっかん)

CDC
シーディーシー
Centers for Disease Control and Prevention
米国疾病予防管理センターの略. 健康に関する信頼できる情報の提供と,健康の増進を主目的として,1946 年に創設された米国の連邦機関. 🕮 臨床栄養学,食事摂取基準

C 反応性たんぱく
シーはんのうせい-
C-reactive protein; CRP
肺炎双球菌の菌体多糖類(C 物質)と反応するたんぱく質. 急性炎症時に速やかに肝臓で生産され,血中に排出されて鋭敏に反応する. 🕮 栄養ケア・マネジメント

シェーグレン症候群
-しょうこうぐん
Sjögren's syndrome; SjS
外分泌腺(涙腺,唾液腺)の慢性炎症によって眼乾燥,口腔乾燥などをきたす自己免疫疾患. 中年以降の女性に多く発症する. 🕮 臨床栄養学

JDS 値
ジェーディーエスち
Japan Diabetes Society values
日本糖尿病学会(The Japan Diabetes Society)による糖尿病診断の基準値. HbA1c の値が,2012 年 4 月より従来の JDS 値から国際的に使用されている NGSP 値に変更された. ➡ NGSP 値(エヌジーエスピーち) 🕮 栄養ケア・マネジメント

JPHC 研究
ジェーピーエイチシーけんきゅう
Japan Public Health Center-based Prospective Study; JPHC study
多目的コホートに基づくがん予防など健康の維持・増進に役立つエビデンスの構築に関する研究で,国内の多くの機関が参加している共同研究. 🕮 食事摂取基準

ジェットオーブン
jet oven
網状のコンベアの上を移動する食品の上下に高温の噴流(ジェット)を衝突させることによって急速に食品を加熱するオーブン. 熟練なしに一定の高品質な焼き物ができる. 🕮 給食経営管理論

JELIS
ジェリス

Japan EPA Lipid Intervention Study; JELIS

EPA 製剤の有効性を実証するためにわが国で行われた大規模無作為化比較試験. 📖 食事摂取基準

ジェンダー
gender

性・性差を意味する言葉. 📖 公衆栄養学

自覚的運動強度
じかくてきうんどうきょうど

rating of perceived exertion; RPE

自覚的判断に基づく運動強度. 運動中に感じる運動の強さを数字と簡単な言葉で表したもの.「きつい」と感じる場合には「強度が高すぎる」と考える. 自覚的運動強度を重視すれば, 当日の身体状況に応じた運動が可能となる. 📖 応用栄養学

市型保健所
しがたほけんじょ

municipal type health centers

保健所設置市や特別区の設置する保健所. 保健所の機能と市町村保健センターの機能を併せもつ. ➡保健所(ほけんじょ) 📖 公衆栄養学

自家中毒
じかちゅうどく

➡周期性嘔吐症(しゅうきせいおうとしょう)

自我同一性
じがどういつせい

➡アイデンティティ

子癇
しかん

eclampsia

妊娠高血圧症候群の分類の一つ. 妊娠20週以降に, はじめて痙攣発作を起こし, てんかんや二次性痙攣が否定されるもの. 発症時期により, 妊娠子癇, 分娩子癇, 産褥子癇に分けられる. ➡妊娠高血圧症候群(にんしんこうけつあつしょうこうぐん) 📖 臨床栄養学

時間－温度・許容限度
じかんおんどきょようげんど

time-temperature tolerance; T-T・T

食品の品質を劣化させずに保管できる期間と保存温度との間には, 個々の食品ごとに一定の期間があること. 食品は一般に低温にすることによって品質を保持できる期間は長くなるが, 食品によって適温が異なるためその期間は一定ではない. 保管温度は, 保冷, 冷蔵, 氷温, 冷凍に区分することができる. 📖 給食経営管理論

弛緩性便秘
しかんせいべんぴ

➡便秘(べんぴ)

自記式
じきしき

self-administered

質問調査において, 対象者が自ら質問票に回答を記入する方式. ＝自計式 ➡質問調査(しつもんちょうさ) 📖 公衆

栄養学

色素結石
しきそけっせき
➡胆石症(たんせきしょう)

子宮周期
しきゅうしゅうき
➡月経周期(げっけいしゅうき)

糸球体腎炎症候群
しきゅうたいじんえんしょうこうぐん
glomerulonephritis syndrome
一次性の糸球体病変により糸球体腎炎をきたすもの，および全身性疾患，代謝性疾患などにより，糸球体腎炎と同じような症状や経過をきたす腎臓病変．急性腎炎症候群，急速進行性腎炎症候群，慢性腎炎症候群がある． 📖 臨床栄養学

糸球体濾過量
しきゅうたいろかりょう
glomerular filtration rate; GFR
腎機能検査法の一種で，腎臓の糸球体からボーマン嚢に濾過されて出てくる原尿の1分あたりの液量．測定法はイヌリン・クリアランスなどがある． 📖 栄養ケア・マネジメント

子宮内胎児発育遅延
しきゅうないたいじはついくちえん
intrauterine growth retardation; IUGR
①両親が小さいなどの遺伝的因子による子宮内胎児発育遅延，②妊娠初期の染色体異常，先天性代謝異常，ウイルス感染，有害薬物，放射線などの発育障害因子の影響による胎児発育不全 (fetal hypoplasia)，③妊娠中期以降の発育が著しい時期の栄養供給障害による胎児栄養失調(fetal malnutrition)，に大別． 📖 応用栄養学

事業部制組織
じぎょうぶせいそしき
divisionalized organization
製品別・地域別などに分類し，その事業単位ごとに個別に利益責任をもつ経営単位として運営・管理する組織．大企業で多く見られる組織形態． 📖 給食経営管理論

指極
しきょく
span of arms; SA
水平に腕を伸ばした時の左右の中指先間の距離． 📖 栄養ケア・マネジメント

自計式
じけいしき
➡自記式(じきしき)

刺激
しげき
➡S-R理論(エスアールりろん)

刺激—反応理論
しげきはんのうりろん
➡S-R理論(エスアールりろん)

刺激統制
しげきとうせい
stimulus control
行動技法の一つ．食行動に先行する刺激をコントロールすることにより，行

動変容を促す技法．現在の食行動を観察し，問題となる行動のきっかけを取り除いたり，食行動を改善するために必要な条件（環境）を整えるなどがある．➡行動技法（こうどうぎほう）📖 栄養教育論

歯垢
しこう
dental plaque
歯牙表面に付着した白色〜黄白色の粘着性物質．口腔常在菌およびその代謝産物からなる．う歯や歯周病の原因．📖 臨床栄養学

嗜好
しこう
preference
食べ物の好み．人間は，発達段階に伴い，さまざまな食品や料理を食べる食体験という学習を積み重ねることで味覚が発達する．味覚の発達とともに，心理的，環境的，生理的影響を受けて形成される．📖 栄養教育論

嗜好調査
しこうちょうさ
preference survey
対象者がもつ嗜好の特徴のアンケート調査．項目は食品名，食品群，料理名などがある．📖 栄養ケア・マネジメント

自己監視法
じこかんしほう
➡セルフモニタリング

自己管理能力
じこかんりのうりょく
➡エンパワメント

自己決定(権)
じこけってい（けん）
(right of) self-determination
患者や障がい者が自分の状態について知り，治療や処置について自己で決定する権利．1972年の米国病院協会「患者の権利章典に関する宣言」，1981年に出された世界医師会からの「患者の権利に関するリスボン宣言」などに規定されている．📖 導入教育

自己効力感
じhere こうりょくかん
self-efficacy
社会的認知理論の主要な構成概念の一つ．特定の困難な状況において，その行動ができるといった自信を自分自身に対して抱くこと．＝効力期待，セルフ・エフィカシー ➡社会的認知理論（しゃかいてきにんちりろん）📖 栄養教育論

自己免疫疾患
じこめんえきしっかん
autoimmune disease
何らかの原因により，自身の組織を異物と認識して攻撃してしまう免疫システムの機能不良の病態．全身性エリテマトーデス，関節リウマチ，全身性強皮症，シェーグレン症候群など．📖 臨床栄養学

自己免疫性胃炎
じこめんえきせいいえん

autoimmune gastritis
胃体部を中心とした自己免疫性の萎縮性胃炎．胃壁細胞抗体が高率に認められ，酸分泌，内因子が減少するため，ビタミン B_{12} の吸収が障害されて悪性貧血をきたす．＝A型胃炎（A type of gastritis） 🔲 臨床栄養学

脂質異常症
ししついじょうしょう
dyslipidemia
血中のLDL-コレステロール（LDL-C）やトリグリセリド（TG）の増加，HDL-コレステロール（HDL-C）の低下が生じた疾患．動脈硬化の危険因子となる．診断基準は，血中LDL-C ≧ 140mg/dL，TG ≧ 150 mg/dL，HDL-C＜40mg/dL．原因となる疾患がない原発性高脂血症，疾患や薬剤により続発性に発症する二次性高脂血症などに分類される．➡原発性高脂血症(げんぱつせいこうしけっしょう)，二次性高脂血症(にじせいこうしけっしょう) 🔲 臨床栄養学

歯周病
ししゅうびょう
periodontal disease
歯周組織に生じた病変．歯肉に炎症が生じる歯肉炎から始まり，炎症が歯根膜や歯槽骨にまで及ぶと歯周炎という．＝歯槽膿漏 🔲 臨床栄養学，応用栄養学

思春期
ししゅんき
puberty stage / adolescence stage
第二次性徴の出現から完成までの期間．第二次性徴は性的成熟の過程であり，女子では，乳房，乳腺，生殖器の発達と併せて初経が発来．男子では，生殖器や声帯が発達する．8～9歳ごろから17～18歳ごろまでの期間．個人差が大きく，年齢・学齢での区分は難しい．🔲 応用栄養学，栄養教育論

思春期スパート
ししゅんきー
puberty spurt
成長過程において，急速に発育する状況（発育急進）．🔲 応用栄養学

思春期やせ症
ししゅんきーしょう
➡摂食障害(せっしょくしょうがい)

視床下部性肥満
ししょうかぶせいひまん
hypothalamic obesity
視床下部の腫瘍や炎症性疾患，外傷などにより食欲中枢が刺激されて生じた肥満．🔲 臨床栄養学

自助具
じじょぐ
self-help device
機能の低下した部分を補い自立した生活が送れるようにするための用具．食事用自助具は，スプーン，食器など．🔲 応用栄養学

自助集団
じじょしゅうだん
➡セルフヘルプグループ

支持療法
しじりょうほう
supportive therapy
疾患そのものに伴う症状や治療に対する副作用を防いだり軽減したりして，患者の生活の質を改善させるための療法．白血病治療では輸血，感染症予防，栄養ケア・マネジメントなどの支持療法が重要となる． 臨床栄養学

視診
ししん
inspection
患者の観察により得る情報．皮膚(爪)，毛髪，口腔内状態，全身状態などの所見を得る診察． 応用栄養学

システマティック・レビュー
→系統的レビュー(けいとうてき－)

次世代育成支援対策推進法
じせだいいくせいしえんたいさくすいしんほう
Act on Advancement of Measures to Support Raising Next-Generation Children
わが国における急速な少子化の進行等を踏まえ，次代の社会を担う子どもが健やかに生まれ，かつ，育成される環境の整備を図るため，2005(平成17)年4月に施行された時限立法〔2015(平成27)年3月まで〕．この法律に基づき，国による行動計画策定指針ならびに地方公共団体および事業主による行動計画の策定等の次世代育成支援対策を迅速かつ重点的に推進するために必要な措置を講ずる． 公衆栄養学

施設・設備管理
しせつせつびかんり
facility and equipment management
厨房(調理室)と機械の管理体系．生産のためのハードウエアの管理であり，施設の設計や設備を設置する時点で生産に必要な製品設計情報である食事計画や献立計画を取り込んでいる．作られた厨房や設置した機器の質を維持することが主になる．すなわち保全(メンテナンス)活動である． 給食経営管理論

事前盛り付け
じぜんもーつー
dish up in advance
調理施設内で盛り付けとトレイメイクを行い，配膳車で喫食場所に移動またはカウンターに並べて喫食者が受け取る方式． 給食経営管理論

歯槽膿漏
しそうのうろう
→歯周病(ししゅうびょう)

下調理機器
したちょうりきき
food preparation equipment
食材料の洗浄，切截，撹拌混合，皮むきなどの下調理作業に使用される機器．近年は，食材料が下調理済み，あるいは主調理寸前の状態まで加工され冷凍あるいは冷蔵状態で搬入されるなど下調理を省略することが多くあるため，調理施設に必須のものではなくなってきている． 給食経営管理論

市中感染
しちゅうかんせん
community-acquired infection
病院外で体内に入った微生物による感染症．→院内感染症（いんないかんせんしょう）🕮 臨床栄養学

市町村健康増進計画
しちょうそんけんこうぞうしんけいかく
→健康増進計画（けんこうぞうしんけいかく）

市町村保健センター
しちょうそんほけん−
municipal health centers
市町村における保健サービスの実施拠点．第一次国民健康づくり対策が始まった1978年から整備された．地域保健法では，「住民に対し，健康相談，保健指導及び健康診査その他地域保健に関し必要な事業を行うことを目的とする施設とする」と位置づけられている．🕮 公衆栄養学

実現要因
じつげんよういん
enabling factors
プリシード・フレームワークの第3段階（教育・エコロジカルアセスメント）における要因の一つ．実践の推進，環境因子の改善を促進する条件．→プリシード・フレームワーク 🕮 公衆栄養学

膝高
しつこう／ひざたか
knee height; KH / KN
踵骨から脛骨点（脛骨内側顆）までの高さ．＝膝下高 🕮 栄養ケア・マネジメント

実施段階
じっしだんかい
execution phase
公衆栄養マネジメントのプロセスの一つ．効果的な方法やツールを活用し，人的・物的資源のコーディネートを行い，活動方策に基づき実践活動を行う段階．→公衆栄養マネジメント（こうしゅうえいよう−）🕮 公衆栄養学

実施目標
じっしもくひょう
process administrative objective
栄養教育の実施に関わる目標．栄養教育プログラムへの参加者数，継続者数，学習者の満足度などが含まれる．🕮 栄養教育論

質調整生存年数
しつちょうせいせいぞんねんすう
quality-adjusted life years; QALY
費用効用分析の代表的指標の一つ．健康余命の指標とされる質を調整した年数．🕮 公衆栄養学

疾病に対する脅威の認知
しっぺい−たい−きょうい−にんち
→ヘルスビリーフモデル

疾病リスク低減表示
しっぺい−ていげんひょうじ
disease risk reduction claim
「疾病○○にかかるリスクを低減するかもしれません」などの特定保健用食品における表示．現在，カルシウムと

骨粗鬆症，葉酸と神経管閉鎖障害が認められている．➡特定保健用食品（とくていほけんようしょくひん） 📖 公衆栄養学

質問調査
しつもんちょうさ

study based on a questionnaire

社会調査方法における統計的方法の一つ．被調査者の主観から被調査者自身の事実を探る方法．同一質問を大量の標本に対し実施でき，定型化された分析方法で解析することができる．社会調査のなかでもっとも一般的であり，利用範囲も広い． 📖 公衆栄養学

児童福祉施設
じどうふくししせつ

child welfare institution

児童福祉法第1条に基づき，入所施設と通所施設とに分類．対象者は満18歳未満で，①乳児（満1歳に満たない者），②幼児（満1歳から，小学校就学の始期に達するまでの者），③少年（小学校就学の始期から，満18歳に達するまでの者）に分けられ，障がい児は身体または知的に障害のある児童，妊産婦は妊娠中または出産後1年以内の女子をいう． 📖 給食経営管理論

歯肉炎
しにくえん

➡歯周病（ししゅうびょう）

脂肪肝
しぼうかん

fatty liver

肝臓に中性脂肪が重量比で10%以上貯留し，肝細胞内に脂肪滴が観察される状態． 📖 臨床栄養学

脂肪乳剤
しぼうにゅうざい

intravenous fat emulsion

経静脈的に脂肪を補給するための栄養剤．脂肪投与はエネルギーや必須脂肪酸の補給，糖質制限や高浸透圧防止等の観点から利点が多い． 📖 臨床栄養学

市民参加
しみんさんか

citizen participation

地域での公衆栄養プログラムにおいて，その地域の住民が参加すること．方法には行政主導型と住民主導型がある．多くの住民が地域との関わりをもつことができるように住民を巻き込んでいくことが必要である．＝住民参加 📖 公衆栄養学

指名競争入札方式
しめいきょうそうにゅうさつほうしき

specified competitive bidding

発注者があらかじめ資力や信用その他について適切と認める複数の業者を指名し，指名された業者に一般競争入札の手順に準じて競争させ，そのなかからもっとも有利な条件を提示する者と契約を締結する方式．一般競争入札と比較し広告の手間は省けるが時間と経費がかかる．食材料の購入においては，食品の衛生上安全な取扱いや納期の正確性などを加味して，信頼のおける複数の業者を指名して行われる．価格変動が小さく使用量が多い米や調味料，

缶詰などの貯蔵食品や火災発生時用の備蓄食品等を企画的に大量に一括購入する際に用いる．🔗 給食経営管理論

社会資源
しゃかいしげん

social resources

地域保健の問題を解決する過程で活用できる各種の制度，法律，施設，設備，資金，物資，機関，集団，個人などの総称．🔗 公衆栄養学

社会志向
しゃかいしこう

social orientation

顧客の満足だけでなく，社会全体の利益や福祉の向上などの視点を取り入れたマーケティング活動．🔗 給食経営管理論

社会的学習理論
しゃかいてきがくしゅうりろん

social learning theory

➡社会的認知理論（しゃかいてきにんちりろん）

社会的再適応評価尺度
しゃかいてきさいてきおうひょうかしゃくど

Social Readjustment Rating Scale

日常生活で体験する出来事が生体に及ぼす刺激の程度を個人のストレスレベルで客観的に測定する尺度．もっとも評価点が高い出来事は，配偶者の死（100点）．🔗 応用栄養学

社会的認知理論
しゃかいてきにんちりろん

social cognitive theory; SCT

バンデューラによる人間の社会的行動を理解するための理論．最初は社会的学習理論として提唱され，オペラント学習のように外的な刺激（報酬）がなくても，他人の行動を観察（モデリング）し，その人たちが受ける報酬（疑似強化）によって新しい行動は学習されるとした．その後，自己効力の概念など，人々の認知に関する研究成果が蓄積され，社会的認知理論と称されるようになった．🔗 栄養教育論

瀉血療法
しゃけつりょうほう

phlebotomy therapy

慢性肝炎において，血液を外部に排出させることで症状の改善を求める治療．1回に200〜400mLを瀉血し，これを2週間に1回のペースで3か月ほど続けると，肝機能の改善が得られる．🔗 臨床栄養学

写真による食事調査
しゃしん－しょくじちょうさ

diet survey by photography

対象者に食事の写真を撮ってもらい，回収した写真をもとに調査者が分量や重量を推定する方法．調査者の食品や料理の習熟度により精度が異なる．写真では見えない食品などもあるため，食事記録法などの補足に用いるのが望ましい．🔗 食事摂取基準

JAS法
ジャスほう

Japanese Agricultural Standard Law

「農林物資の規格化及び品質表示の適正化に関する法律」をいう．🔗 給食

経営管理論

射乳ホルモン
しゃにゅう-

oxytocin / milk ejection hormone
平滑筋収縮作用により乳腺の筋線維収縮を刺激して乳汁分泌（射乳）を促進するホルモン． 📖 応用栄養学

ジャパン・コーマ・スケール

Japan Coma Scale; JCS
意識障害の重症度分類． 📖 臨床栄養学

煮沸食
しゃふつしょく
➡加熱食（かねつしょく）

重回帰法
じゅうかいきほう

multiple regression method
食物摂取頻度調査法に用いる食品をリストアップする方法の一つ．多変量解析の一つであり，重回帰法のなかのステップワイズ法を用いて栄養素摂取量の累積寄与率を求める．累積寄与率の高い食品を，調査票に用いる食品とする． 📖 食事摂取基準

周期性嘔吐症
しゅうきせいおうとしょう

periodic vomiting
幼児期に好発し，発作性に嘔吐を繰り返し，次第に脱水症状を呈する疾患．原因は明らかではないが，精神的緊張が強い，あるいは情緒不安定な子どもに多く見られる．性差はなく，思春期になると自然に治癒することが多い．
＝自家中毒，アセトン血性嘔吐症 📖 臨床栄養学，応用栄養学

集合法
しゅうごうほう

調査地域が地理的に限定された場合，被調査者を一堂に集め一斉に調査を実施する方法．調査員にかかるコストは軽減され，調査に関する説明や実施中の環境などの条件を一定化できるという利点をもつ．欠点としては，調査会場の雰囲気，被調査者からの質問や意見に会場全体が影響を受ける危険性がある． 📖 公衆栄養学

シュウ酸カルシウム結石
-さん-けっせき

calcium oxalate calculus
尿路結石の約90％を占める．高カルシウム，脱水，アルカリ尿，尿路奇形があると結石を生成しやすくなる．高カルシウムは原発性副甲状腺機能亢進症，悪性腫瘍などに伴う高カルシウム血症，高シュウ酸血症，低クエン酸血症などがあげられる．クエン酸は結石形成阻止因子として働く．シュウ酸は脂肪吸収が悪くなると吸収されやすくなる．ビタミンCはシュウ酸の前駆物質．➡尿路結石症（にょうろけっせきしょう） 📖 臨床栄養学

周術期
しゅうじゅつき

perioperative period
入院，麻酔・手術，回復などの手術前後の期間を手術期間に含めた一定の期間（術前・術中・術後）． 📖 栄養ケア・マネジメント

重症感染症
じゅうしょうかんせんしょう

severe infection

抗生物質を3日間投与しても発熱・下痢などの症状が改善されない感染症．敗血症，肺炎などの呼吸器感染症，腎盂炎などの尿路感染症，腹膜炎，胆嚢炎などの消化器感染症，熱傷，手術後に起きる感染症など．🔗 栄養ケア・マネジメント

重症急性膵炎
じゅうしょうきゅうせいすいえん

➡急性膵炎（きゅうせいすいえん）

重症熱傷
じゅうしょうねっしょう

severe burn

熱傷重症度Ⅱ度以上の面積が，成人で体表面積の20％以上，小児で10％以上にわたる熱傷．🔗 臨床栄養学

従属栄養
じゅうぞくえいよう

heterotrophy

ほかの生物の生産物を利用する栄養形式．ヒトをはじめ動物は従属栄養生物である．➡独立栄養（どくりつえいよう）🔗 導入教育

従属栄養生物
じゅうぞくえいようせいぶつ

heterotrophic organisms

生態系において，有機物を生産することができない消費者と分解者の呼称．🔗 公衆栄養学

充足度
じゅうそくど

adequacy

栄養素の必要量に対する度合い．習慣的な食事摂取量調査のみで，栄養素の充足度を評価する方法には限界がある．「真の」望ましい摂取量は測定も算定もできないため「第六次改定日本人の栄養所要量―食事摂取基準―」より確率論が導入され，充足度・充足率という考え方は推奨されなくなった．🔗 食事摂取基準

従属変数
じゅうぞくへんすう

dependent variable

変数Xから変数Yを推定する場合の変数Yのこと．たとえば，$Y = a \times X + b$という式を用いてXからYを推定する場合，Yが従属変数．＝目的変数 ➡独立変数（どくりつへんすう）🔗 食事摂取基準

集団栄養食事指導
しゅうだんえいようしょくじしどう

mass nutrition education

集団を対象にした栄養食事指導．➡栄養食事指導（えいようしょくじしどう）🔗 臨床栄養学

集団決定法
しゅうだんけっていほう

group decision

小グループ学習における意思決定方式．実行することについては誰もが賛成するが，実際に実行に移すのは難しいような行動課題に関して，小グループで話し合い，実践する目標について

意見の一致がみられた後に，各メンバーが自らの行動目標を自己決定する． 📖 栄養教育論

集団平均値の推定能力
しゅうだんへいきんち－すいていのうりょく
estimation ability for average of population
集団の平均値を推定する能力．推定能力は測定誤差（偶然誤差と系統誤差）の影響を受ける． 📖 食事摂取基準

集団力学
しゅうだんりきがく
group dynamics
集団の力学課程から心理学的に研究していく学問．集団を対象とした栄養食事指導に用いられ，学習援助型もしくは参加型の集団学習が可能になる． 📖 臨床栄養学

集中治療部
しゅうちゅうちりょうぶ
intensive care unit; ICU
重症外科手術患者，救急患者などをはじめとする重症病態の患者(critically ill patient)に対して，コロナリーケアユニット(coronary care unit; CCU)や救命救急センターなどと合わせてクリティカルケアを行う部門．＝集中治療室 📖 臨床栄養学

十二指腸潰瘍
じゅうにしちょうかいよう
duodenal ulcer
十二指腸壁の一部が塩酸やペプシンにより自己消化され，組織欠損した状態．十二指腸壁は6層構造からなり，組織欠損が粘膜固有層にとどまり粘膜筋板を越えない場合(Ul-Ⅰ)をびらんと呼び，粘膜筋板を越え，それよりも深部に達する(Ul-Ⅱより深い)場合を潰瘍と呼ぶ．ピークは20〜40歳代．➡消化性潰瘍（しょうかせいかいよう） 📖 臨床栄養学

終末期
しゅうまつき
terminal
治療を行っても死が避けられず，なおかつ死期が差し迫っている状態． 📖 臨床栄養学

住民参加
じゅうみんさんか
➡市民参加（しみんさんか）

住民参加のはしご
じゅうみんさんか－
a ladder of citizen participation
米国の社会学者アーンスタインが提言した計画決定の過程への住民参加の形態．レベルと形式によって8段階に分け，6〜8段階が住民の力が生かされる住民参加． 📖 公衆栄養学

住民主導型
じゅうみんしゅどうがた
➡市民参加（しみんさんか）

重要管理点
じゅうようかんりてん
critical control point; CCP
HACCPシステムにおいて危害を防止するためのもっとも重要な調理工程上のポイントであり，確実な管理が求め

られるポイント．➡ HACCP（ハセップ）
📖 給食経営管理論

主観的栄養アセスメント
しゅかんてきえいよう−
➡主観的包括的評価（しゅかんてきほうかつてきひょうか）

主観的規範
しゅかんてききはん

subjective norm

その行動をどの程度とるべきと認識しているかの評価．自分にとって身近な重要な人からの期待の認識と，その期待に応えたいと思う動機づけの程度で決定される．📖 栄養教育論

主観的包括的評価
しゅかんてきほうかつてきひょうか

subjective global assessment; SGA

基本的に問診と身体計測値を用いて，評価者が対象者の栄養状態を主観的に行う評価．特別な手技や検査，機器を必要としない主観的栄養アセスメント（subjective nutrition assessment）．➡栄養アセスメント（えいよう−）📖 栄養ケア・マネジメント，臨床栄養学

主菜
しゅさい

main dish

たんぱく質の供給源である肉，魚，卵，大豆・大豆製品などを主材料とする料理．食事バランスガイドでは，たんぱく質 6g を目安として 1 SV が設定されている．📖 公衆栄養学

手指振戦
しゅししんせん

finger tremor

指先が，自らの意思とは関係なくふるえること，指の規則正しい不随意運動のこと．📖 臨床栄養学

主食
しゅしょく

staple food

炭水化物の供給源であるごはん，パン，麺・パスタを主材料とする料理が含まれる料理．食事バランスガイドでは，主材料に由来する炭水化物 40g を目安として 1 SV が設定されている．📖 公衆栄養学

受精
じゅせい

fertilization

精子と卵子の合体．📖 応用栄養学

主体作業
しゅたいさぎょう

main operations

仕事の目的に対して直接的に関与する作業．主作業と付随作業からなる．主作業は価値を生み出している作業で，付随作業は主作業を補助する作業．たとえば，食材料の変化そのものに直接関わる下処理作業の剥皮，切裁，加熱調理作業のオーブンへの出し入れ，回転釜での炒め作業，計量，盛り付けは主作業に分類される．これらの調理操作の前後に規則的に発生する，食材料や器具をとる，運ぶなどは付随作業に分類される．📖 給食経営管理論

手段的サポート
しゅだんてき-
instrumental support
➡ソーシャルサポート

手段的日常生活活動
しゅだんてきにちじょうせいかつかつどう
instrumental activities of daily living; IADL
日常生活活動(ADL)の一つ．買い物，食事の準備，公共交通機関を利用しての外出など，自立した社会生活に必要な活動をさす．➡日常生活活動(にちじょうせいかつかつどう) 📖 応用栄養学

出血性脳血管障害
しゅっけつせいのうけっかんしょうがい
hemorrhagic cerebrovascular disorder
脳出血(脳内出血)やくも膜下出血により，脳組織が虚血あるいは壊死に陥ること． 📖 臨床栄養学

術後合併症
じゅつごがっぺいしょう
postoperative complications
手術による侵襲が加わって生じる創傷治癒遅延や縫合不全，感染症など．低栄養状態で生じやすい． 📖 臨床栄養学

術前・術後栄養管理
じゅつぜんじゅつごえいようかんり
nutritional care before and after operation
患者の耐術能と手術の緊急度評価を行い適切な手術術式を選択することと，手術侵襲から可能なかぎり速やかに合併症なく回復させることが基本的目標．適切な手術術式が確実に施行されても，不適切な栄養ケア・マネジメントが行われると合併症を惹起することとなり，患者にさらなる負担を強いることになる． 📖 臨床栄養学

授乳期
じゅにゅうき
lactation stage
女性が妊娠・出産を経て，母乳による授乳・哺育を行う時期． 📖 応用栄養学

授乳・離乳の支援ガイド
じゅにゅうりにゅう－しえん－
Support Guide of Suckling and Weaning
2007年厚生労働省策定．①母子の健康維持と親子の健やかな関係形成，②乳汁・離乳食など「もの」に限らず，一人ひとりの子どもの成長・発達の尊重，③関係する保健医療従事者における基本的事項の共有化，④この支援がより多くの場で展開されること，がねらい．これまでの「管理」「指導」型から，「支援」型による継続的で一貫した育児支援の視点を重視している． 📖 応用栄養学，栄養教育論

守秘義務
しゅひぎむ
confidential duty
専門的な職業人がその業務上，特に知りえた秘密を守る義務．業務上知りえた秘密とは，たとえば管理栄養士という職業であったために，診療録などから知りえた情報などのことをさす． 📖 導入教育

受容
じゅよう
acceptance
栄養カウンセリングにおいて，カウンセラーがクライアントの考え方や価値観を無条件で受け入れること．クライアントとのラポールの形成に欠かせない．➡栄養カウンセリング（えいよう-）
🕮 栄養教育論

腫瘍壊死因子-α
しゅようえしいんしアルファ
➡炎症性サイトカイン（えんしょうせい-）

純使用量
じゅんしようりょう
net amount of use
廃棄を除いた食材料の重さ．可食量．
🕮 給食経営管理論

準備要因
じゅんびよういん
➡前提要因（ぜんていよういん）

小胃症
しょういしょう
microgastria
胃切除に伴う胃容積減少によって生じる食事摂取量の減少．🕮 臨床栄養学

障がい者
しょう-しゃ
handicapped person
2004年6月に改正された障害者基本法の定義では，身体障害，知的障害および精神障害に分類．継続的に日常生活または社会生活に相当な制限を受ける者．🕮 栄養ケア・マネジメント，臨床栄養学

障害者基本法
しょうがいしゃきほんほう
Basic Act for Persons with Disabilities
障がい者の自立および社会参加の支援などを行うための施策を総合的かつ計画的に推進することで，障がい者の福祉を増進することを目的として制定された法律．すべての国民が，障害の有無にかかわらず，等しく基本的人権を有する個人として尊重されるとの理念を明記している．➡障がい者（しょう-しゃ），障害者自立支援法（しょうがいしゃじりつしえんほう）🕮 栄養ケア・マネジメント

障害者自立支援法
しょうがいしゃじりつしえんほう
Services and Supports for Persons with Disabilities Act
障害者基本法の理念に基づき，自立支援の観点から一元的なサービス提供システムを規定した法律．➡障害者基本法（しょうがいしゃきほんほう）🕮 臨床栄養学

生涯食育社会
しょうがいしょくいくしゃかい
生涯にわたって間断なく食育を推進すること．第2次食育推進基本計画により，その構築をめざすとされている．
🕮 公衆栄養学

障害調整生存年数
しょうがいちょうせいせいぞんねんすう
disability-adjusted life years; DALYs

障害を有する期間を調整した生存年数．ある明示された集団における疾病負荷や介入効果の尺度．集団の健康の妥当な指標であるといわれている（疫学辞典．第3版，日本公衆衛生協会）．📖 公衆栄養学

消化管通過障害
しょうかかんつうかしょうがい
gastrointestinal obstruction
口から肛門に至る消化管のどこかに，機能的あるいは器質的な異常があり，食物の通過が障害された状態．📖 臨床栄養学

消化性潰瘍
しょうかせいかいよう
peptic ulcer
胃潰瘍と十二指腸潰瘍の総称．両者は発症メカニズムも組織所見も基本的に同じ．➡胃潰瘍（いかいよう），十二指腸潰瘍（じゅうにしちょうかいよう）📖 臨床栄養学

消化態栄養剤
しょうかたいえいようざい
elemental formulas
消化された成分により構成された栄養剤．窒素源がアミノ酸，あるいはペプチドのみから構成され，脂質の含有量は少ない．📖 臨床栄養学

消化不良症
しょうかふりょうしょう
dyspepsia
下痢とほぼ同義．乳幼児は，嘔吐と下痢によって水と電解質を急激に失うと，容易に脱水が進行し，痙攣やショックをきたして生命に関わる状態に陥りやすい．＝乳幼児下痢症 📖 臨床栄養学，応用栄養学

条件付き特定保健用食品
じょうけんつーとくていほけんようしょくひん
特定保健用食品のうち，科学的根拠のレベルには届かないものの，一定の有効性が確認される食品．➡特定保健用食品（とくていほけんようしょくひん）📖 公衆栄養学

常在細菌叢
じょうざいさいきんそう
indigenous bacterial flora
ヒトの皮膚や粘膜面などに生息・定着している多数の微生物の集団．ほとんどは細菌から形成されている．📖 臨床栄養学

少子化社会
しょうしかしゃかい
society with declining birth rate
人口置換水準（合計特殊出生率で2.07）を下回る状況（少子）が長期的に続き，一定の期間を経て国の総人口が減少しはじめる状況にある社会．➡少子高齢化社会（しょうしこうれいかしゃかい）📖 公衆栄養学

少子化対策
しょうしかたいさく
少子化に対する国の対策．育児休業制度の法制化（1991年）から，新エンゼルプラン，育児・介護休業法の改正，男女雇用機会均等法の改正，男女共同参画社会基本法制定（1999年），少子

化社会対策基本法制定(2003年)，子ども・子育て応援プラン策定(2004年)，子ども・子育てビジョンの策定(2010年)と続く． 📖 公衆栄養学

少子高齢化社会
しょうしこうれいかしゃかい

aging population with lower birthrate
高齢化に加え，人口置換水準(合計特殊出生率で2.07)を下回る状況(少子)が長期的に続き，一定の期間を経て国の総人口が減少しはじめる状況にある社会．➡高齢化社会(こうれいかしゃかい)，少子化社会(しょうしかしゃかい) 📖 公衆栄養学

小唾液腺
しょうだえきせん

minor salivary gland
三大唾液腺は耳下腺，顎下腺，舌下腺であり，他に小唾液腺が口腔内には散在．シェーグレン症候群の確定診断には生検が行われる． 📖 臨床栄養学

上腸間膜動脈症候群
じょうちょうかんまくどうみゃくしょうこうぐん

superior mesenteric artery syndrome
急激な体重減少に伴って，上腸間膜動脈周辺の脂肪組織が減少し，十二指腸の前方を走行する上腸間腸動脈により十二指腸が圧迫・閉塞される状態．この圧迫は，仰臥位により強くなる．特に，食後仰臥位で腹痛，腹部膨満感，嘔気・嘔吐などが見られる． 📖 臨床栄養学

情緒的サポート
じょうちょてき−

emotional support
ソーシャルサポートのうち，情動的サポートと評価的サポートを合わせたもの．➡ソーシャル・サポート 📖 栄養教育論

衝動食い
しょうどうぐ−

impulse eating
おいしそうな食物を見るとつい食べてしまう摂食パターン．肥満の原因となる． 📖 臨床栄養学

小頭症
しょうとうしょう

microcephaly/microcephalia
脳の発育が悪く，頭が異常に小さい状態．頭蓋縫合早期癒合のため生ずる狭頭症とは通常区別する．脳の発育障害の原因は，遺伝性小頭症，胎内感染，重症仮死などの周産期障害，頭蓋内出血，中枢神経感染症など． 📖 応用栄養学

情動的サポート
じょうどうてき−

emotional support
ソーシャルサポートの一つ．同情や愛，信頼，心配などを提供すること．➡ソーシャル・サポート 📖 栄養教育論

小児肥満
しょうにひまん

childhood obesity
成人と同様に原発性肥満が多い．糖尿病や高血圧などの生活習慣病の合併も

多い．治療は発育期であることを考慮する．肥満度，カウプ指数，ローレル指数などの評価法がある．➡原発性肥満（げんぱつせいひまん） 📖 臨床栄養学

上半身肥満
じょうはんしんひまん
➡内臓脂肪型肥満（ないぞうしぼうがたひまん）

消費期限
しょうひきげん
use-by dates
定められた方法により保存した場合において，その食品が腐敗，変敗その他の品質の劣化に伴い安全性を欠くおそれがないと認められる期限．➡賞味期限（しょうみきげん） 📖 公衆栄養学

情報的サポート
じょうほうてき-
informational support
ソーシャルサポートの一つ．問題に対処するための助言や提案などの情報を提供すること．➡ソーシャル・サポート 📖 栄養教育論

情報へのアクセス
じょうほう-
access to information
地域における栄養や食関連情報ならびに健康に関する情報の流れ，そのシステム全体．情報の入手先には家族，友人，学校や職場，児童館や医療・保健施設，マスメディアなどがある．➡食環境（しょくかんきょう） 📖 公衆栄養学

情報リテラシー
じょうほう-
information literacy
あふれる情報や研究論文などの学術的な情報を読み解く能力．簡単に手に入る情報を鵜呑みにせず，批判的な目で吟味し，正しく理解し，適切に利用することが求められる．➡リテラシー 📖 公衆栄養学

賞味期限
しょうみきげん
expiration date
定められた方法により保存した場合において，期待されるすべての品質の保持が十分に可能であると認められる期限．➡消費期限（しょうひきげん） 📖 公衆栄養学

消耗性クワシオルコル
しょうもうせい-
wasting kwashiorkor
マラスムス状態に手術や外傷，敗血症などによりクワシオルコルが重なったきわめて重篤な状態．➡たんぱく質・エネルギー栄養失調（-しつ-えいようしっちょう） 📖 臨床栄養学

症例対照研究
しょうれいたいしょうけんきゅう
case-control study
観察研究の一つ．疾病にかかった人を症例（case），疾病にかかっていない人を対照（control）とし，過去の曝露要因との関連性を症例群と対照群で比較する研究方法．過去の曝露要因としての食事調査を行うので，現在の食事を調査する食事記録法や24時間思い出

しょくいく

し法は適さない．食物摂取頻度調査法と食事歴法等が用いられる．□ 食事摂取基準

上腕三頭筋皮下脂肪厚
じょうわんさんとうきんひかしぼうあつ
triceps skinfold thickness; TSF
上腕中心部の周囲の長さ．測定部を一定の圧力でつまみ上げて皮下脂肪の厚さを測定する．□ 臨床栄養学

上腕筋囲長
じょうわんしゅういちょう
arm muscle circumference; AMC
上腕中心部の骨格筋の周囲の長さ．直接測定できないので，上腕周囲長（cm）－π×上腕三頭筋皮下脂肪厚（cm）の推定式より算出する．□ 臨床栄養学

初回面接
しょかいめんせつ
initial interview
栄養カウンセリングの最初の面接．初回面接のあり方がクライアントとのラポールの形成，およびその後の行動変容への取組みの主体性などを左右するので，きわめて重要である．➡栄養カウンセリング（えいよう−）□ 栄養教育論

初期計画
しょきけいかく
initial plan
問題志向型診療録において，患者と初めて面談し，インタビューなどを通じて計画するもの．問題ごとに「診断計画」，「ケア計画」，「教育計画」，「観察計画」などが作成される．➡問題志向型診療録（もんだいしこうがたしんりょうろく）□ 臨床栄養学

食に関する指導の手引
しょく−かん−しどう−てびき
2010 年，文部科学省により改訂．食に関する指導の目標として，食事の重要性，心身の健康，食品を選択する能力，感謝の心，社会性，食文化に係る6項目が示された．また，食に関する指導の全体計画の作成，推進体制の整備等の必要性等も示された．□ 栄養教育論

食育
しょくいく
shokuiku / food and nutrition education / child-care by food and nutrition
2005 年の食育基本法では，生きるうえでの基本であって，知育・徳育・体育の基礎となるものであり，さまざまな経験を通じて「食」に関する知識と「食」を選択する力を習得し，豊かで人間らしい健全な生活を実践することができる人間を育てることと定義．また，厚生労働省の検討会では，現在を生きいきと生き，かつ生涯にわたって健康で質の高い生活を送る基本としての食を営む力を育てるとともに，それを支援する環境づくりを進めることとしている．□ 栄養ケア・マネジメント，応用栄養学，栄養教育論，公衆栄養学，給食経営管理論

食育ガイド
しょくいく−
A Guide to "*Shokuiku*"
乳幼児から高齢者までの生涯にわたっ

119

て，それぞれの世代に応じた具体的な食育の取り組みを実践するためのガイド．2012年に内閣府食育推進室が公表．➡食育（しょくいく）📖 公衆栄養学

食育月間
しょくいくげっかん

nutrition education month

食育推進運動を全国的に展開するための1か月．毎年6月と定めている．📖 公衆栄養学

食育推進運動
しょくいくすいしんうんどう

food and nutrition education action

官・NGO・NPO・民が連携して展開されている食育推進のための運動．📖 公衆栄養学

食育推進会議
しょくいくすいしんかいぎ

Shokuiku Promotion Council

食育基本法により，内閣府に設置された組織．食育推進基本計画の作成と実施の推進をつかさどる．📖 公衆栄養学

食育推進基本計画
しょくいくすいしんきほんけいかく

食育基本法に基づいて，食育の推進に関する施策の総合的かつ計画的な推進を図るため国が策定する基本計画．平成18〜22年度が第1次計画で，その後5年ごとに策定されている．📖 栄養教育論，公衆栄養学

食育の日
しょくいく−ひ

食育推進運動を全国的に展開するための日．毎月19日と定めている．📖 公衆栄養学

食環境
しょくかんきょう

food environment

食物へのアクセス，情報へのアクセスの両面から構成．両者が統合されて人々の食行動変容につながる点に特徴がある．➡食物へのアクセス（しょくもつ−），情報へのアクセス（じょうほう−）📖 栄養教育論，公衆栄養学

食環境づくり
しょくかんきょう−

国民一人ひとりの行動変容のため，適切な情報の提供や食物選択の幅を広げることなど，個々人の健康づくりを支援すること．📖 公衆栄養学

職業倫理
しょくぎょうりんり

professional ethics

「栄養を専門職とする人間として何をすべきなのか」をさす．この場合の倫理的評価の基準は，人間として何が正しいか，間違っているかの判断であり，科学的評価の特徴である論理性・客観性・普遍性を中心に議論するのではない．📖 導入教育

食行動
しょくこうどう

dietary behavior

食に関連した行動の総称．狭義には，食べる行動（eating behavior）とする考え方もあるが，食事を準備し整える行

動，それらを食べる行動，さらにはそうした食の営みに伴う知識やスキル，価値観などを伝え合う行動といった広義の捉え方をすることもある．🔗栄養教育論

食行動・食習慣調査
しょくこうどうしょくしゅうかんちょうさ
survey of dietary behavior and dietary habit
対象者の特徴的な食行動パターンや食習慣に関する調査．🔗栄養ケア・マネジメント

食後低血糖症状
しょくごていけっとうしょうじょう
➡後期ダンピング(こうき-)

食材管理システム
しょくざいかんり-
ingredient management system
取引先の選定・管理，食材の購入，検収，保管，PB食材料の開発などに関するシステム全般．🔗給食経営管理論

食材料管理
しょくざいりょうかんり
ingredient management
生産のための材料の購買(発注と購入)，保管の管理体系．材料には食品以外のエネルギー(水・光・熱)やさまざまな消耗品もあるが，食材料は最終製品のなかに残存する直接材料である．🔗給食経営管理論

食材履歴
しょくざいりれき

➡トレーサビリティー

食事ガイド(米国)
しょくじー(べいこく)
Dietary Guide
米国の農務省が作成する食事のガイド．1916年のものがもっとも古く，最新では2011年にマイ・プレートが発表された．➡マイ・プレート 🔗公衆栄養学

食事記録法
しょくじきろくほう
dietary recording method; DR
食事調査法の一つ．対象者が一定期間(1～7日程度)内に摂取した食品名や料理名と摂取量をすべて記録する方法．➡秤量法(ひょうりょうほう)，目安量法(めやすりょうほう)，食事調査法(しょくじちょうさほう) 🔗栄養ケア・マネジメント，食事摂取基準，公衆栄養学

食事状況
しょくじじょうきょう
国民健康栄養・調査において，栄養摂取状況調査票を構成する一つ．調査期間(1日間)の各食事について，主食(ごはん，パン，めんなど)が，「外食」「調理済み食」「家庭食」のどれに該当するか，該当の番号を選択して記載する．➡栄養摂取状況調査(えいようせっしゅじょうきょうちょうさ) 🔗公衆栄養学

食事，身体活動，健康に関する世界戦略
しょくじしんたいかつどうけんこう-かん-せかいせんりゃく
Global Strategy on Diet, Physical Activ-

ity and Health; DPAS

2004年の世界保健機関（WHO）世界健康総会で採択されたプログラム．政府保健機関および関連組織，民間の食生活改善促進組織，一般消費者などを対象に，健康的な食事と運動を取り入れた戦略を国民に奨励している．🕮 公衆栄養学

食事摂取基準
しょくじせっしゅきじゅん

dietary reference intakes; DRIs

日本人が食事の不足や過剰に起因する健康障害を回避して，健康に生活を維持・増進するために，何をどれだけ摂取すればよいかを示したガイドライン．2015年からは日本人の食事摂取基準（2015年版）が使用される．🕮 食事摂取基準

食事段階基準
しょくじだんかいきじゅん

diet rating

対象者の摂食・嚥下障害の程度に対応した基準．現在のところ病者用特別用途食品，ユニバーサルデザインフード，嚥下食ピラミッドなど複数存在し，さらに施設によりさまざまに作成されている．施設のスタッフ間で各食事基準の特徴の理解を促したり，患者が転院・施設入所・退院する際には丁寧な情報提供が必要となる．🕮 臨床栄養学

食事調査
しょくじちょうさ

diet survey

人の食事摂取状況や栄養状態を把握するために行われる調査．疾病の原因を探る疫学，食習慣の改善を図る栄養教育・栄養食事指導・栄養ケア等を目的として行う．習慣的な摂取量を推定し，栄養の過不足を評価するアセスメントに用いることで，食事改善，一次予防等につなげていく．🕮 食事摂取基準，栄養ケア・マネジメント，臨床栄養学，栄養教育論

食事調査法
しょくじちょうさほう

diet survey method

日常的な食事摂取（dietary intake），栄養素摂取状況を調べる方法．疾病との関連を見出していくため，それに適した方法が行われる．食物摂取頻度調査法，食事歴法，24時間思い出し法，食事記録法など．栄養疫学における食事調査は，個人や集団など，その対象の特性に応じた適切な食事調査法を選択することがとても重要である．🕮 食事摂取基準

食事バランスガイド
しょくじ－

food balance guide / Japanese Food Guide Spinning Top

厚生労働省と農林水産省による，料理レベルで1日の摂取バランスを示したガイド．主食，副菜，主菜，牛乳・乳製品，果物の料理区分別に標準的な量（つ：SV）の目安を提示している．→ サービング 🕮 栄養ケア・マネジメント，栄養教育論，公衆栄養学

食習慣
しょくしゅうかん

dietary habits

個人や集団の食物入手，選択，準備，摂取における特徴．食べ方などの食行動のパターンも含まれる． 公衆栄養学

食事誘発性体熱産生
しょくじゆうはつせいたいねつさんせい
diet-induced thermogenesis; DIT
食後の体熱産生の増加．総エネルギー消費量の10％と推定される．発現機構は，食物摂取による消化管活動や肝臓での代謝亢進による．＝食事性熱産生 応用栄養学，食事摂取基準

食循環マップ
しょくじゅんかん−
food cycle map
人間・食物・地域（食環境）のかかわりを表したマップ． 公衆栄養学

食情報システム
しょくじょうほう−
食環境のうち，情報へのアクセスに係る部分．一方，食物へのアクセスに係る部分はフードシステムという．➡食環境（しょくかんきょう） 栄養教育論

植食動物
しょくしょくどうぶつ
herbivore
生態系における植物食の一次消費者，すなわち草食動物のこと． 公衆栄養学

食事療法用宅配食品
しょくじりょうほうようたくはいしょくひん
「食事療法用宅配食品等栄養指針」に定められた宅配食品等．糖尿病や腎臓病等の栄養食事療法用として日々の献立に基づき宅配される食品（食事療法用宅配食品）および複数の食品を1日または1回分を単位として，在宅における糖尿病や腎臓病等の食事療法用として組み合わせた食品． 公衆栄養学

食事療法用宅配食品等栄養指針
しょくじりょうほうようたくはいしょくひんとうえいようししん
糖尿病や腎臓病等の食事療法に用いられる宅配食品等の適正な製造・販売方法等を定めて，当該食品が医学的・栄養学的に適正に提供されることを目的とした事業者に対する指導指針．2009年に厚生労働省が策定した． 公衆栄養学

食事歴法
しょくじれきほう
diet history
食品とその摂取頻度に加えて，どのような食事を好むかなどの食行動など，多くの質問を調査票で尋ねる方法．質問項目が構造化されて調査票が作成されているものが多いので，改変して用いるのは望ましくない．多方面からの質問で複雑なため，調査や解析には習熟を要する．現在は，コンピューターなどで解析が自動化されたものが出ている．➡食事調査法（しょくじちょうさほう） 食事摂取基準

食生活改善推進員
しょくせいかつかいぜんすいしんいん
health mate
食生活改善を中心に健康づくりをめざ

すボランティア組織. 愛称はヘルスメイト. 市町村が実施する食生活改善推進員養成講座を修了した者が推進員となる. 1959年, 厚生省(現 厚生労働省)の施策「栄養及び食生活改善地区組織の育成について」に基づいている. 📖 公衆栄養学, 栄養教育論

食生活指針
しょくせいかつししん
Dietary Guidelines for Japanese
2000年に厚生労働省・農林水産省・文部科学省が共同で作成した指針. 国民が自ら食生活改善に取り組むための10項目からなる指針で, 健康づくり, 生活習慣病予防の視点のみならず, 食料自給率の向上, 地域産物の活用, 食品ロスの減少等の項目が含まれている. ➡健康づくりのための食生活指針(けんこう-しょくせいかつししん) 📖 栄養教育論, 公衆栄養学

食生活調査
しょくせいかつちょうさ
eating habits survey
対象者の欠食の状況, 間食や外食の頻度, 毎食お腹いっぱい食べるか腹八分目にしているかなどの食習慣や偏食の有無など, 日ごろの食生活の特徴について質問する調査. 食事歴法, 食行動・食習慣調査などがある. 📖 栄養ケア・マネジメント

食生活の欧米化
しょくせいかつ-おうべいか
westernization of eating habits
高度経済成長期に端を発するわが国の食生活の変化. 牛乳・乳製品と肉類の消費が大きく伸びる一方, 米の消費は減少に転じた. 📖 導入教育

褥瘡
じょくそう
bedsore
身体に外力が加わって骨と皮膚表層間の軟部組織の血流が低下あるいは停止し, この状況が一定時間以上持続することにより, 圧迫された組織が挫滅し不可逆的な壊死に陥った状態. 📖 臨床栄養学

褥瘡対策チーム
じょくそうたいさく-
bedsore prevention team
褥瘡の発生予防・治療のための医療チーム. 患者の状態を評価し, 予防治療計画の作成, 継続的なケアの実施・評価, さらに褥瘡の早期発見や重症化予防をめざす. 📖 臨床栄養学

食単価契約
しょくたんかけいやく
contract based on costs per meal
委託契約方式のうち, 1食あたりの単価(販売価格)で契約する方法. 食単価には人件費, 食材料費, 経費のすべての費用が含まれる. 食数変動の少ない大規模施設に用いられる. ➡委託契約方式(いたくけいやくほうしき) 📖 給食経営管理論

食中毒
しょくちゅうどく
food poisoning
有毒な微生物や化学物質を含む飲食物を食べた結果生じる健康障害. 多くは,

急性の胃腸障害(嘔吐,腹痛,下痢などの症状)を起こす.赤痢やコレラなどの感染症は食中毒と区別されてきたが,1999(平成11)年4月に施行された「感染症の予防及び感染症の患者に対する医療に関する法律」において,病因物質の種別にかかわらず飲食に起因する健康障害は食中毒となった.病因物質により細菌性食中毒,ウイルス性食中毒,自然毒性食中毒,化学性食中毒などに分類され,潜伏期間,症状等が異なる. 📖 給食経営管理論

食道癌根治手術
しょくどうがんこんちしゅじゅつ
radical operation for esophageal cancer
食道癌の完全治癒をめざし,右開胸・開腹にてがんとともに食道を切除し,胃管,結腸,空腸などによる再建を行う外科手術のなかでももっとも侵襲度が高い手術の一つ.合併症などで長期間経口からの摂取が困難になることもあるため,いつでも経腸栄養が開始できるように空腸瘻などの造設を同時に行う場合が多い. 📖 臨床栄養学

食道静脈瘤
しょくどうじょうみゃくりゅう
esophageal varices
肝硬変などで門脈圧が高くなり,心臓に戻る血液が他の経路を通るようになることで静脈瘤を形成し,胃や食道の静脈に発症した静脈瘤. 📖 臨床栄養学

食堂配食方式
しょくどうはいしょくほうしき
食堂に設置された適温提供設備から,盛り付けた料理を利用者に提供する方式. 📖 給食経営管理論

食堂配膳
しょくどうはいぜん
利用者が所定の場所に備え付けられたトレイ,カトラリー類,湯飲みなどを取り,対面カウンター盛り付けや事前盛り付けによる料理を受け取ってテーブルに運び,喫食する方式(セルフサービス方式).社員食堂や学生食堂で採用されることが多い. 📖 給食経営管理論

食堂方式
しょくどうほうしき
病棟の各階に設けられたサテライト厨房に隣接して患者食堂を設け,食堂での喫食が可能な患者に対面サービスで食事を提供する方式.セントラル厨房から搬送された料理を冷蔵庫等で保管し,提供時間の直前に再加熱し盛り付けして適温給食するシステムであり,個別栄養管理の推進上,もっとも理想に近い方式といえる.サテライト厨房のスペースや厨房機器および人員配置などコスト負担が大きくなる. 📖 給食経営管理論

食と栄養の倫理要綱の原則
しょく−えいよう−りんりようこう−げんそく

Principles of Codes of Ethics for Deietetics and Nutrition
2008年の国際栄養士会議(ICD)において採択された原則.①自律,②悪事を犯さない(害を与えない),③善行,④守秘,⑤分配の公平性,⑥真実の言

動(正直,誠実),の6項目からなる.
🔗 導入教育

食に関する指導の手引き
しょく-かん-しどう-てびー

文部科学省によって作成された学校における食育の必要性,食に関する指導目標,食に関する指導の全体計画,各教科などや給食時間における食に関する指導の基本的な考え方や指導方法を取りまとめたもの. 🔗 給食経営管理論

食のアクセシビリティ
しょくー

food accsessibility

高齢者・障がい者を含む誰もが,買い物など食に関するサービスを支障なく利用できるかどうかの度合い. 🔗 栄養教育論

職能別組織
しょくのうべつそしき

➡ファンクショナル組織(-そしき)

食の砂漠
しょくーさばく

food deserts issues

従来型の商店街や駅前スーパーなどの店舗が閉店することでその地域の住民が生活用品などの購入に困るという社会問題. ＝フードデザート 🔗 公衆栄養学

職場外教育
しょくばがいきょういく

off the job training; OFF-JT

職場を離れ,実務と関連づけながら,研修所や外部施設などで集合して行う教育訓練方法.社外・社内セミナーや研修会,講習会への参加など他施設が行う専門技術の訓練や見学など. ➡職場内教育(しょくばないきょういく) 🔗 給食経営管理論

職場内教育
しょくばないきょういく

on the job training; OJT

職場で仕事を行いながら,上司や先輩が部下・後輩に対して行う計画的な教育訓練方法.新入社員教育や新規配置時の日常業務中の教育生産過程における作業の流れと技術教育など. ➡職場外教育(しょくばがいきょういく) 🔗 給食経営管理論

食品群別加重平均成分表
しょくひんぐんべつかじゅうへいきんせいぶんひょう

food composition table of weight average

食品群ごとに,ある一定期間における食品の使用量を調査して使用比率を計算して,100gあたりの栄養成分に比率を乗じて算出した使用成分値を合計した表.施設の特徴を反映させるため,施設の実態に即して作成する.食品構成を作成する際に用いる. 🔗 給食経営管理論

食品交換表
しょくひんこうかんひょう

Food Exchange Lists

糖尿病の食事療法のため,日本糖尿病学会が作成した食事の基準表.エネルギー80kcalを1単位にして,6つの

食品群と調味料に分類している．医師の指示エネルギーに合わせて食品群ごとに単位を決め，バランスのとれた食品構成の実践に有用． 📖 臨床栄養学

食品構成
しょくひんこうせい

dietary composition

給与栄養目標量を基準に，食品群別に提供量の目安を示したもの． 📖 給食経営管理論

食品出納法
しょくひんすいとうほう

food balance method

調査開始時に自宅にあった食品量と食品の購入量を調査し，最後に使われていない食品量を除くことで，その世帯の食品摂取量を計算する方法．購入量のみの計算であるので，実際の食事摂取量を反映していない可能性がある．残食量の調査を同時に行うことで，摂取量を算定できる． 📖 食事摂取基準

食品と医薬品の相互作用
しょくひん-いやくひん-そうごさよう

food-drug interaction

食品と医薬品を同時に摂取した場合に体内で起こる相互作用．食品，栄養剤，サプリメント等が薬物の効果に影響を与える場合と，薬物が食欲，味覚，栄養素の消化，吸収，代謝，排泄に影響を与える場合がある． 📖 臨床栄養学

食品のコード化
しょくひん-か

encoding of food

24時間思い出し法の面接後において，食品を栄養計算するために，食品成分表の食品番号と聞き取った食品を照らし合わせる作業． ➡ 24時間思い出し法(にじゅうよじかんおも-だ-ほう) 📖 食事摂取基準

食品リサイクル法
しょくひん-ほう

Food Recycling Law

食品廃棄物などの排出抑制と資源としての有効利用を推進するために制定された法律（2000年）．食品関連事業者は業者ごとに再生利用などの実施率目標と発生抑制目標を掲げ，それを達成するように取り組む努力規定が示された． 📖 公衆栄養学

食品ロス
しょくひん-

food loss

純食料のうち，食品の廃棄や食べ残されたもの． 📖 公衆栄養学

植物状態
しょくぶつじょうたい

vegetative state

大脳機能の完全な廃絶．脳死と違って人工呼吸器なしの自発呼吸はできるが，精神的生命は途絶えている． ➡ 脳死(のうし) 📖 導入教育

職務分析
しょくむぶんせき

job analysis

個々の職務の種類，性質，複雑さ，難しさなどに着目し，その職務遂行に必要な能力を明らかにするもの． 📖 給食経営管理論

食物アレルギー
しょくもつ―

food allergy

特定の食物摂取によってアレルギー反応が起こり症状が発現．IgEを介する即時型（Ⅰ型）アレルギー反応によるが，Ⅲ型，Ⅳ型アレルギーも関与する可能性がある．急激に多臓器障害と血圧低下をきたす重症例をアナフィラキシーショックと呼ぶ．➡アナフィラキシーショック 🕮 臨床栄養学，応用栄養学

食物アレルゲン除去食
しょくもつ―じょきょしょく

allergen elimination diet

食物アレルギーの原因となるアレルゲンについて，食品そのものおよび加工品中に含まれる成分を含めて完全に除去した食事．🕮 臨床栄養学

食物商
しょくもつしょう

food quotient

摂取した食物の栄養素から呼吸商と同様に算出した値．長時間で見れば，人の呼吸商は食物商と等しくなる．たとえば，脂肪の摂取が多いと呼吸商と食物商は低くなる．🕮 食事摂取基準

食物摂取頻度調査法
しょくもつせっしゅひんどちょうさほう

food frequency questionnaire; FFQ

食品リストとその摂取頻度を記入する調査票を用いて，調査者に習慣的な食事摂取量を尋ねる方法．調査者が聞きながら行う面接法と，対象者自身が記入する自記式がある．調査票の精度を確かめるために，妥当性と再現性を調査する必要がある．➡食事調査法（しょくじちょうさほう），半定量式食物摂取頻度調査法（はんていりょうしきしょくもつせっしゅひんどちょうさほう）🕮 食事摂取基準，栄養ケア・マネジメント，公衆栄養学

食物のテクスチャー
しょくもつ―

food texture

食物のとろみの程度，硬さ，口中でのまとめやすさなど．🕮 栄養ケア・マネジメント

食物の不祥事
しょくもつ―ふしょうじ

food scandal

農薬の過剰使用，食物への異物混入や添加物の不正使用，消費期限切れの原材料の使用，賞味期限の改ざん，食材の産地や内容の偽装，毒物混入など．原因には，消費者の安心や安全を軽視し，利益や合理性を最優先した企業における企業倫理と，業務に携わる専門職の職業倫理の欠如が存在する．🕮 導入教育

食物へのアクセス
しょくもつ―

access to food

食物の生産（農・水・畜産場），加工（食品企業）から，流通（食料品店，スーパーマーケットなど），外食（飲食店，ファストフード，給食），消費という食物の生産・提供のシステム全体．➡食環境（しょくかんきょう）🕮 公衆栄養学，栄養教育論

食物連鎖
しょくもつれんさ
food chain
食べるということを通して，ある地域の生物がすべてつながっている関係．食の観点から，自然界の動植物を，生産者，第一次消費者，第二次消費者・第三次消費者，高次消費者などに分類した枠組み．🔗 公衆栄養学，導入教育

食欲中枢
しょくよくちゅうすう
appetite center
間脳の視床下部に存在．食欲を調節する．満腹感を生じる満腹中枢と空腹感を生じる摂食中枢がある．🔗 臨床栄養学

食欲不振
しょくよくふしん
anorexia
食物を食べたいと思う欲求が低下すること．食欲は，消化器疾患や精神・神経疾患等の疾病や視覚，味覚，嗅覚などの感覚情報，嗜好，精神・心理状態など複数の要因により影響を受ける．🔗 臨床栄養学

食料自給率
しょくりょうじきゅうりつ
food self-sufficiency rate
国内の食料消費が，国内の生産でどの程度まかなうことができているかを示す指標．通常カロリーベースで計算された結果が示されることが多いが，重量，生産額をもとに国際連合食糧農業機関（FAO）の方法で計算される．🔗 公衆栄養学

食料需給表
しょくりょうじゅきゅうひょう
➡ フードバランスシート

除脂肪体重
じょしぼうたいじゅう
lean body mass; LBM
全体重から体脂肪を除いて残った筋肉や骨，臓器などの総重量．骨格筋量が減り除脂肪体重が減少すると，基礎代謝量は減少する．🔗 栄養ケア・マネジメント，食事摂取基準，応用栄養学，臨床栄養学

女性ホルモン
じょせい−
female sex hormone
卵巣などから分泌されるホルモン．卵胞ホルモン（エストロゲン）と黄体ホルモン（プロゲステロン）がある．🔗 応用栄養学

食缶配食方式
しょっかんはいしょくほうしき
meal delivery in containers
学校給食で多く見られ，できあがった料理を食缶に入れて教室またはランチルーム等に運び，児童らが配膳する方式．🔗 給食経営管理論

食器洗浄テスト
しょっきせんじょう−
dish-washing test
洗浄後の食器に食品や洗剤が残留してないか実験的方法で行うテスト．食器洗浄が十分に行われているか評価す

る． 📖 給食経営管理論

初乳
しょにゅう
colostrum / foremilk
分娩後から3～5日間分泌される乳汁．淡黄色を帯び濃厚で粘性があり，アルカリ性を示す． 📖 応用栄養学

除脳硬直状態
じょのうこうちょくじょうたい
decerebrate rigidity
特殊な意識障害の一つ．中脳と橋が両側性に障害される． 📖 臨床栄養学

自律性体温調節反応
じりつせいたいおんちょうせつはんのう
autonomic thermoregulatory response
体温維持の反応の一つ．血管運動調節，代謝性熱産生および発汗による体温調節反応．中和温域は血管運動調節，化学的調節域は代謝性熱産生，物理的調節域は発汗により調節される． 📖 応用栄養学

腎盂結石
じんうけっせき
➡尿路結石症（にょうろけっせきしょう）

心胸郭比
しんきょうかくひ
cardiothoracic ratio; CTR
胸部X線写真で，心臓の直径と胸郭の幅の比．50％以上であると，心拡大と診断する． 📖 臨床栄養学

心筋梗塞
しんきんこうそく
myocardial infarction
虚血性心疾患の一つ．高度の器質的狭窄や血栓形成によって虚血が永続的に起こる．心筋の一部が壊死を起こし，元に戻ることはない．長く（通常30分以上）激しい胸痛が生じ，緊急の対処・治療が必要となる． 📖 臨床栄養学

真空調理システム
しんくうちょうり－
vacuum packed pouch cooking system
肉，魚，野菜などの食材料を真空包装して，蒸気，湯煎などで加熱調理するシステム．素材の風味，香りを逃がさずに加熱調理できることが特徴． 📖 給食経営管理論

神経性過食症
しんけいせいかしょくしょう
➡神経性大食症（しんけいせいたいしょくしょう）

神経性食欲不振症
しんけいせいしょくよくふしんしょう
anorexia nervosa; AN
主に10～20歳代の女性において，特有の心理的ストレスに対処できないことを契機に，やせ願望や肥満恐怖に基づく食行動の異常（食事制限・絶食，あるいは摂食後の排出行動）が起こり，やせをきたす疾患．体重の維持を拒否する．制限型と排出型に分類．➡摂食障害（せっしょくしょうがい） 📖 応用栄養学，栄養教育論

神経性大食症
しんけいせいたいしょくしょう
bulimia nervosa; BN

一定の期間に大量の食物をむちゃ食いし,体重増加の恐怖より,自己(誘発性)嘔吐,下剤・利尿薬・浣腸など,不適切な代償行動のエピソードを繰り返す症状.発症前には,標準体重のことが多い.誘因として,ストレスによることが多い.神経性食欲不振症とは異なり無気力・倦怠感・抑うつがある.＝神経性過食症 ➡摂食障害(せっしょくしょうがい) 📖 臨床栄養学

神経体液性因子
しんけいたいえきせいいんし

neurohumoral factors

循環器疾患,特に心不全に関与する因子.交感神経,レニン-アンギオテンシン系,サイトカイン,酸化ストレスなどの異常が含まれる. 📖 臨床栄養学

腎結石
じんけっせき

➡尿路結石症(にょうろけっせきしょう)

新健康フロンティア戦略
しんけんこう-せんりゃく

New Health Frontiers Strategy

「健康フロンティア戦略」をさらに発展させるための2007年度からの10か年戦略.国民の健康寿命の延伸に向けて予防を重視した健康づくりを国民運動として展開するとともに,家庭の役割の見直しや地域コミュニティの強化,技術と提供体制の両面からのイノベーション(研究開発力)を通じて,病気を患った人,障害のある人および年をとった人ももっている能力を活用して充実した人生を送ることができるよう支援する. 📖 公衆栄養学

新健康フロンティア戦略アクションプラン
しんけんこう-せんりゃく-

New Health Frontier Strategy Action Plan

新健康フロンティア戦略に掲げられた取り組みを進め,政府一体となって健康国家の創造に向けて挑戦するために行うべき施策としてまとめられた行動計画. 📖 公衆栄養学

心原性脳塞栓症
しんげんせいのうそくせんしょう

cardiogenic cerebral embolism

心房細動,弁膜症,心不全で,血流のうっ滞などにより心房や心室に血栓ができ,はがれて血流とともに心臓から出ることで生じる脳梗塞. 📖 臨床栄養学

人工栄養
じんこうえいよう

artificial feeding

育児用ミルクのみを用いる授乳の方法. ➡母乳栄養(ぼにゅうえいよう),混合栄養法(こんごうえいようほう) 📖 応用栄養学

人口静態統計
じんこうせいたいとうけい

census statistics

ある時点における人口およびその構造に関する統計.総務省統計局の「国勢調査」が該当する. ➡人口動態統計(じんこうどうたいとうけい) 📖 公衆栄養学

人口統計指標
じんこうとうけいしひょう

demographic indicator

公衆栄養プログラムにおける評価の指標の一つ．必要数，対象範囲，カバー率など．たとえば，母子保健事業における乳幼児健診のカバー率は，地域において対象となる乳幼児人口（必要数）と実際の受診者数（対象範囲）から算出する． 公衆栄養学

人口動態統計
じんこうどうたいとうけい

vital statistics

一定期間の人口の変動についての統計．人口の大きさの変動の要因である出生と死亡，結婚，離婚，さらに，死産に関する統計．➡人口静態統計（じんこうせいたいとうけい） 公衆栄養学

人口爆発
じんこうばくはつ

population explosion

第二次世界大戦後における世界の爆発的な人口増加．1950年に25億人であった世界人口は1990年に50億人を超え，2010年に70億人，2025年に80億人，2050年には92億人に達すると予測されている．開発途上国によるところが大きい． 導入教育

腎後性腎不全
じんごせいじんふぜん

postrenal failure

急性腎不全の一つ．尿路が閉塞され，糸球体濾過量が低下する．両側尿管閉塞，前立腺肥大などが原因． 臨床栄養学

人材育成
じんざいいくせい

manpower training

人材開発や能力開発を用いて，企業・組織にとって有益な人材を育てること． 給食経営管理論

人材確保支援計画
じんざいかくほしえんけいかく

市町村が，地域保健業務を行う人材を確保するための都道府県の計画．市町村の自主性を尊重する観点から，市町村からの申し出があった場合のみ，都道府県が定めることができるようになっている． 公衆栄養学

人事考課
じんじこうか

performance evaluation

従業員の評価に関する管理．従業員の能力と結果を評価し業務に生かしたり，能力の育成指導に生かす． 給食経営管理論

真実の言動
しんじつーげんどう

職業倫理上，管理栄養士に求められる言動．単に「嘘をつかない」ということだけではなく，その言動は科学的根拠があること，つまりその話が科学的根拠に基づいた正確なものでなければならない．科学は常に進歩し続けているので，そのつど，言動内容を修正していくことも必要となる． 導入教育

浸潤性増殖
しんじゅんせいぞうしょく

infiltrative growth

悪性腫瘍細胞の増殖形式．結合組織を分解しながら活発に移動する性質をもっており，周囲組織に染みこむように広がっていく． 📖 臨床栄養学

人事・労務管理
じんじろうむかんり

human resources management

人を対象とする管理体系．主に作業者の確保(採用・雇用人数)，技能の向上(教育・訓練)，配属や昇進，作業者への指示(作業工程と作業割り当て，生産指示)，実際の生産活動管理(作業統制)などからなる． 📖 給食経営管理論

心腎症候群
しんじんしょうこうぐん

cardiorenal syndrome

心不全と腎不全がそれぞれの進行過程においてお互いに併発しやすいことを表す病態．血行動態，神経体液性因子などの共通の因子の関与が指摘されている．また，貧血が関与することもあり，心腎貧血症候群といわれることもある． 📖 臨床栄養学

腎性骨異栄養症
じんせいこついえいようしょう

renal osteodystrophy

血液透析の合併症の一つ．ビタミンDの活性化障害による腸管からのカルシウム吸収低下，二次性副甲状腺機能亢進のため，線維性骨炎・骨軟化症，骨粗鬆症，アミロイド骨症が見られる． 📖 臨床栄養学

新生児集中治療施設
しんせいじしゅうちゅうちりょうしせつ

neonatal intensive care unit; NICU

敗血症や髄膜炎などの重症感染症，昏睡，重度の低血糖，心血管異常，手術後など，呼吸・循環・代謝変化が激しく，集中的な監視・治療が必要な新生児を対象とした集中治療施設． 📖 応用栄養学

新生児・乳児期
しんせいじにゅうじき

neonate and infant stage

生後1年未満の期間が乳児期．このうち，生後7日未満を早期新生児期(early neonatal stage)，28日(4週)未満を新生児期と区分する． 📖 応用栄養学

腎性腎不全
じんせいじんふぜん

nephrogenic renal failure

腎実質の器質的障害による腎不全．糸球体機能不全(急性進行性糸球体腎炎，ループス腎炎)，急性尿細管壊死(ヘモグロビン，ミオグロビン，薬物，造影剤，腎毒性物質)，間質性障害(急性間質性腎炎)があげられる．このなかで，急性尿細管壊死の頻度が高い． 📖 臨床栄養学

腎性貧血
じんせいひんけつ

renal anemia

尿毒症物質であるインドキシル硫酸がエリスロポエチンの産生を障害し，発症に関与．末梢血液では，正球性正色素性貧血の像を呈す．➡エリスロポエ

チン 📖 臨床栄養学

腎前性腎不全
じんぜんせいじんふぜん
prerenal failure
循環血液量の減少, 心拍出量の減少および血管抵抗の減少により, 糸球体濾過量が減少し, 腎機能が低下する腎不全. 脱水, 出血, ショック, うっ血性心不全など. 📖 臨床栄養学

心臓悪液質
しんぞうあくえきしつ
cardiac cachexia
長期にわたる高度の心不全によりもたらされる全身の代謝障害と強度のるい痩. 📖 臨床栄養学

心臓死
しんぞうし
heart death
心肺停止による心肺脳すべての停止. 回復する可能性がある心肺停止の状態とは異なる. 📖 導入教育

身体活動
しんたいかつどう
physical activity
安静にしている状態よりも多くのエネルギーを消費するすべての動作. 日常生活における労働, 家事, 通勤・通学などの生活活動と, 体力の維持・向上を目的とし, 計画的・継続的に実施される運動に分類. 📖 食事摂取基準

身体活動基準2013
しんたいかつどうきじゅん-
→健康づくりのための身体活動基準2013 (けんこう-しんたいかつどうきじゅん-)

身体活動後の代謝亢進
しんたいかつどうご-たいしゃこうしん
hypermetabolism after physical activity
強い運動後, 酸素摂取量が数時間にわたって亢進すること. 強度が強く, 持続時間が長いほど, 値が大きくなる. 📖 食事摂取基準

身体活動レベル
しんたいかつどう-
physical activity level; PAL
1日あたりの総エネルギー消費量 (TEE) を基礎代謝量 (BMR) で除した値. 身体活動レベル (PAL) = TEE ÷ BMR. 📖 食事摂取基準

身体計測
しんたいけいそく
physical measurement / anthropometry
栄養アセスメントの方法の一つ. 身体計測値は, 体格の把握のほか, 人体の構成成分を算出可能な栄養指標となる. 計測項目は, 身長, 体重, 体組成, 体周囲長, 上腕周囲長 (上腕囲), 皮下脂肪厚 (皮脂厚) など. 📖 栄養ケア・マネジメント, 応用栄養学

身体構成成分
しんたいこうせいせいぶん
body composition
身体を構成する体脂肪, 皮膚・骨格, 細胞外成分, 血漿たんぱく, 内臓たんぱく, 骨格筋. これらの成分を計測することで, 体内のどの部分の貯蔵状態に変化が現れているのかを評価でき

る．📖 臨床栄養学

身体障害
しんたいしょうがい
physical disability
先天的または後天的な理由により，身体機能の一部に障害を生じている状態．原因として，疾病(脳血管疾患，脳性麻痺)，事故(労働災害，交通事故)，不明・不詳，その他に区分される．
📖 臨床栄養学

身体状況調査
しんたいじょうきょうちょうさ
国民健康・栄養調査における調査項目の一つ．調査対象世帯の世帯員を対象とし，被調査者の集合に便利な場所(会場)に集めて実施している．身長，体重，腹囲のほか，血圧，運動量などを調査する．会場に来られない場合には，身長，体重，腹囲に限って自己申告または家庭での計測でも可としている．
📖 公衆栄養学

真値
しんち
true value
本当の値．真値は測定できないが，より正確な方法で測定した値を仮のゴールドスタンダードとして，他の測定法の妥当性を検討することができる．たとえば，秤量法で測定した値を仮のゴールドスタンダードとして，新しい食事調査法の妥当性を検討する研究が可能である．➡ゴールドスタンダード，正確度(せいかくど) 📖 食事摂取基準

身長体重発育曲線
しんちょうたいじゅうはついくきょくせん
growth chart of height-weight
厚生労働省の乳幼児身体発育調査と文部科学省の学校保健統計調査の結果から作成されたパーセンタイル値を用いた身長と体重の発育曲線図．幼児期の場合と同様に，発育曲線のカーブに沿って成長しているかを評価する．➡乳児身体発育曲線(にゅうじしんたいはついくきょくせん) 📖 応用栄養学

シンバイオティクス
synbiotics
プロバイオティクスとプレバイオティクスを一緒にとること，または両方を含む食品や製剤．前者は腸に有益な菌，後者は腸内の有用菌を増殖させる食品をいう．📖 臨床栄養学

心拍出量
しんはくしゅつりょう
cardiac output
一定時間(1分間)に心臓が送り出す血液量．1回拍出量×心拍数で算出する．
📖 応用栄養学

心拍数
しんぱくすう
heart rate
一定時間(1分間)の心臓の拍動数．
📖 応用栄養学

心不全
しんふぜん
heart failure
心拍出量の低下(ポンプ失調)と，臓器および末梢の循環不全の状態．急性心

不全は，虚血性心疾患，心筋炎，不整脈，肺疾患などで一過性に見られる．単に心不全という場合は，慢性心不全(特に左心不全)をさすことが多く，心疾患の終末像である．心肺機能の低下だけでなく全身の臓器不全もきたす．とくに腎不全を合併しやすい．また，致死的不整脈による突然死が多い．
📖 臨床栄養学

腎不全
じんふぜん
renal failure
急性腎不全は，急速な腎機能の低下により，尿産生障害と高窒素血症，代謝性アシドーシスを主徴とし，乏尿を伴うことが多い．慢性腎不全は，数年を経過して，慢性的かつ不可逆的に腎機能が障害された状態となる．📖 臨床栄養学

心理カウンセリング
しんり-
psychological counselling
心の状態に焦点を当て心の問題を解決することを目的とするカウンセリング．わが国ではカウンセリングは心の問題を解決することを目的に発展してきたことから，カウンセリングというと心理カウンセリングのイメージが強い．しかし，カウンセリングの基本的な考え方や技法は，心理学分野に限らず対人援助全般で活用される．📖 栄養教育論

診療ガイドライン
しんりょう-
practice guideline
特定の臨床状況のもとで，臨床医と患者が適切な医療を行えるよう支援する目的で体系的に作成された文書．EBMを用いた診療ガイドラインの作成は，米国で1990年代に始まり，わが国でも1996年度に厚生省(当時)の公文書に初めてEBMが言葉として用いられた．各学会の主導により，疾患別の診療ガイドラインや予防・治療ガイドラインも多く作成されている．
📖 臨床栄養学

診療報酬
しんりょうほうしゅう
reimbursement of health care
医療機関が保険診療を行った場合に受け取る報酬．📖 給食経営管理論

診療報酬明細書
しんりょうほうしゅうめいさいしょ
medical receipt
医療機関が「医療」という商品を売った対価としての費用請求書．＝レセプト ➡ 診療報酬(しんりょうほうしゅう)
📖 公衆栄養学

診療録
しんりょうろく
medical record
診療の記録．医師の診察による所見や診断，看護記録，服薬指導記録，さらに管理栄養士による栄養管理実施計画や栄養サポートチーム(NST)の経過報告などが記載されている．📖 臨床栄養学

［す］

随意契約方式
ずいいけいやくほうしき
optional contracting
物品の売買や請負契約などにおいて，発注者が任意（随意）に特定の業者を選んで契約する方法．市場等で直接買いつける場合もこれに当たるが，一般に信頼のおける複数の業者を選定し随意に契約する．生鮮食品等価格変動が大きい食材の購入契約などに用いる． ⇔ 給食経営管理論

膵炎
すいえん
pancreatitis
急性膵炎は十二指腸に分泌されてから活性化される膵酵素が，何らかの原因により膵臓内で活性化され，膵臓が自己消化され壊死する急性炎症性疾患．軽症急性膵炎では自然治癒も期待できるが，急性膵炎の約10％に循環不全，呼吸不全，腎不全など多臓器不全をきたす重症急性膵炎が見られる．重症急性膵炎になると致死率は20〜30％に至る．慢性膵炎は膵実質の炎症が6か月以上持続し，膵分泌細胞が破壊され線維化が生じるため，膵臓の外分泌機能および内分泌機能が障害される疾患． ⇔ 臨床栄養学

推計体位
すいけいたいい
estimated physique
特定の未来の年の国民の身長，体重を過去の統計数値をもとに推計した値．＝体位推計値，推定体位 ⇔ 食事摂取基準

推算糸球体濾過量
すいさんしきゅうたいろかりょう
estimated glomerular filtration rate; eGFR
糸球体濾過量を簡便に知る方法として，血清クレアチニン値(Cr)，年齢，性別から推定した糸球体濾過量．日本人のGFR推定式は18歳以上の成人でeGFR(mL/min/1.73 m^2) = 194×Cr$^{-1.904}$×age$^{-0.287}$．女性はこの値に0.739を積算する． ⇔ 栄養ケア・マネジメント

推奨量
すいしょうりょう
recommended dietary allowance; RDA
ある対象集団において測定された必要量の分布に基づき，母集団に属するほとんどの人(97〜98％)が充足している量． ⇔ 食事摂取基準

推奨量算定係数
すいしょうりょうさんていけいすう
calculation coefficient of recommended dietary allowance
推定平均必要量に標準偏差の2倍を加えたものを推定平均必要量で除して算出．推奨量算定係数＝(推定平均必要量＋2×標準偏差)÷推定平均必要量． ⇔ 食事摂取基準

膵性糖尿病
すいせいとうにょうびょう
pancreatic diabetes
慢性膵炎(非代償期)により，インスリン分泌が障害されるために生じた糖尿病． ⇔ 臨床栄養学

すいせき

膵石
すいせき

pancreatolithiasis

膵の石灰化. 慢性膵炎でしばしば認められ, この存在により慢性膵炎と診断できる. ➡慢性膵炎(まんせいすいえん) 📖 臨床栄養学

錐体外路症状
すいたいがいろしょうじょう

extrapyramidal symptom; EPS

運動の調和に働く錐体外路の障害による症状. 運動の調和が障害され, 舞踏病・振戦, 筋硬直などを生じる. 📖 臨床栄養学

垂直感染
すいちょくかんせん

vertical infection

妊娠中あるいは分娩時に, 母親に存在している病原微生物が胎児に感染すること. B型肝炎ウイルスの場合は産道感染が多い. 母児感染の一つ. 📖 臨床栄養学

推定エネルギー必要量
すいてい-ひつようりょう

estimated energy requirement; EER

エネルギー出納がゼロ(0)となる確率がもっとも高くなると推定される習慣的な1日あたりのエネルギー摂取量. 総エネルギー消費量にエネルギー蓄積量あるいは付加量を加えて求める. EER=基礎代謝量×身体活動レベル+A+B. A:エネルギー蓄積量(発育期の小児・乳児), B:付加量(妊婦, あるいは授乳婦). ➡基礎代謝量(きそたいしゃりょう), 身体活動レベル(しんたいかつどう-), エネルギー蓄積量(-ちくせきりょう) 📖 食事摂取基準

推定誤差
すいていごさ

prediction error

推定値と真値の差. ある程度, 正規分布に従うと考えられるため, 個人における分布も推定できる. 📖 食事摂取基準

推定平均必要量
すいていへいきんひつようりょう

estimated average requirement; EAR

ある対象集団において測定された必要量の分布に基づき, 母集団における必要量の平均値の推定値を示す指標. すなわち, 当該集団に属する50%の人が必要量を満たす(同時に, 50%の人が必要量を満たさない)と推定される摂取量. 📖 食事摂取基準

出納実験
すいとうじっけん

balance study

食事から摂取したある物質の量と体から排泄されるその物質の量の差, すなわち, ある物質の身体の出入りを調べ, 体内のその物質の代謝を調べる実験. 📖 導入教育

膵頭十二指腸切除術
すいとうじゅうにしちょうせつじょじゅつ

pancreaticoduodenectomy

膵頭部癌, 下部胆管癌, ファーター乳頭部癌などに対して選択. 侵襲度の高い手術であり, 従来は膵液漏による出血などのリスクがあったため消化管の

安静を目的としてTPN（中心静脈栄養）が選択される場合が多かったが、近年、縫合不全の場合でも経腸栄養は可能であることが報告され、術中に経腸栄養に備えて空腸瘻が造設される場合がある．🕮 臨床栄養学

水頭症
すいとうしょう

hydrocephalus

脳室内に脳脊髄液が異常貯留し、髄液圧が上昇した状態．脳室が拡大しても髄液圧が正常または低い場合は低圧水頭症という．最近、高齢者などで注目される水頭症として正常圧水頭症がある．クモ膜下出血や髄膜炎などで生じ、精神症状（認知障害）、尿失禁、歩行障害が三大症状．🕮 応用栄養学

出納法
すいとうほう

balance method

栄養素の摂取量と排出量を比較する方法．本法で栄養素の必要量を求める場合、栄養素摂取量が必要量よりも少ない時には、「摂取量」－「排出量」で得られる「出納値」が負の値となり、摂取量を増やしていくと、負の値が0に近づき、さらに摂取量を増やすと正の値となる．「出納値」が0となるときの摂取量が必要量．🕮 食事摂取基準

水分出納
すいぶんすいとう

water balance

身体に入る水（投与水、代謝水）と体から失われる水（尿量、不感蒸泄、便、熱）の量の収支．🕮 臨床栄養学

水分の必要量
すいぶん−ひつようりょう

water requirement

健康状態を維持、改善するために摂取すべき水分の必要量．消費エネルギー、体表面積、体重、腎機能低下、浮腫、脱水、発熱、下痢、瘻孔、ドレナージなどの有無により変化する．🕮 臨床栄養学

睡眠時代謝量
すいみんじたいしゃりょう

sleeping metabolic rate

睡眠時に測定されたエネルギー代謝量．🕮 食事摂取基準

睡眠時無呼吸症候群
すいみんじむこきゅうしょうこうぐん

sleep apnea syndrome; SAS

脂肪による気道閉塞のために睡眠時の一時的な呼吸停止を繰り返す状態．換気量が低下する．🕮 臨床栄養学

SWOT分析
スウォットぶんせき

SWOT analysis

強み（strengths）、弱み（weaknesses）、機会（opportunity）、脅威（threats）の視点から、自社の事業チャンスと潜在的リスクを明らかにし、これらに対応するための事業戦略を立案する手法．「強み」、「弱み」が企業の内部環境に焦点を当てているのに対し、「機会」、「脅威」は外部環境に着目している．弱みをどう克服するかよりも、むしろ強みをどう生かせるかでチャンスを見

い出すことのほうが重要であるとされる．すなわち「攻めの戦略」．📖 給食経営管理論

数値目標
すうちもくひょう

numerical target

対象とした個人あるいは集団(who)において，目標(what)を，いつまでに(when)，どの程度(how much)変化することをめざすのかを数値で明確に示した目標．📖 栄養教育論

スキャモンの発育曲線
－はついくきょくせん

Scammon's growth curve

20歳の時の各臓器の重量を100％として年齢ごとにそれら臓器の重量を100分率で示し，4つのパターン（一般型，神経型，リンパ型，生殖型）に分類した曲線．📖 応用栄養学

スコフィールド式とFAO/WHO/UNU式
－しき－エフエーオー/ダブリュエイチオー/ユーエヌユーしき

Schofield equation and FAO/WHO/UNU equation

FAO／WHO／UNUのエネルギー必要量(1985年)のために，日本を含む世界各国で発表された文献中のデータから作成された式．📖 食事摂取基準

健やか親子21
すこ－おやこ－

Healthy Parents and Children 21

21世紀の母子保健の取り組みの方向性と指標や目標を示したもので，関係機関・団体が一体となって，その達成に取り組む国民運動計画．母性ならびに乳児および幼児の健康の保持および増進を図るため，母子保健に関する原理を明らかにするとともに，母性・乳児・幼児に対する保健指導，健康診査，医療その他の措置を講じ，国民保健の向上に寄与することを目的している．📖 公衆栄養学

健やか生活習慣国民運動
すこ－せいかつしゅうかんこくみんうんどう

2008年より，ポピュレーションアプローチとして適度な運動・適切な食生活・禁煙の3つに焦点を絞った生活習慣病予防のための国民運動．「健康日本21」の傘下事業．➡健康日本21(けんこうにっぽん－) 📖 公衆栄養学

スチームコンベクションオーブン

steam convection oven

強制対流式のオーブン（コンベクションオーブン）に蒸気（スチーム）を加えることによって，蒸気の凝縮熱伝達と加熱空気の強制対流熱伝達を合わせた調理ができる機器．略してスチコンと呼ばれている．「焼く」，「蒸す」，「蒸しながら焼く」だけでなく「煮込み」，「炒め」などの調理から「再加熱」までが可能．T（温度）・T（時間）管理が容易なため，クックチルシステムなどにも広く使われている．➡クックチルシステム 📖 給食経営管理論

ステロイド剤
－ざい

steroidal drugs
ステロイドホルモン(性ホルモンやその他の副腎皮質ホルモンなど)を配合した薬品. 📖 臨床栄養学

ステンレス鋼
−こう
stainless steel
鉄を主成分として, 12%以上のクロムを含み, 必要に応じてニッケルその他モリブデン, 銅, チタンなどを配合して作られた合金鋼. 美観, 耐食性, 耐熱性, 耐衝撃性, 溶接性, 加工性などで鉄より優れた性質をもつ. 📖 給食経営管理論

ストレス
stress
ストレッサーによって引き起こされる生体の変化(不快感, 緊張感など). ➡ストレッサー 📖 応用栄養学, 公衆栄養学

ストレスとコーピング
stress and coping
ストレスとなる出来事に対処する過程は, ストレッサーに直面した時, まずそれが有害なものか脅威となるかを判断し(一次評価), 次に自分はその状況を変えることがどのくらいうまくできるのかを判断する(二次評価). この2つの評価をもとにストレスに対して対処することをコーピングという. 📖 栄養教育論

ストレス反応曲線
−はんのうきょくせん
stress response curve
生体の汎(全身)適応症候群を, 時間経過に従って警告反応期, 抵抗期, 疲憊期の3つの時期で表した曲線. ➡汎(全身)適応症候群〔はん(ぜんしん)てきおうしょうこうぐん〕 📖 応用栄養学

ストレスマネジメント
stress management
ストレスに対するコーピング. ➡ストレスとコーピング 📖 栄養教育論

ストレッサー
stressor
生体に外部から加えられた刺激. 物理的, 化学的, 生物学的, 精神的刺激としてさまざまな要因により分類される. ➡ストレス 📖 応用栄養学, 公衆栄養学

スパゲッティ症候群
−しょうこうぐん
spaghetti syndrome
延命治療において, 経管栄養や人工呼吸の管, 静脈注射カテーテルなど人体に多数の管が挿入された状態. 📖 導入教育

スピアマンの順位相関係数
−じゅんいそうかんけいすう
Spearman rank correlation coefficient
データが正規分布でない場合に用いる相関係数の一つ. ➡相関係数(そうかんけいすう) 📖 食事摂取基準

スフィンゴリピドーシス
sphingolipidosis
先天性代謝異常症の一つ. リソゾーム水解酵素の異常によりスフィンゴリピ

ドが蓄積する疾患．肝・脾腫大，発達遅延，除脳硬直状態を認める．ゴーシェ病，ニーマン・ピック病，テイ・サックス病などがある．📖 臨床栄養学

スポーツ性貧血
－せいひんけつ
sports anemia
運動により生じる貧血．摂取するたんぱく質の量の増大，または質の改善（動物性たんぱく比の増大）により軽減される．📖 応用栄養学

スマートイート
Smart Eat
スマートライフプロジェクトの食生活分野．たとえば野菜の摂取が推奨量350gに対して現在の日本人の摂取量は250gであることから，不足分の100gの摂取を促すために，「1日プラス100gの野菜を」として，「野菜不足は，あとトマト半分」「温野菜なら不足100gも食べやすい」といった行動につなげる具体的な呼びかけを行っている．📖 公衆栄養学

スマートライフプロジェクト
Smart Life Project
「健康寿命の延長」を目標に，運動，食事，禁煙の3分野について，幅広い企業連携が主体となり，具体的なアクションを呼びかけるプロジェクト．📖 公衆栄養学

スモールステップ法
－ほう
small step
行動変容を促す方法の一つ．学習者ができそうな目標を提案し，その達成により，自己の成功体験を得て，自己効力感を高め，少しずつ目標を高くしていく支援方法．📖 栄養教育論

スルホニル尿素薬
－にょうそやく
sulfonylurea
経口血糖降下薬の一つ．インスリン分泌促進作用があり，低血糖に注意を要する．服用により体重増加を生じやすく，肥満例はよい適応ではない．＝SU薬 📖 臨床栄養学

―――[せ]―――

生化学検査
せいかがくけんさ
biochemical examination
栄養アセスメントの方法の一つ．血液や尿などを試料として，それらの成分，代謝産物，酵素活性などを分析する検査．📖 栄養ケア・マネジメント

正確度
せいかくど
accuracy
真値を的確に捉えているかどうかについての能力．＝妥当性 📖 食事摂取基準

精確度
せいかくど
precision
真値からのずれの程度は不問にして，何度測っても同じになるかどうかについての能力．＝精度，信頼性，再現性 📖 食事摂取基準

生活習慣調査
せいかつしゅうかんちょうさ

lifestyle survey

国民健康・栄養調査において，栄養摂取状況調査と同時に実施する留置き法による質問紙調査．対象は被調査世帯の世帯員のうち調査対象年齢以上（調査項目により毎年調査年齢が異なる）の全員．調査内容は，世界保健機関（WHO）の定義に基づく喫煙率や，飲酒習慣者の割合，食習慣や身体活動等の改善の意欲，糖尿病等の受診状況や食生活等の指導経験の有無など，生活習慣に関する多くの指標がある．📖 公衆栄養学

生活習慣病
せいかつしゅうかんびょう

lifestyle-related disease

長期の食生活や運動習慣などの生活習慣のゆがみが発症に関与した疾病．代表的な生活習慣病として，糖尿病，脂質異常症，高血圧症，動脈硬化症などがある．📖 臨床栄養学，栄養ケア・マネジメント

生活習慣病対策
せいかつしゅうかんびょうたいさく

strategies for lifestyle-related diseases

生活習慣病の一次，二次，三次予防，および疾病の重篤化予防のこと．わが国では人口の高齢化や疾病構造の変化により，生活習慣病およびその予備群や要介護者が増加し，医療費の増大や介護保険の財源圧迫を招き，国の財政悪化もあり，医療費の抑制が優先性の高い重要課題となっている．📖 公衆栄養学

生活の質
せいかつーしつ

quality of life; QOL

個人や集団にとっての包括的に望ましい状態．すなわち，人間らしい，豊かで，幸福な生活のあり方や地域社会のあり方を示す概念．健康教育，栄養教育では，「めざす姿」として結果目標の一つになる．📖 栄養教育論，導入教育，公衆栄養学

正期出生体重児
せいきしゅっせいたいじゅうじ

normal birth weight infant

妊娠満37～41週に出生し，体重が2,500g以上，4,000g未満の児．➡低出生体重児（ていしゅっせいたいじゅうじ）📖 応用栄養学

生検
せいけん

biopsy

生体組織の一部を切除して，それを病理組織学的に診断すること．胃の場合は，粘膜の一部を摘んで，ちぎり取ってくる．＝バイオプシー 📖 臨床栄養学

生産管理
せいさんかんり

product management

もの作り（調理）の活動の管理体系．献立の情報を工程に置き換え，製品（料理）に変えていく過程（プロセス）の管理．生産に伴う片付け，次の生産のための準備も含まれる．📖 給食経営管理論

精算システム
せいさん-

payment method system

購入代金の計算システム．給食では，料理選択時に精算する方式と料理選択後，または喫食後に一括精算する方式がある．現金で支払う方式，カードで支払う方式，食券方式などのほか，料理を載せたトレイを精算機に置くと自動計算されるオートレジ方式もある．
📖 給食経営管理論

生産年齢人口
せいさんねんれいじんこう

working age population

年齢別人口のうち15歳以上65歳未満の人口層，生産活動の中核をなす人口．
📖 公衆栄養学

正社員
せいしゃいん

full-fledged employee

使用者（企業）と直接に長期雇用契約を結んだ社員．勤務条件は原則1日8時間，週40時間．📖 給食経営管理論

性周期
せいしゅうき

sexual cycle

視床下部－下垂体－卵巣系ホルモンのフィードバック機構により起こる平均28日周期の性機能変化．卵巣に見られる卵巣周期と子宮に見られる月経（子宮）周期の2つに分けられる．📖 応用栄養学

成人期
せいじんき

adult stage

範囲に明確な定義はない．日本人の食事摂取基準（2010年版）では，18～69歳．人口統計では，65歳未満（65歳以上は老年人口）．精神的・肉体的に成熟し，活発な社会活動を行う時期となる．📖 応用栄養学，栄養教育論

精神障害
せいしんしょうがい

mental disorder

疾患分類は，統合失調症，統合失調症型障害および妄想性障害，血管性および詳細不明の認知症，気分（感情）障害（躁うつ病を含む），その他の精神および行動の障害，アルコール使用（飲酒）による精神および行動の障害など．精神障がい者の9割以上が精神および行動の障害をもつとされる．📖 臨床栄養学

精神障がい者
せいしんしょう-しゃ

mentally disabled person

統合失調症，精神作用物質による急性中毒またはその依存症，知的障害，精神病質その他の精神疾患を有する者．
➡精神障害（せいしんしょうがい）📖 給食経営管理論，臨床栄養学

成人T細胞白血病
せいじんティーさいぼうはっけつびょう

adult T-cell leukemia

ヒトT細胞白血病ウイルスⅠ型（human T-cell leukemia virus typeⅠ；HTLV-Ⅰ）がTリンパ球に感染して白血病やリンパ腫になるもの．日本の西南地方に多い．HTLV-Ⅰが混入し

た母乳，血液製剤などによって感染する．🔗 臨床栄養学，応用栄養学

成人病胎児期発症説
せいじんびょうたいじきはっしょうせつ

fetal origins of adult disease; FOAD
デイヴィッド・バーカーが提唱した生活習慣病の発症説．受精時，胎芽期，胎児期または乳幼児期の低栄養または過栄養への環境暴露により遺伝素因が形成され，その後の生活習慣の負荷で発症するという説．🔗 応用栄養学，栄養教育論

精神保健福祉法
せいしんほけんふくしほう

Act on Mental Health and Welfare for the Mentally Disabled
精神障がい者を対象とした「医療及び保護」や，障害者自立支援法とともに「社会復帰の促進」「自立と社会参加の援助」，およびすべての国民を対象とした「精神保健の向上」，「精神障害の発生の予防」を目的とした法律．🔗 臨床栄養学

生体インピーダンス法
せいたい−ほう

bioelectrical impedance analysis; BIA
生体に微弱な交流電流を流して電気伝導性（インピーダンス）を測定することにより，電気抵抗値とその長さを把握し，容積を推測する方法．除脂肪量および体脂肪量・率の推定に利用される．🔗 栄養ケア・マネジメント

生態学的モデル
せいたいがくてき−

ecological model
人間の行動に影響を及ぼす社会的・心理学的影響を視野に置きつつ，行動の環境的，政策的文脈を重視した多層構造からなるモデル．人間の行動は，個人内要因，個人間の要因，組織の要因，コミュニティの要因，物理的環境要因，政策要因など，多層からさまざまな影響を受け，それらは相互に関連し合っているという考え方．🔗 栄養教育論

生態系
せいたいけい

ecosystem
ある地域の生物群集とそれを取り巻く環境を含めた全体．生物には，物質やエネルギーのような生きるうえで不可欠な要素があり，生態系のなかでは常に生物間，あるいは生物と環境との間で物質やエネルギーのやりとりが行われている．🔗 公衆栄養学

生態系サービス
せいたいけい−

ecosystem services
生態系から人々が得る恵みのこと．供給サービス（食料，水，木材，繊維など），調整サービス（気候，洪水，疾病，廃棄物，水質に影響するもの），文化的サービス（レクリエーション，審美的・精神的な影響を与えるもの），基盤サービス（栄養塩循環，土壌形成，光合成など）がある．人類は基本的に生態系サービスに依存している．🔗 公衆栄養学

生体指標
せいたいしひょう

biomarker
血液や尿中などに存在する生体由来の物質を用いて，生体内での生物学的な変化を定量的に示すことができる指標．24時間尿中ナトリウム・カリウム量，血清カロテン量，血清n-3系脂肪酸量などがあり，それぞれ，食塩，カリウム，ビタミンA，n-3系脂肪酸の摂取量を表す．食事摂取量を反映するが，食事以外の体内水分量や体内動態，検査の精度などにも影響を受けるため，注意が必要である． 📖 食事摂取基準，栄養ケア・マネジメント

生態ピラミッド
せいたい-
ecological pyramid
エネルギーの流れの方向に生物が利用するエネルギーの総量を下から積み上げたもの．栄養段階が上がるごとに生物が利用できるエネルギー量が減っていき，上のほうが小さくなるため，ピラミッド型になる． 📖 公衆栄養学

成長
せいちょう
growth
①医学，生物学などの領域では，身長や体重などの形態的な大きさや形が成熟に達するまでの変化をさす．②教育分野などの領域では，発育と発達と合わせて成長と捉えることもある． 📖 応用栄養学

成長曲線
せいちょうきょくせん
growth curve
横軸の年齢と身体の成長過程における身長や体重などの測定値をグラフ上にプロットした点を繋いだ曲線．年齢ごと（月齢ごと）の身長や体重を記入すると，その子どもの成長パターンがわかり，成長の経過を観察することができる． 📖 給食経営管理論

静的運動
せいてきうんどう
static exercise
関節の角度が変わらず，筋が長さを変えずに力を発揮している運動． 📖 応用栄養学

静的栄養アセスメント
せいてきえいよう-
static nutritional assessment
個人あるいは集団における栄養状態について，現地点における普遍的な栄養状態を示し，栄養障害の有無やその程度を示すもの．短期間の栄養状態の変化を評価する方法ではないが，代謝学的変化を誘導する種々の因子に影響されることが少なく，対象者の全般的な栄養状態を定量的に評価することができ，信頼性の高い方法．➡動的栄養アセスメント（どうてきえいよう-） 📖 栄養ケア・マネジメント，臨床栄養学

精度
せいど
➡精確度（せいかくど）

精度管理
せいどかんり
accuracy control
食事調査結果の信頼性を高めるため，調査に関わる手技やエラーチェック，

あるいは，不明点の追跡・確認などのレベルが一定以上となるよう継続的に取り組むこと．🔗 食事摂取基準

成乳
せいにゅう

mature milk

分娩後10日以降に分泌される乳汁．🔗 応用栄養学

政府開発援助
せいふかいはつえんじょ

Official Development Assistance; ODA

政府が開発途上国に行う資金援助や技術の協力．開発途上国に直接援助する「二国間援助」と国際機関を通じた援助「多国間援助（国際機関に対する出資や拠出）」がある．🔗 公衆栄養学

生物学的製剤
せいぶつがくてきせいざい

biological products

腫瘍壊死因子（TNF）αの作用を阻害する薬剤．関節リウマチやクローン病などの治療に用いられ効果をあげている．🔗 臨床栄養学

生物学的発がん因子
せいぶつがくてきはつーいんし

biological carcinogenic factor

発がん因子となるウイルス．成人T細胞白血病ウイルス（成人T細胞白血病），エプスタイン－バー（EB）ウイルス（上咽頭癌，バーキットリンパ腫），ヒト乳頭腫ウイルス（子宮頸癌，陰茎癌）など．🔗 臨床栄養学

生物群集
せいぶつぐんしゅう

biological community

2種以上の個体群，すなわち，2種以上の生物種からなる集団．🔗 公衆栄養学

成分栄養剤
せいぶんえいようざい

elemental diet

消化態栄養剤の一種．すべての構成成分が化学的に明らかで，窒素源については合成アミノ酸のみで構成されている．消化を必要としない栄養剤．🔗 臨床栄養学

成分栄養療法
せいぶんえいようりょうほう

elemental diet (ED) treatment

成分栄養療法を用いた栄養法．短腸症候群，クローン病，膵機能不全，消化吸収障害の患者に使用する．🔗 臨床栄養学，食事摂取基準

生命観
せいめいかん

belief of life

「生命とは何か」という考え．人の生死は重大な出来事であるため，古代から生命は畏敬の念をもって語られてきた．🔗 導入教育

生命表
せいめいひょう

life tables

生命表作成期間における死亡状況が不変であると仮定した時の各年齢の生存者の余命を推計した表．🔗 公衆栄養

生理的体重減少
せいりてきたいじゅうげんしょう

physiological weight loss

生後2〜4日をピークとして，出生時体重の5〜10%が失われる体重の減少．原因は，細胞外液の損失，不感蒸泄量の増加，水分摂取の不足など．授乳量の増加により10日程度で出生時体重に回復する．📖 応用栄養学

生理的欲求
せいりてきよっきゅう

physiological needs

マズローの分類する人間の欲求の一つ．5段階のうち，もっとも低次のもの．➡マズローの欲求階層説（−よっきゅうかいそうせつ）📖 公衆栄養学

セールスプロモーション
➡プロモーション

世界栄養宣言
せかいえいようせんげん

World Declaration on Nutrition

1992年にFAO/WHOにより批准された栄養改善・向上のための行動計画と宣言文．「栄養学的に適切かつ安全な食物へのアクセスは，一人ひとりの権利である」としている．📖 導入教育

世界がん研究基金
せかい−けんきゅうききん

World Cancer Research Fund; WCRF

がんの予防に関することを啓発し，がんと食事，運動，肥満との関係を科学的に研究する資金を提供する非営利の機関．世界がん研究基金グローバルネットワークの研究活動を指揮，支援している．2007年に18種類のがんと体重増加や過体重・肥満の発症とこれらの発症に関連する栄養・食品摂取，運動などの要因との関連について報告した．📖 公衆栄養学

世界銀行
せかいぎんこう

World Bank

加盟する途上国への経済成長を目的とした融資業務を行う国際連合の専門機関の一つ．国際復興開発銀行（1945年設立），金融公社（56年設立），国際開発協会（60年設立）の総称．これに国際投資紛争調停機関（66年設立）と多国間投資保証機関（88年設立）を加えて世界銀行グループと呼ぶ．📖 公衆栄養学

世界貿易機関
せかいぼうえききかん

World Trade Organization; WTO

1995年に自由貿易促進を主たる目的として創設された国際機関（前身はGATT：貿易および関税に関する一般協定）．貿易に関する政策を通して，飢餓などを含む食料安全保障に取り組んでいる．📖 公衆栄養学

世界保健機関
せかいほけんきかん

World Health Organization; WHO

人間の健康を基本的人権の一つと捉え，その達成を目的として設立された国際連合の専門機関．本部をジュネーブに置く．📖 栄養教育論，公衆栄養

学

世界保健総会
せかいほけんそうかい

World Health Assembly

世界保健機関(WHO)の最高意思決定機関．全加盟国で構成され，毎年1回5月にジュネーブにて開催される．事業計画の決定，予算の決定，執行理事国の選出，事務局長の任命等を行う． 📖 公衆栄養学

世界保健統計
せかいほけんとうけい

World Health Statistics

世界保健機関(WHO)が毎年発行している報告書．WHO加盟国について最新の保健統計データを提供している． 📖 公衆栄養学

世界保健報告書
せかいほけんほうこくしょ

World Health Report

世界保健機関(WHO)から提出される報告書．国際的な健康・保健問題，その対策などについてまとめている． 📖 公衆栄養学

セグメンテーション

segmentation

製品に適した対象(消費者)を絞り込むために顧客市場を細分化すること． 📖 給食経営管理論

世帯状況
せたいじょうきょう

household condition

国民健康・栄養調査において，栄養摂取状況調査票を構成する一つ．調査世帯の世帯員について，性別，生年月日，妊娠授乳の状況などを記載する．調査対象者は，調査日現在，調査対象世帯に在住して食生活をともにしている者としている． ➡栄養摂取状況調査(えいようせっしゅじょうきょうちょうさ) 📖 公衆栄養学

舌炎
ぜつえん

glossitis

舌に炎症が起きている病態．口内炎の一つとして扱われることも多い． 📖 臨床栄養学

設計品質
せっけいひんしつ

quality design

製造の目標としてねらった品質．給食では，献立表(作業指示書)に示される量や味の濃度，予定する温度などが当たる．＝ねらいの品質 📖 給食経営管理論

赤血球
せっけっきゅう

erythrocyte / red blood cell

細胞内にヘモグロビンを含む血液中の血球成分の一つ．役割は主に酸素や二酸化炭素の運搬．赤血球数，ヘモグロビン濃度，ヘマトクリット値は貧血の判定法に利用される． 📖 栄養ケア・マネジメント

摂食・嚥下障害
せっしょくえんげしょうがい

dysfunction of mastication and swallowing

摂食・嚥下の段階において，複数に障害がある場合．食物を認識し，口腔内に取り込み，食道を通過させて胃の中に送り込む一連の流れは，①先行期(認知期)，②準備期(咀嚼期)，③口腔期(嚥下第2相)，および⑤食道期(嚥下第3相)の5段階，6過程から成り立っているが，このうち摂食・嚥下は，②〜⑤の段階をさす．📖 臨床栄養学

摂食・嚥下チーム
せっしょくえんげー

dysphagia team

摂食・嚥下障害患者の治療を行う医療チーム．誤嚥性肺炎を予防して，患者の適切な食事支援やリハビリテーションを図り，栄養改善やQOLの向上，介護者の負担軽減などをめざす．📖 臨床栄養学

摂食行動
せっしょくこうどう

eating behavior

動物が食物を食べる行動．📖 栄養教育論

摂食障害
せっしょくしょうがい

eating disorder

食行動異常を伴う疾患．主に拒食，やせ，無月経が特徴の神経性食欲不振症(俗に拒食症)と，自制困難な摂食による過食が特徴の神経性大食症(俗に過食症)に分けられる．発症や経過に心理的・社会的要因が大きく関与する．主に思春期〜青年期の若い女性を中心に発症．最近では前思春期の低年齢層から既婚の高年齢層まで広く増加している．➡神経性食欲不振症(しんけいせいしょくよくふしんしょう)，神経性大食症(しんけいせいたいしょくしょう) 📖 応用栄養学，臨床栄養学，栄養教育論

摂食中枢
せっしょくちゅうすう

➡食欲中枢(しょくよくちゅうすう)

セルフ・エフィカシー
➡自己効力感(じここうりょくかん)

セルフサービス
self-service

利用者自身が配膳と下膳を行う食事の提供方式．📖 給食経営管理論

セルフヘルプグループ
self-help group

同じ課題や悩みを抱える人たちが集まり，意見を交換し合い，お互いサポートし合うグループ．＝自助集団 📖 栄養教育論，公衆栄養学

セルフモニタリング
self-monitoring

行動技法の一つ．自分の行動を観察して記録すること．認知行動療法，社会的認知理論を基礎とする技法．＝自己監視法 ➡行動技法(こうどうぎほう) 📖 栄養教育論

セレン欠乏症
ーけつぼうしょう

selenium deficiency

ミネラル欠乏症の一つ．市販の微量元

素製剤にセレンが含まれていないことから，中心静脈栄養時に欠乏するリスクがある．克山病(心筋障害)，下肢の筋肉痛や皮膚の乾燥が見られる． 臨床栄養学

遷延性植物状態
せんえんせいしょくぶつじょうたい
persistent vegetative state
運動，知覚機能，精神機能は障害されているが，脳の電気活動は存在し，呼吸・循環は保たれている状態．自力移動・自力摂食不能，尿・便は失禁状態である．広範な大脳皮質および白質の障害によるものと推測されている． 臨床栄養学

潜函病
せんかんびょう
➡減圧症(げんあつしょう)

前期高齢者
ぜんきこうれいしゃ
young old
65〜74歳の高齢者．➡後期高齢者(こうきこうれいしゃ) 臨床栄養学

先行刺激
せんこうしげき
➡S-R理論(エスアールりろん)

潜在性結核感染症
せんざいせいけっかくかんせんしょう
latent tuberculosis
発病していない結核感染状態． 臨床栄養学

洗浄機器
せんじょうきき
washer
大量の食品，食器器具などを均一にかつ確実に衛生的に洗浄できる各々専用の洗浄機． 給食経営管理論

全身性エリテマトーデス
ぜんしんせい－
systemic lupus erythematosus; SLE
寛解と増悪を繰り返す全身性の自己免疫疾患．妊娠可能な若い女性に多く発症する．抗二本鎖DNA抗体などの自己抗体や過剰な免疫複合体などにより，全身の臓器障害をきたす． 臨床栄養学

全身性炎症反応症候群
ぜんしんせいえんしょうはんのうしょうこうぐん
sytemic inflammatory response syndrome; SIRS
米国で新薬の臨床試験のために，菌血症患者の選択基準を1991年に定義したもの．菌血症をはじめ，真菌血症，ウイルス，外傷，熱傷，膵炎，手術後などの種々の侵襲を誘引とする全身性炎症反応． 臨床栄養学

全身性強皮症／進行性全身性強皮症
ぜんしんせいきょうひしょう／しんこうせいぜんしんせいきょうひしょう
systemic sclerosis; SS／progressive systemic sclerosis, PSS
結合組織の線維化により，皮膚の硬化が四肢末端や顔から始まり体幹へ拡がる自己免疫疾患．また，消化管壁や肺

の線維化をきたす． 📖 臨床栄養学

全身低体温症
ぜんしんていたいおんしょう
➡寒冷傷害(かんれいしょうがい)

疝痛
せんつう
colicky pain
腹部に発作的に始まる激烈な疼痛．胆石発作，尿路結石，腸閉塞などで見られる． 📖 臨床栄養学

前提要因
ぜんていよういん
predisposing factors
プリシード・フレームワークの第3段階(教育・エコロジカルアセスメント)における要因の一つ．対象者が行動を起こそうと決心するための条件．知識，意識，信念，態度，価値観が含まれる．＝準備要因 📖 公衆栄養学

先天性アミノ酸代謝異常
せんてんせいーさんたいしゃいじょう
congenital disorders of amino acid metabolism
先天性代謝異常症の分類の一つ．フェニルケトン尿症，ホモシスチン尿症，メープルシロップ尿症(楓糖尿症)，チロシン血症など． 📖 臨床栄養学

先天性代謝異常
せんてんせいたいしゃいじょう
inborn errors of metabolism
生体内の代謝酵素の先天性遺伝子異常により，代謝経路の特定過程が正常に機能しない結果，未代謝物質の体内蓄積や必要物質の不足により発現．フェニルケトン尿症，ホモシスチン尿症，メープルシロップ尿症，ガラクトース血症，クレチン病，副腎皮質過形成など約5,000種．わが国では，1977年から新生児マス・スクリーニングを全出生児に実施されている． 📖 応用栄養学，臨床栄養学

セントラルキッチンシステム
central kitchen system
集中調理をする1か所の厨房(メインキッチン，またはセントラルキッチン)から，複数の食事を調理済みで送る生産管理システム．供給される側に厨房(サテライトキッチン)を設け，一部の調理や再加熱を行う場合もある． 📖 給食経営管理論

専門職
せんもんしょく
profession
ある分野の学術・技術・技能に対して特殊の能力をもち，そのことを公言し，社会に応用および実践することを職業としている者．専門性を職業にするためには，①その行為が自分の生計を維持するための継続的活動であること，②社会の存続と発展に寄与すること，③その者が人格的価値を備えていること，が必要となる．ある分野で高度の知識や能力をもった者である専門家(expert)とは異なる．＝専門職業人 📖 導入教育

専門職業人
せんもんしょくぎょうじん
➡専門職(せんもんしょく)

──[そ]──

総エネルギー消費量
そう-しょうひりょう

total energy expenditure; TEE

おおよそ基礎代謝量(60%)，食事誘発性体熱産生(10%)，運動(0〜5%)，運動以外の身体活動(25〜30%)で構成．TEE＝基礎代謝量(BMR)＋食事誘発性体熱産生＋身体活動．➡基礎代謝量(きそたいしゃりょう)，食事誘発性体熱産生(しょくじゆうはつせいたいねつさんせい)，身体活動(しんたいかつどう) 📖 食事摂取基準

総括的評価
そうかつてきひょうか

summative evaluation

学習者の変化である影響評価と結果評価を要約(summary)した評価． 📖 栄養教育論

相関係数
そうかんけいすう

correlation coefficient

1つの集団において2つの変数を測定したとして，その2つの変数の分布の関連の強さを表現するための統計量．−1から＋1の範囲を取る．−1の場合は完全な負の相関があり，0の場合は相関がまったくなく，＋1の場合は完全な正の相関があるとみなす．多くの種類があり，ピアソンの積率相関係数とスピアマンの順位相関係数が代表的． 📖 食事摂取基準

早期新生児期
そうきしんせいじき

➡新生児・乳児期(しんせいじにゅうじき)

早期ダンピング
そうき-

early dumping

ダンピング症候群の一つ．食後30分以内に発汗，頻脈，顔面紅潮，悪心・嘔吐，下痢などが現れ，60〜90分で消失する．胃の切除により高濃度の食物が大量，急速に小腸に流入するため，自律神経反射，末梢血管拡張，細胞外液の腸管内への流入をきたし，循環血液量の減少や腸管の蠕動運動の亢進が引き起こされることが原因と考えられる．➡ダンピング症候群(-しょうこうぐん) 📖 臨床栄養学

臓器の移植に関する法律
ぞうき-いしょく-かん-ほうりつ

The Low on Organ Transplantation

2009年と2010年に改正された臓器移植に関する法律．脳死体からの臓器の摘出については本人の意思表示とともに家族の承諾を求めている． 📖 導入教育

造血幹細胞移植
ぞうけつかんさいぼういしょく

hematopoietic stem cell transplantation

白血病細胞を根絶し，正常造血機構の回復を目的とした白血病の治療手段．抗がん薬や放射線照射で白血病細胞を駆逐した後に，HLAの適合した健康人からの骨髄細胞や臍帯血細胞などを移植する． 📖 臨床栄養学

総合衛生管理製造過程
そうごうえいせいかんりせいぞうかてい

sanitation standard operating procedure; SSOP
衛生標準作業手順のこと．HACCP導入のための前提条件となる一般的に実施する衛生的な作業の手順を標準化して示す．🔲 給食経営管理論

総合的栄養評価
そうごうてきえいようひょうか
➡予後栄養アセスメント(よごえいよう－)

総合評価
そうごうひょうか
general evaluation / comprehensive evaluation
実施計画が対象者にとって適当であったかどうかを総合的に評価すること．具体的には，企画評価，経過評価，影響評価，結果評価などを総合して評価すること．＝総合的評価 🔲 栄養ケア・マネジメント，栄養教育論

総合品質
そうごうひんしつ
total quality
設計品質と適合品質．2つの品質の評価によって総合品質が評価される．高水準の総合品質は，高い顧客満足を生む．🔲 給食経営管理論

相互決定主義
そうごけっていしゅぎ
reciprocal determinism
社会的認知理論の主要な構成要素の一つ．人間の行動は，個人や集団の認知（個人的要因）と，環境の3つが相互に関連し合って決定づけられるという考え方．🔲 栄養教育論

巣状糸球体硬化症
そうじょうしきゅうたいこうかしょう
focal glomerulosclerosis
慢性糸球体腎炎の一つ．メサンギウム領域に硝子様物質が広範に沈着することにより，血管内腔が狭小化する．ネフローゼ症候群を呈し，緩徐に進行し腎不全に至る．🔲 臨床栄養学

増殖前網膜症
ぞうしょくぜんもうまくしょう
preproliferative diabetic retinopathy
糖尿病網膜症の第3期．毛細血管の閉塞により，網膜に虚血部分を生じる．出血・白斑が拡大．➡糖尿病網膜症（とうにょうびょうもうまくしょう）🔲 臨床栄養学

増殖網膜症
ぞうしょくもうまくしょう
proliferative retinopathy
糖尿病網膜症の第4期．新生血管が破れ，網膜，硝子体に広汎な出血を認める．硝子体出血，網膜剥離は視力低下を生じる．➡糖尿病網膜症（とうにょうびょうもうまくしょう）🔲 臨床栄養学

総説
そうせつ
review
同じテーマについて報告された多くの原著論文をまとめ，そのテーマについて総合的に整理・評価した論文．＝レビュー 🔲 公衆栄養学

総胆管結石
そうたんかんけっせき

choledocholithiasis

総胆管に生じた胆石．結石が胆管内に嵌頓すると，急性閉塞性化膿性胆管炎をきたし，重篤になることがある．📖 臨床栄養学

総鉄結合能
そうてつけつごうのう

total iron binding capacity; TIBC

血清中のすべてのトランスフェリンと結合できる鉄の総量．鉄代謝に異常をきたす疾患やたんぱく質の栄養状態を早期に評価する検査項目として優れている．📖 臨床栄養学

総分岐鎖アミノ酸／チロシンモル比
そうぶんきさーさんーひ

branched chain amino acid to tyrosine ratio; BTR

簡易的なフィッシャー比．肝臓におけるアミノ酸代謝異常の状態を知る指標となる．➡フィッシャー比(ーひ) 📖 栄養ケア・マネジメント

層別
そうべつ

stratification

収集したデータをいくつかの層に分け，異なる層，層のなかの分布を知り，ばらつきの原因を探ること．📖 給食経営管理論

総リンパ球数
そうーきゅうすう

total lymphocyte count; TLC

血清中のリンパ球の総数．リンパ球が免疫機能を有するために，免疫疾患の診断や生体がもつ免役能の程度を知る指標として用いられる．📖 臨床栄養学

ソーシャルキャピタル
social capital

コミュニティ(地域社会)における相互信頼の水準や相互利益，相互扶助に対する規範の概念．人々が他人に対して抱く「信頼」，お互いさま，持ちつ持たれつといった言葉に象徴される「互酬性の規範」，人や組織の間の「ネットワーク(絆)」の3要素から構成される．＝社会関係資本 📖 栄養教育論

ソーシャルサポート
social support

対人関係の重要な機能の一つ．代表的な捉え方では，①情動的サポート，②評価的サポート，③道具的サポート，④情報的サポート，の4つに分類される．情動的サポートと評価的サポートを合わせて情緒的サポート，道具的サポートと情報的サポートを合わせて手段的サポートと表現する場合もある．📖 栄養教育論

ソーシャルスキルトレーニング
➡社会技術訓練(しゃかいぎじゅつくんれん)

ソーシャルネットワーク
social network

人と人との社会的なつながり(対人関係)．資源や支援をお互いにやり取りしたり，お互いに親しみを表したり，

ネットワーク内の各メンバーがお互いをよく知っていたり、また年齢や社会経済的状況が似ているなどの特徴がある. 📖 栄養教育論

ソーシャルマーケティング
social marketing
商業マーケティングの方法論を，行政，医療，福祉，教育関連の非営利組織の活動に適用すること，あるいは企業の社会的責任の達成に関する活動に適用すること. 📖 栄養教育論

SOAP
ソープ
栄養ケア・マネジメントを実施する際の記録課程を示したもの. ①主観的情報(subjective data), ②客観的情報(objective data), ③アセスメント(assessment), ④プラン(plan), の4つの段階から構成される. 📖 臨床栄養学

ゾーニング
zoning
建築などの設計において，用途などの性質によって空間を区分・区画すること. 📖 給食経営管理論

足関節上腕血圧比検査
そくかんせつじょうわんけつあつひけんさ
ankle brachial pressure index test
足首と上腕の血圧を測定し，その比率を計算し，動脈硬化の進行度や，血管の狭窄や閉塞などを推定する検査. 📖 臨床栄養学

測定誤差
そくていごさ
measurement error
測定値と真値のずれ. 系統誤差と偶然誤差に分けられる. ➡真値(しんち), 系統誤差(けいとうごさ), 偶然誤差(ぐうぜんごさ) 📖 食事摂取基準

測定値
そくていち
measured value
測定値には必ず測定誤差が存在. 測定値＝真値＋(系統誤差＋偶然誤差). ただし，真値も系統誤差も偶然誤差も正だけでなく，負の値も取りうることに注意. ➡測定誤差(そくていごさ), 真値(しんち), 系統誤差(けいとうごさ), 偶然誤差(ぐうぜんごさ) 📖 食事摂取基準

続発性骨粗鬆症
ぞくはつせいこつそしょうしょう
secondary osteoporosis
副甲状腺機能亢進症，クッシング症候群，糖尿病など他の疾患に伴うものや，薬剤，不動性などによる骨粗鬆症. 📖 臨床栄養学

続発性ネフローゼ症候群
ぞくはつせいーしょうこうぐん
secondary nephrotic syndrome
全身性エリテマトーデスなどの自己免疫疾患，感染症や悪性腫瘍，薬剤により引き起こされるネフローゼ症候群. 📖 臨床栄養学

咀嚼・嚥下障害
そしゃくえんげしょうがい
➡摂食・嚥下障害(せっしょくえんげしょ

うがい)

粗摂取量
そせっしゅりょう
crude intake
食事調査より得られた加工や調整されていないそのまま（粗）の食品や栄養素の摂取量．⇨ 公衆栄養学

速筋線維
そっきんせんい
➡骨格筋線維（こっかくきんせんい）

速効型インスリン分泌促進薬
そっこうがた-ぶんぴつそくしんやく
rapid insulin secretagogue
経口血糖降下薬の一つ．インスリン分泌を促進し，服用後短時間で血糖降下作用を示す．毎食直前に服用し，食後高血糖改善に有用である．⇨ 臨床栄養学

卒後教育
そつごきょういく
post graduation education
生涯にわたって最新の情報を求め，真実を追求するための学習の機会．管理栄養士の指導は，専門職業人としての倫理のもとで，科学的かつ高度な技術を駆使した食と栄養の指導でなければならず，そのためには卒後教育などによる学習を怠ることは許されない．⇨ 導入教育

損益計算書
そんえきけいさんしょ
profit and loss statement; P/L
企業の一定期間（通常1年間）における経営成績を表したもの．損益計算書では「収益－費用＝利益」という計算を5段階に分けて，どの段階で費用が生じ利益を得たのかが明らかとなり，企業の経営状況が分かる．➡財務諸表（ざいむしょひょう）⇨ 給食経営管理論

損益分岐点
そんえきぶんきてん
break-even point
売上高（収入）と総費用（支出）が等しくなり，経常利益が0（ゼロ）になる点．この点を上回れば利益が出て，下回れば損失が出る．この損益分岐点がさす売上高を損益分岐点売上高という．⇨ 給食経営管理論

損益分岐点比率
そんえきぶんきてんひりつ
break-even point rate
実際の売上高に対する損益分岐点売上高の割合．損益分岐点売上高〔固定費÷[1－（変動費÷売上高）]〕÷売上高×100で算出．損益分岐点比率が低いほど収益構造はよい．⇨ 給食経営管理論

損益分岐点分析
そんえきぶんきてんぶんせき
break-even point analysis
損益分岐点を把握し，売上がどのようになると利益が出るかなどの分析．⇨ 給食経営管理論

尊厳死
そんげんし
death with dignity
消極的に延命医療を中断し，苦痛を除

いて安らかな自然死を迎えることをさす．米国やフランスをはじめ多くの国で法制化されている．➡安楽死（あんらくし） 📖 導入教育

——[た]——

ターゲティング
targeting
各々のセグメントに合った標的市場（ターゲットとする消費者層）を定め，戦略と戦術をたてること．📖 給食経営管理論

タール便
ーべん
tarry stool
タール状の真っ黒でネバネバした便．出血した血液中のヘモグロビンが，胃酸によりコーヒー色の塩酸ヘマチンに変化するため，下血はタール便となる．吐血では，コーヒー残渣様〜黒色の吐物となる．📖 臨床栄養学

ダイアライザー
dialyzer
血液透析の装置．膜を介して，血液を浄化する．➡血液透析（けつえきとうせき） 📖 臨床栄養学

体位基準値
たいいきじゅんち
reference physique
将来の国民の身長，体重について，推計値ではなく，現在得られる最新のデータをもとに設定した値．性および年齢階級別に，基準身長，基準体重が設定されている．＝基準体位 📖 食事摂取基準

第一呼吸
だいいちこきゅう
first breath
新生児が娩出後，最初に行う呼吸．体内に蓄積した二酸化炭素による呼吸中枢刺激，さらに外界の寒冷刺激などによって肺胞が拡張して起こる．📖 応用栄養学

第1次国民健康づくり対策
だいいちじこくみんけんこう－たいさく
First Measure for National Health Promotion
1978年より開始された国による健康づくり対策．基本的な考え方は「生涯を通じる健康づくりの推進」として，成人病（生活習慣病）予防のための一次予防の推進を図ることを目的に，健康づくりの三要素（栄養・運動・休養）による健康増進事業が推進された．➡健康づくり対策（けんこう－たいさく） 📖 導入教育，公衆栄養学

第一反抗期
だいいちはんこうき
➡反抗期（はんこうき）

退院支援チーム
たいいんしえん－
discharge support team
病院で医療を受けた患者に対して，退院後も入院時と同様な治療が継続できるように，さまざまな面から指導，支援する医療チーム．📖 臨床栄養学

退院時要約
たいいんじようやく
summary
問題志向型診療録のうち，入院中の治療経過をまとめ，入院中の未解決問題や今後も治療が必要な内容を記載したもの．➡問題志向型診療録(もんだいしこうがたしんりょうろく) 📖 臨床栄養学

体温
たいおん
body temperature
体温中枢によりセットされた体腔内の温度(体腔温)．体内での熱産生と熱放散のバランスにより，通常は37℃前後に保たれている．口腔，腋窩(脇の下)あるいは直腸内で測定する． 📖 臨床栄養学

体温調節機構
たいおんちょうせつきこう
system of body temperature regulation
体温調節中枢は，視床下部の前部の温中枢と後部の冷中枢に区分．温中枢刺激で体熱放散反応が起こり，破壊されると体熱放散反応が起こらない．冷中枢刺激でふるえ，血管収縮，代謝亢進などの体熱産生反応が起こり，破壊されると体熱産生反応が起こらない．体温調節中枢は，皮膚の温度感覚受容器からの情報と視床下部の血液温度変化に応じて興奮する． 📖 応用栄養学

体温調節中枢
たいおんちょうせつちゅうすう
heat regulatory center
体温調節中枢(冷中枢・温中枢)は，視床下部に局在．皮膚にある温度感覚受容器からの温度刺激は知覚神経を介して脊髄後根に伝わり，脊髄視床路を経て視床下部に到達する． 📖 応用栄養学

体温調節反応
たいおんちょうせつはんのう
thermoregulatory response
体温を維持する反応．自律性体温調節反応と行動性体温調節反応に分けられる．➡自律性体温調節反応(じりつせいたいおんちょうせつはんのう)，行動性体温調節反応(こうどうせいたいおんちょうせつはんのう) 📖 応用栄養学

胎芽
たいが
embryo
ヒトとしての形が形成されていない妊娠満7週までの胎内胚の呼称． 📖 応用栄養学

体格指数
たいかくしすう
➡ BMI(ビーエムアイ)

体腔液
たいくうえき
celomic fluid
胸腔，腹腔，心嚢腔，関節腔や脳脊髄腔など体腔内に存在する体液．体液全体に占める割合は1〜1.5％と小さい． 📖 臨床栄養学

大血管症
だいけっかんしょう
macroangiopathy
糖尿病の慢性合併症の一つ．脂質異常

症，高血圧，肥満など他の危険因子とともに，冠動脈疾患(心筋梗塞，狭心症)，下肢の動脈硬化症を生じる．📖 臨床栄養学

第3次国民健康づくり対策
だいさんじこくみんけんこう－たいさく
➡健康日本21(けんこうにっぽん－)，健康づくり対策(けんこう－たいさく)

胎児
たいじ
fetus
妊娠満8週から出生までの胎内児の呼称．📖 応用栄養学

胎児アルコール症候群
たいじ－しょうこうぐん
fetal alcohol syndrome; FAS
妊娠中の母親の習慣的なアルコール摂取によって胎児に発症．症状は，発達障害，行動障害，学習障害など．📖 応用栄養学

胎児付属物
たいじふぞくぶつ
appendages of the fetus
胎盤，卵膜，臍帯，羊水の総称．胎児分娩後に排出(娩出)される．📖 応用栄養学

体脂肪率
たいしぼうりつ
body fat percentage / body fat rate
体重に対する体脂肪の割合．測定法には生体の電気抵抗より推定して求めるインピーダンス法，上腕背側部皮下脂肪厚・肩甲骨下端部皮下脂肪厚を用いた体脂肪率算出式より求める方法などがある．📖 栄養ケア・マネジメント

貸借対照表
たいしゃくたいしょうひょう
balance sheet; B/L
企業の期末(決算日)における財政状態を示すもの．借方(資産)と貸方(負債，純資産)のバランスを見る．➡財務諸表(ざいむしょひょう) 📖 給食経営管理論

代謝性アシドーシス
たいしゃせい－
metabolic acidosis
体内で乳酸やケトン体などの酸が過剰に産生された場合(糖尿病など)，腎からの酸排泄が障害された場合(腎不全)，重炭酸イオンが大量に喪失した場合に発症．血中重炭酸イオン濃度は低下する．呼吸数が増加して二酸化炭素を排出する代償反応が生じ，血中二酸化炭素分圧は低下する．➡アシドーシス 📖 臨床栄養学

代謝性アルカローシス
たいしゃせい－
metabolic alkalosis
嘔吐による胃酸の喪失や利尿薬投与による尿中への酸の喪失によって発症．血中の重炭酸イオン濃度は増加する．➡アルカローシス 📖 臨床栄養学

代謝不関域
たいしゃふかんいき
temperature zone independent of metabolism / metabolism independent zone (range)

ふるえ熱産生や発汗を起こさずに，皮膚血流の調節だけで体熱の出納をゼロに維持できる生体の温度範囲．＝中和温域（thermoneutral zone） 📖 応用栄養学

体周囲長
たいしゅういちょう
body circumference
体の各部位における周囲の長さ．へそ周囲長は，メタボリックシンドロームのリスクの有無を判断する指標として利用される． 📖 栄養ケア・マネジメント

体重減少
たいじゅうげんしょう
weight loss
栄養状態の低下の指標．平常時の体重に対して週に3％以上，1か月間で5％以上，3か月間で7.5％以上，6か月間で10％以上の体重減少が起こっている場合に栄養低下と判定する． 📖 栄養ケア・マネジメント

体重減少率
たいじゅうげんしょうりつ
% loss of body weight; % LBW
（平常時体重－現在の体重）÷平常時体重×100（％）で算出．栄養不良のリスク判定に用いられる． 📖 臨床栄養学，栄養ケア・マネジメント

体重増加
たいじゅうぞうか
weight gain
体重が増加すること．エネルギーの過剰摂取などが要因となる． 📖 栄養ケア・マネジメント

代償性肝硬変
だいしょうせいかんこうへん
compensated liver cirrhosis
自他覚症状がほとんど見られない初期の肝硬変． 📖 臨床栄養学

対象特性別食生活指針
たいしょうとくせいべつしょくせいかつししん
1990年に策定された，ライフステージの特性に応じた栄養面の特徴および食生活における問題点を踏まえた具体的な食生活の目標を示した食生活指針．対象の特性として，成人病（現在の生活習慣病に該当）予防，成長（発育）期，女性（母性を含む），高齢者について示されている． 📖 公衆栄養学

大腸菌群簡易検出紙法
だいちょうきんぐんかんいけんしゅつしほう
paper strip method
衛生検査の一つ．培地成分を吸収，乾燥，滅菌した1枚の細長い濾紙片（ストリップ）を用いる．培養後の濾紙片に赤色斑があればそこに菌が発育していることを示し，赤色斑の数を数えて評価する．簡便な方法で，短時間に処理が可能であり，経済的である．＝ペーパーストリップ法 📖 給食経営管理論

大腸憩室炎
だいちょうけいしつえん
colon diverticulitis
憩室とは大腸壁の弱い部分にできるポケット．高齢者ではS状結腸と下行結腸に多発．炎症を起こすと腸内出血

や穿孔を認める． 応用栄養学

第2次国民健康づくり対策
だいにじこくみんけんこうーたいさく
Second Measure for National Health Promotion
1988年より開始された国による健康づくり対策．「アクティブ80ヘルスプラン」として，生涯を通じる健康づくりの推進，健康づくりの基盤整備，健康づくりの啓発普及の3点を柱とする「国民健康づくり対策」が定められ，これまでの施策が拡充された． ➡健康づくり対策（けんこう−たいさく） 導入教育

第2次食育推進基本計画
だいにじしょくいくすいしんきほんけいかく
Second Basic Program for *Shokuiku* Promotion
2011年3月に策定された，2011〜2015年度の5年間を期間とする国の食育推進計画．実施している市町村の割合を2015年度までに100％とするという目標値が示されたことにより，多くの自治体で新しい食育推進計画の作成や見直しが行われることが期待される． 公衆栄養学

第二次性徴
だいにじせいちょう
secondary sex character
思春期に出現する性成熟．男性では声変わり，筋骨の発達など，女性では乳房発達，初経などが発現する． 応用栄養学，栄養教育論

第二発育急進期
だいにはついくきゅうしんき
➡発育スパート（はついく−）

第二反抗期
だいにはんこうき
➡反抗期（はんこうき）

体熱産生
たいねつさんせい
heat production
低温環境では，皮膚温度感覚受容器（冷点）の刺激が知覚神経を介して脊髄後根に伝わり，脊髄視床路を経て視床下部の体温調節中枢（冷中枢）に到達．この刺激は大脳皮質に伝わり，冷感として認知される．また，体温調節中枢（冷中枢）の刺激により，甲状腺ホルモン，副腎皮質ホルモンやアドレナリン分泌が亢進し，細胞内の物質代謝が亢進する．皮膚血管は収縮し体熱の放散は抑制される． 応用栄養学

体熱放散
たいねつほうさん
heat dissipation (loss)
高温環境では，皮膚温度感覚受容器（温点）の刺激が知覚神経を介して脊髄後根に伝わり，脊髄視床路を経て視床下部の体温調節中枢（温中枢）に到達．この刺激は大脳皮質に伝わり，温感として認知される．また，体温調節中枢（温中枢）の刺激により，皮膚血管は拡張し，皮膚の血流量が増加して体熱放散が促進し，発汗による水分の蒸発が増加する． 応用栄養学

大脳辺縁系
だいのうへんえんけい

limbic system

大脳皮質の新皮質に対して，系統発生的に古い旧皮質，古皮質からなり，摂食行動，性行動，情動などの個体の維持や種族保存など，生命活動の基本的中枢として機能．📖 応用栄養学

胎盤
たいばん

placenta

妊娠15～16週ごろに構造・機能が完成する胎児付属物．機能は，胎児への酸素および栄養の供給，母体側への老廃物運搬のほか，エストロゲン，プロゲステロン，ヒト絨毛性ゴナドトロピン，ヒト胎盤性ラクトゲンなど，胎児発育・成長，妊娠維持，乳腺成長促進などに関係するホルモンの産生を行う．📖 応用栄養学

対面カウンター盛り付け
たいめんーもーつー

喫食者の対面で料理を盛り付けながら手渡す方式．配膳と配食が同時に行われるため温度管理，衛生管理がしやすい．📖 給食経営管理論

耐容上限量
たいようじょうげんりょう

tolerable upper intake level; UL

ある母集団に属するほとんどすべての人々が，健康障害をもたらす危険がないとみなされる習慣的な摂取量の上限を与える量．ここでの健康障害とは，過剰摂取によって生じる健康障害（過剰症）であり，不足による健康障害（欠乏症）は含まない．📖 食事摂取基準

代理摂食
だいりせっしょく

eating as diversion

摂食パターンの異常の一つ．空腹感がないのに過食をしてしまう．肥満の原因となる．📖 臨床栄養学

代理的経験
だいりてきけいけん

➡モデリング

大量調理
たいりょうちょうり

large scale cooking

給食施設などにおいて大量の食材料を扱い，大型機器類を使用して調理・加工する過程．📖 給食経営管理論

大量調理施設衛生管理マニュアル
たいりょうちょうりしせつえいせいかんりー

The Sanitary Management of Large Scale Cooking Facilities Manual

大規模食中毒対策として定められた大量調理施設における衛生管理のマニュアル．厚生労働省医薬食品局から通知されている．📖 給食経営管理論

体力
たいりょく

physical fitness

身体的な体力と精神的な体力．行動体力と防衛体力に分類．行動体力は，外界へ働きかける体力であり，健康・体力づくりのための運動では筋力と有酸素的全身持久力を重視する．防衛体力

タウンミーティング
town meeting
一般住民と政治家や行政(地方自治体など)による非公式な討論会.講演やシンポジウムとは異なり,住民は質問したり,意見を自由に述べることが可能で,政治家や行政はそれに対して回答したり,住民と意見のやりとりをする.こうしたなかで住民が地域の政策に興味をもち,自分の意見が反映されることにより,住民が主体的に活動する,住民参加によるまちづくりへとつながる. 公衆栄養学

ダウンレギュレート
down regulation
作用物質に対する細胞膜上の受容体の数が,作用物質の濃度が上昇するに従って減少していくことなどにより,その経路が抑制されること. 臨床栄養学

他記式
たきしき
質問調査の一つ.調査者は質問を読み上げ,対象者からの回答を書き留める方法.面接法,電話法がある.＝他計式 公衆栄養学

他計式
たけいしき
➡他記式(たきしき)

(冒頭)は外界からの種々のストレッサーに対抗する体力のことをさす. 応用栄養学,公衆栄養学

多剤耐性結核菌
たざいたいせいけっかくきん
multidrug-resistant tubercle bacillus
イソニアジドとリファンピシンの両方に耐性の結核菌. 臨床栄養学

多剤併用治療(結核)
たざいへいようちりょう
combination chemotherapy (tuberculosis)
一般的な結核の多剤併用治療として,イソニアジド(INH),リファンピシン(RFP),エタンブトール(EB),ピラジナミド(PZA)を投与する. 臨床栄養学

多臓器不全
たぞうきふぜん
multiple organ failure; MOF
複数の臓器が機能不全に陥った状態. 臨床栄養学

脱灰能
だっかいのう
demineralizing ability
食品停滞量と酸産生量の積.高いものほど,う歯になりやすい. 応用栄養学

脱共役たんぱく質-1
だつきょうやく-しつワン
uncoupling protein 1; UCP-1
エネルギー代謝に関係するミトコンドリア内で熱産生に関与するたんぱく質. 臨床栄養学

DASH食
ダッシュしょく

Dietary Approaches to Stop Hypertension; DASH

米国で、高血圧予防のために開発された栄養食事療法．果物、野菜を多く摂取するとともに、低脂肪の乳製品、全粒穀類の摂取を増やし、脂肪、菓子、赤身肉を減らす食事スタイル．🔲 公衆栄養学

脱水
だっすい
dehydration
体内の細胞外液量が減少した状態．高張性脱水、等張性脱水、低張性脱水がある．🔲 臨床栄養学

妥当性
だとうせい
➡正確度（せいかくど）

妥当性研究
だとうせいけんきゅう
validation study
測定した値が真値を的確に捉えているかどうか（妥当性、正確度）を検討するために行う研究．どの食事調査法を用いればよいかは、その調査法の妥当性と再現性（信頼性、精確度）を検討した研究論文で判断できる．➡測定値（そくていち）、真値（しんち）、正確度（せいかくど）、精確度（せいかくど） 🔲 食事摂取基準

棚卸し
たなおろ－
inventory
在庫量の調査．🔲 給食経営管理論

棚卸高
たなおろしだか
inventory
月末など定期的に期末の原材料等の在庫の数量を調査し、その数量に仕入単価を乗じて計算した総額．🔲 給食経営管理論

多尿
たにょう
polyuria
1日の尿量が3,000mLを超える場合．🔲 臨床栄養学

楽しく食べるこどもに～食からはじまる健やかガイド～
たの－た－しょく－すこ－
2004年に厚生労働省の「食を通じた子どもの健全育成（いわゆる「食育」の視点から）のあり方に関する検討会報告書」として示されたもの．🔲 栄養教育論

多発性神経障害
たはつせいしんけいしょうがい
polyneuropathy
糖尿病の慢性合併症の一つ．主として下肢のしびれ、疼痛、異常感覚、感覚低下、振動覚低下、腱反射低下などの感覚神経障害と発汗異常、起立性低血圧、便秘、下痢、直腸膀胱障害などの自律神経障害がある．🔲 臨床栄養学

WHO
ダブリュエイチオ
➡世界保健機関（せかいほけんきかん）

多目的コホート研究
たもくてきーけんきゅう
Japan Public Health Center-based Prospective Study; JPHC Study
わが国の代表的なコホート研究の一つ．国立がん研究センターと全国11保健所，国立循環器病研究センター，大学，研究機関などが共同で，約10万人の地域住民の生活習慣や健康に関する情報，血液データなどから，どのような生活習慣をもつ人ががん，脳卒中，心筋梗塞，糖尿病などに罹患しやすいか，10年以上の長期にわたって継続的に追跡調査を行っている．📖 公衆栄養学

単位作業
たんいさぎょう
work unit
作業研究の一つである作業測定（タイムスタディ）において，作業を分割して調査する場合の単位．一つの作業目的を遂行する最小の作業区分．📖 給食経営管理論

単一献立方式
たんいつこんだてほうしき
nonselection menu system
主食，主菜，副菜などを組み合わせて提供する方式．定食型の献立を1種類だけ提供する．📖 給食経営管理論

単価契約方式
たんかけいやくほうしき
unit-price contract
競争入札や相見積もりにより，期間内に購入する食材料の品目別の単価を事前に決定して契約する方法．調味料や缶詰など単価が安定していて使用頻度が高く，使用量が多い食材料の購入に用いられる．契約においては前年度における品目別購入量の実績など，購入予定数量が想定できることが必要である．📖 給食経営管理論

胆管炎
たんかんえん
cholangitis
総胆管結石，胆管癌，膵頭部癌などにより総胆管が閉塞し，胆汁がうっ滞するとそれに細菌感染が加わり発症．上腹部痛，悪寒を伴う高熱，著明な黄疸が見られる．重篤な場合は，敗血症や播種性血管内凝固症候群をきたし死に至る．📖 臨床栄養学

短期目標
たんきもくひょう
short-term target
プログラムの実施によって達成される目標を時系列で表現した場合に，比較的に短期間で達成される目標のこと．たとえば，知識，スキル，態度などの学習目標が該当する．➡中期目標（ちゅうきもくひょう），長期目標（ちょうきもくひょう） 📖 栄養教育論，栄養ケア・マネジメント，臨床栄養学，公衆栄養学

探索反射
たんさくはんしゃ
what-is-it reflex
原始反射の一つで，空腹新生児に乳房が触れるとその方向に顔を向け，口を開いて口唇をとがらせて乳首を捉えようとする反射．➡捕捉反射（ほそくはんしゃ），吸啜反射（きゅうてつはんしゃ），

嚥下反射（えんげはんしゃ）📖 応用栄養学

炭酸カルシウム石
たんさん-せき
➡胆石症（たんせきしょう）

単純性イレウス
たんじゅんせい-
simple obstruction
機械的イレウスの一つ．血流障害を伴わない．➡機械的イレウス（きかいてき-）📖 臨床栄養学

単純網膜症
たんじゅんもうまくしょう
simple retinopathy
糖尿病網膜症の初期段階（第2期）．毛細血管瘤，点状出血，白斑を認める．自覚症状はない．➡糖尿病網膜症（とうにょうびょうもうまくしょう）📖 臨床栄養学

単神経障害
たんしんけいしょうがい
mononeuropathy
1本の神経にのみ現れる障害．顔面神経麻痺や動眼神経麻痺，聴神経麻痺などがある．糖尿病神経障害の一つ．📖 臨床栄養学

胆石症
たんせきしょう
gallstone
胆石とは，胆囊あるいは胆管に生じた結石．主成分によって①コレステロール胆石（コレステロールが主成分），②色素結石（ビリルビンが主成分でビリルビンカルシウム石，黒色石）と③まれな胆石（炭酸カルシウム石，脂肪酸カルシウム石など），の3つに分類される．戦前の日本はビリルビンカルシウム石が多く認められたが，近年は約80％がコレステロール結石である．胆石症は男性よりも女性に多く見られ（男：女＝1：2〜3），特に中年以降の太った女性に多い．📖 臨床栄養学

胆石発作
たんせきほっさ
gallstone colic
胆石に関連する激しい腹痛（疝痛）．脂肪の多い食事を食べた後に心窩部から右上腹部にかけての疝痛が見られ，痛みは右肩に放散することも多い（放散痛）．📖 臨床栄養学

短腸症候群
たんちょうしょうこうぐん
short bowel syndrome
全小腸の50〜60％以上の大量（広範囲）切除により，消化吸収不全を呈した状態．吸収不全の機序は主に吸収面積の減少によるが，切除部位により吸収不全を生じる栄養素が異なる．クローン病，悪性腫瘍，腸捻転などによる小腸広範囲切除後に生じる．📖 臨床栄養学

胆囊炎
たんのうえん
cholecystitis
胆囊結石の存在あるいは／かつ胆囊収縮障害などにより，うっ滞した胆汁に細菌感染が加わり発症．一方，手術後など絶食期間が長く続くと胆汁がうっ

滞するため，胆嚢結石がなくても発症することがあり，これを無石胆嚢炎と呼ぶ．心窩部～右季肋部痛，発熱が見られる．軽度の黄疸を認めることも多い． 📖 臨床栄養学

胆嚢摘出術
たんのうてきしゅつじゅつ
cholecystectomy
胆石症，重症胆嚢炎，胆嚢癌などが対象．腹腔鏡下手術の場合は，1〜2日後から経口摂取が開始となり（分粥），全粥，普通食へと進める．開腹手術では1〜2日の静脈栄養の後，消化管に問題がなければ経口摂取が開始され，分粥，全粥と進める．いずれも術後2〜3か月までは低脂肪食を基本とする． 📖 臨床栄養学

たんぱく質・エネルギー栄養失調
ーしつーえいようしっちょう
protein-energy malnutrition; PEM
たんぱく質とエネルギーの不足が複合して生じる低栄養状態．たんぱく質とエネルギーの不足によるマラスムス型と主としてたんぱく質の不足によるクワシオルコル型，その他，混在型に分類される． ➡マラスムス，クワシオルコル 📖 栄養ケア・マネジメント，応用栄養学，臨床栄養学，公衆栄養学

たんぱく質節約効果
ーしつせつやくこうか
protein sparing effect
必要十分な炭水化物や微量元素の補給により，たんぱく質の分解を抑制すること． 📖 臨床栄養学

たんぱく質の必要量
ーしつーひつようりょう
protein requirement
健康の維持，増進，さらに疾病の治療に必要とされるたんぱく質の摂取量．健常人の場合は推奨量を参照にし，傷病者の場合はストレス係数やたんぱく質の吸収，代謝の変化率を考慮することが必要になる． 📖 臨床栄養学

たんぱく漏出性胃腸症
ーろうしゅつせいいちょうしょう
protein-losing gastroenteropathy
血漿中のたんぱく質（主にアルブミン）が，消化管粘膜より管腔内に漏出するために，低たんぱく血症をきたす症候群． 📖 臨床栄養学

ダンピング症候群
ーしょうこうぐん
dumping syndrome
胃切除後症候群で，食事開始後早々に出現．早期ダンピングと後期ダンピングがある． ➡早期ダンピング（そうきー），後期ダンピング（こうきー） 📖 臨床栄養学

――[ち]――

チアゾリジン薬
ーやく
thiazolidine
経口血糖降下薬の一つ．インスリン抵抗性改善作用がある．副作用に体重増加，浮腫があり，心不全例には使用しない． 📖 臨床栄養学

チアノーゼ
cyanosis
皮膚，粘膜，口唇が青紫色の状態．還元ヘモグロビン(酸素と結合していないヘモグロビン)が 5g/dL 以上に増加することによる．したがって貧血では起きにくい． 📖 臨床栄養学

地域栄養
ちいきえいよう
community nutrition
栄養関係のプログラムやサービスを実施する状況と実施団体の総称．米国においてしばしば用いられる． 📖 公衆栄養学

地域社会
ちいきしゃかい
➡コミュニティ

地域づくり型保健活動
ちいき－がたほけんかつどう
System Oriented Joyful Operation model; SOJO model
保健活動の到達目標を具体的なイメージとして共有し，健康的な地域の実現に向けて地域住民や多分野の人々が役割を果たす展開方法．「これからどのような公衆栄養活動を進めていくかを考える」といった，対象者から引き出した「めざす姿」を実現するための条件を検討する設定型の問題解決に有効なモデル． 📖 公衆栄養学

地域保健・健康増進事業報告
ちいきほけんけんこうぞうしんじぎょうほうこく
行政の業務報告の一つ．保健所および市区町村で実施されている地域保健事業と健康増進事業についての報告． 📖 公衆栄養学

地域保健法
ちいきほけんほう
Community Health Law
住民一人ひとりの健康の保持および増進を目的とする法律．1994(平成6)年に保健所法が見直され改正．1997(平成9)年4月から全面施行された． 📖 公衆栄養学

地域連携パス
ちいきれんけい－
regional alliance clinical pathways
地域の機関や専門職が連携して，地域医療で行うクリニカルパス．地域連携体制を進め，治療の効率化と患者の安心度が確保できる． 📖 臨床栄養学

チーム医療
－いりょう
team approached medicine
医療に従事する多種多様なスタッフが，それぞれの高い専門性を前提に，目的と情報を共有し，業務を分割しつつも互いに連携・補完し合い，患者の状況に的確に対応した医療を提供すること． 📖 臨床栄養学

チーム・ティーチング
team teaching; T.T.
複数の教師が授業を共同で行うこと． 📖 栄養教育論

チェーン・ストークス呼吸
－こきゅう

Cheyne-Stokes respiration
呼吸と無呼吸が交互に繰り返される呼吸様式．無呼吸の時間は，数秒～十数秒のことが多いが1分以上持続することもある．脳実質障害による意識障害，重症心疾患などで見られる．🕮 臨床栄養学

チェンジ・トーク
change talk
行動変容に抵抗を示すクライアントが話の途中で，自分自身の矛盾に気づき，変化を語る言葉を示す瞬間．動機づけ面接法においては，こうした話の内容が変化した瞬間を見逃さず，そこから話を展開していくことを重視している．🕮 栄養教育論

遅延性皮膚過敏反応
ちえんせいひふかびんはんのう
delayed cutaneous hypersensitivity
免疫機能検査の一つであり，栄養状態の評価指標．ツベルクリンを用いた方法では，発赤平均径10mm未満を軽度，5mm未満を中等度の栄養障害と判定する．🕮 栄養ケア・マネジメント

遅筋線維
ちきんせんい
slow muscle fiber / slow twitch fiber
骨格筋線維の一つ．収縮速度が遅く有酸素性エネルギー産生機構に優れている．➡骨格筋線維(こっかくきんせんい) 🕮 応用栄養学

地区組織活動
ちくそしきかつどう
➡コミュニティ・オーガニゼーション

地産地消
ちさんちしょう
locally produced and consumed
地域生産地域消費の略語で，地域で生産した食物を地域で消費すること．1980年代から農林水産省や農業関係者の間で使われはじめ，現在では，食の安全・安心，地域の産業育成，食育との関連で重視される．➡フード・マイル 🕮 栄養教育論

窒素出納
ちっそすいとう
nitrogen balance
摂取窒素量(食事や輸液からのたんぱく質摂取量)と排泄された窒素量(糞便，尿，皮膚の脱落など)の差．体たんぱく質の増減の指標となる．🕮 栄養ケア・マネジメント

窒素-たんぱく質換算係数
ちっそーしつかんさんけいすう
nitrogen-to-protein conversion factor
基準窒素量とアミノ酸組成によるたんぱく質量の関係を示す係数．これにより，食品中の窒素量を測定し，本係数を乗じることにより，正確なたんぱく質量が求められる．🕮 食事摂取基準

窒素中毒
ちっそちゅうどく
nitrogen poisoning
高深度潜水時に窒素－酸素高圧混合ガスを用いた場合にアルコール酩酊時と類似の症状が発現．症状は判断力，思考力などの低下，運動障害など．🕮 応用栄養学

窒素平衡
ちっそへいこう

nitrogen equilibrium

たんぱく質量を窒素量として測定し，窒素摂取量と尿素窒素排泄量が等しい状態．両者の差を調べることによって生体内の窒素代謝を間接的に知りうる方法であり，たんぱく質代謝の状態を反映する指標となる．📖 栄養ケア・マネジメント

知的障害
ちてきしょうがい

intellectual disability

知的機能の障害が発育期（おおむね18歳まで）に現れ，日常生活に支障が生じているため，何らかの特別の援助を必要とする状態にある者．発育期に生じ，頭脳を使う知的機能に支障・制約があり，適応行動に制約を伴う状態にある．📖 臨床栄養学，給食経営管理論

チャイルド・トゥ・チャイルドプログラム

child-to-child programme

健康や衛生に関する教育を受けた子どもが自分より幼い子どもや，友達，家族，隣人，地域社会へと働きかけ，子どもを起点として地域社会全体のQOLの向上をめざす活動．📖 栄養教育論

着床
ちゃくしょう

implantation

受精卵が子宮粘膜上皮に侵入して定着すること．これをもって妊娠が成立する．📖 応用栄養学

チャズツースコア

CHADS2 score

心房細動による心原性脳梗塞の予防のため考えられたスコア．脳卒中リスクや発症率などを大まかに予測できる．📖 臨床栄養学

チャネル

channel

情報を伝達する経路，すなわち手段や媒体．マーケティングの分野で使われる．📖 栄養教育論

中央値
ちゅうおうち

median

数値を小さい順に並べてちょうど中央の順位にくる値．中央が偶数となった場合は，その平均が中央値となる．＝50パーセンタイル ➡パーセンタイル 📖 食事摂取基準

中央配膳
ちゅうおうはいぜん

centralized tray-setting system

調理施設内の配膳エリアで1人分ずつ盛り付けを行い，配膳車で喫食者のもとに届ける方式．病院で多く採用されている．食数が増えるほど，盛り付け・配膳開始から終了までに時間を要するため，配膳・配食時間を考慮した作業計画を立て，保温食器，保温トレイ，温冷配膳車などを利用して適温での供食に配慮する必要がある．📖 給食経営管理論

厨芥
ちゅうかい

kitchen waste

厨房，台所から出る野菜のくずや食べ物の残りなどのごみ・生ごみ類．📖 給食経営管理論

中期目標
ちゅうきもくひょう

mid-range target / intermediate target

プログラムの実施によって達成される目標を時系列で表現した場合に，短期目標の達成を経て，その後に達成される目標のこと．たとえば，行動や生活習慣の定着などの行動目標，関係者との調整を経て実現される環境目標が該当する．➡短期目標(たんきもくひょう)，長期目標(ちょうきもくひょう) 📖 栄養教育論，栄養ケア・マネジメント，臨床栄養学，公衆栄養学

中心静脈栄養法
ちゅうしんじょうみゃくえいようほう

total parenteral nutrition; TPN

心臓に近い上大静脈や下大静脈などの中心静脈にカテーテルの先端を留置し，高濃度の栄養を補給する方法．＝高カロリー輸液 ➡経静脈栄養法(けいじょうみゃくえいようほう) 📖 臨床栄養学

中枢性抗コリン薬
ちゅうすうせいこう−やく

central anticholinergic drugs

パーキンソン症候群では，中枢性コリン作動性が亢進しているため，抗コリン作用を有するトリヘキシフェニジルが処方される．副作用として，認知機能低下が見られる．📖 臨床栄養学

中性脂肪
ちゅうせいしぼう

neutral fat

脂肪酸とグリセリンがエステル結合した脂質の一種．天然に見出される脂肪酸誘導体のなかでもっとも広く分布する．📖 臨床栄養学，導入教育，公衆栄養学

中和温域
ちゅうわおんいき

➡代謝不関域(たいしゃふかんいき)

長期目標
ちょうきもくひょう

long term target

プログラムの実施によって達成される目標を時系列で表現した場合に，短期目標，中期目標が達成された後，最終的に達成される目標のこと．健康状態やQOLなどの結果目標が該当する．➡短期目標(たんきもくひょう)，中期目標(ちゅうきもくひょう) 📖 栄養教育論，栄養ケア・マネジメント，臨床栄養学，公衆栄養学

超高齢社会
ちょうこうれいしゃかい

super aging society

総人口に占める65歳以上の者の割合が21％を超えた状態．➡高齢化社会(こうれいかしゃかい)，高齢社会(こうれいしゃかい) 📖 公衆栄養学

調査票による食事調査
ちょうさひょう−しょくじちょうさ

diet survey by questionnaire
過去1か月や1年など習慣的な食事摂取状況を調査票に記入する調査．食物摂取頻度調査法，食事歴法など． 📖 食事摂取基準

調停
ちょうてい
mediating
世界保健機関（WHO）ヘルスプロモーションにおける3つの前提条件の一つ．＝メディエイティング ➡オタワ憲章(-けんしょう) 📖 公衆栄養学

超低エネルギー食
ちょうてい-しょく
very low calorie diet; VLCD
エネルギー600kcal/日以下の食事．現在，低・無エネルギーで食物繊維素材が豊富な日本食化常食形態がある． 📖 臨床栄養学

超低出生体重児
ちょうていしゅっせいたいじゅうじ
extremely low birth weight infant; ELBW
新生児のうち，出生体重が1,000g未満の児．➡低出生体重児(ていしゅっせいたいじゅうじ) 📖 応用栄養学

腸内細菌叢
ちょうないさいきんそう
intestinal bacterial flora
大腸に常在する微生物の集団．健常成人で総菌数は便1gあたり100兆個，菌種はのべ100種類といわれている．腸内細菌は消化・吸収の促進，ビタミンの合成（B群，Kなど），免疫グロブリン産生の促進（免疫機能の促進），外来微生物の定着や増殖の阻止などの有益な作用をしている． 📖 臨床栄養学

重複障害
ちょうふくしょうがい
multiple disabilities
先天的に身体障害と知的障害等を併せもつ，また複数の種類の身体障害をもつこと． 📖 臨床栄養学

腸閉塞
ちょうへいそく
➡イレウス

調理工程
ちょうりこうてい
cooking process
食材料が人や設備機器類を介して料理に変換される生産活動の過程．原材料の下処理から料理のできあがりまでの過程をいい，下処理，主調理に区分され時間経過に伴う内容が示される． 📖 給食経営管理論

調理時間管理
ちょうりじかんかんり
cooking time management
原材料が料理になる過程である下処理，加熱，浸漬などの工程ごとに要する時間や，それらを合計した総時間（調理時間）の管理．安全な食事を効率的に提供するために必要な管理項目． 📖 給食経営管理論

調理損失
ちょうりそんしつ
cooking loss
調理過程で食品に含まれている栄養素

腸瘻
ちょうろう
intestinal fistula
栄養物や水分などを経口摂取できなくなった場合に、注入用チューブを通す瘻孔を十二指腸もしくは空腸に造設し、体外から十二指腸もしくは空腸へ栄養物や水分を注入する措置. ➡胃瘻（いろう） 📖 応用栄養学

直接訓練
ちょくせつくんれん
direct training
嚥下訓練の一つ. 間接訓練を開始した後、嚥下反射を認め誤嚥のリスクが低くなった場合に実施する食物を介した訓練. ➡嚥下訓練（えんげくんれん） 📖 応用栄養学

直系参謀組織
ちょっけいさんぼうそしき
➡ラインアンドスタッフ組織（-そしき）

直系組織
ちょっけいそしき
➡ライン組織（-そしき）

治療食の形態分類
ちりょうしょく-けいたいぶんるい
食事の硬軟や摂取タイミングなどの形態を基準に分類する方法. 常食軟菜、全粥食、七分粥食、五分粥食、三分粥食、流動食、刻み食、ミキサー（ブレンダー）食、とろみ（嚥下）食、頻回食などがある. 📖 臨床栄養学

チロシン血症
-けっしょう
tyrosinemia
先天性代謝異常の一つ. チロシン代謝に関わる酵素の異常により、チロシンとフェニルアラニンが増加する疾患で、発達遅延、肝腫大を生じる. 治療は、チロシン・フェニルアラニン制限食を投与する. 📖 臨床栄養学

チロシン・フェニルアラニン制限食
-せいげんしょく
➡チロシン血症（-けっしょう）

―［つ］―

痛風
つうふう
gout
体内の尿酸増加により尿酸結晶が析出し、急性関節炎、痛風結節、尿酸結石などを生じる疾患. 📖 臨床栄養学

痛風結節
つうふうけっせつ
tophus
尿酸結晶を結合組織が取り巻く形で、関節周囲や耳殻に痛風結節を生じる. 進行すると骨・関節の破壊が起こる. 📖 臨床栄養学

つきあい食い
-ぐ-
sociable eating
摂食パターンの異常の一つ. 食事に誘

われると空腹でないのにつきあってしまう．肥満の原因となる．🕮 臨床栄養学

ツルゴール
turgor
脱水時の身体所見として用いられるもので，皮膚弾力性を意味する．低張性脱水時に著明に低下することがある．🕮 臨床栄養学

つわり
morning sickness
妊娠初期の6週ごろから生じる悪心，嘔吐，食欲不振，嗜好の変化をはじめとした種々の症状．妊婦の約50%に見られるが，ほぼ妊娠16週までには軽快する．重篤化したものを妊娠悪阻という．食欲不振により栄養素摂取量が減少するため，摂取量充足よりも食べることを優先する．➡妊娠悪阻（にんしんおそ）🕮 応用栄養学

――[て]――

低圧環境
ていあつかんきょう
hypobaric environment
大気は，高度に依存して気圧，密度，温度，湿度が低下．平地に住む人が低圧環境に曝露されるのは，高地登山や気圧調節のない航空機での高空飛行時．低圧環境では，酸素分圧の低下による酸素欠乏状態（低酸素症）が問題となる．➡低酸素症（ていさんそしょう）🕮 応用栄養学

低アルブミン血症
ていーけっしょう
hypoalbuminemia
低たんぱく血症の一つ．血清中の総たんぱく質の60〜70%をアルブミンが占め，その濃度が低下すると，血管の膠質浸透圧が低下し浮腫が発生する．濃度低下の原因は，肝硬変による合成減少，ネフローゼ症候群による排泄増加，栄養不良や代謝亢進など．🕮 栄養ケア・マネジメント

T-T・T
ティーティーティー
➡時間－温度・許容限度（じかんおんどきょうようげんど）

DPP-4阻害薬
ディーピーピーフォーそがいやく
dipeptidyl peptidase-4 inhibitor
GLP-1〔小腸から分泌され，膵からのインスリン分泌を促進する消化管ホルモン（インクレチン）の一つ〕の分解・不活化を抑制することにより，GLP-1濃度を高め，インスリン分泌を促進し，血糖低下作用を示す薬剤．血糖低下作用は血糖依存性であり，単独服用では低血糖の可能性は少ない．体重が増加しにくい．🕮 臨床栄養学

低栄養
ていえいよう
malnutrition / undernutrition
食事摂取量の減少，栄養素の消化・吸収障害，栄養素の代謝障害，栄養素の必要量の増大，栄養素の喪失などが原因で，エネルギーや各種栄養素が不足している状態．たんぱく質・エネルギー

失調症と微量栄養素栄養失調症に分けられる．➡マラスムス，クワシオルコル 📖 応用栄養学，臨床栄養学

低温流通勧告
ていおんりゅうつうかんこく
➡コールドチェーン勧告（-かんこく）

低温流通食品
ていおんりゅうつうしょくひん
food distributed on cold chain
流通過程で低温管理を必要とするものの総称．低温とは常温より低い温度を示す．食品低温流通推進協議会による分類は次のとおり．①クーリング（常温から5℃まで）…クール食品：10～5℃の温度帯で流通するもの（cool），②チルド（5～-5℃まで）…チルド食品：5～-5℃の温度帯で流通（chilled），③フローズン（-15℃以下）…フローズン食品（冷凍食品）：-15℃以下で保存流通，④フローズンチルド食品：製造時凍結，流通段階でチルド食品として販売． 📖 給食経営管理論

低カリウム血症
てい－けっしょう
hypokalemia
血中カリウム（K）濃度3.5mEq/L以下をいう．①Kの摂取不足，②利尿薬による尿中へのK喪失，③下痢や嘔吐など消化管からのK喪失，④Kの細胞内への移動，による． 📖 臨床栄養学

低カルシウム血症
てい－けっしょう
hypocalcemia
血中カルシウム（Ca）8.5mg/dL以下をいう．①副甲状腺機能低下症，②ビタミンD欠乏症，③慢性腎不全，などで生じる． 📖 臨床栄養学

低カロリー食品
てい－しょくひん
low calorie food
100mLあたり20kcal未満の飲料および100gあたり40kcal未満の食品．＝カロリーオフ 📖 臨床栄養学

提供管理
ていきょうかんり
製品（食事）を利用者に渡すための管理体系．配膳・配食や食べる環境を整える過程を管理するものである．下膳といった喫食後の後始末も含まれる． 📖 給食経営管理論

抵抗
ていこう
resistance
クライアントが自分自身のなかの矛盾に気づいた時，その矛盾を認めず，行動変容に対して抵抗を示すこと．動機づけ面接法では，その抵抗を非難するのではなく，むしろ行動変容の動機に変えて話を進めていくことを提案している． 📖 栄養教育論

抵抗期
ていこうき
resistant phase
ストレッサーに対する生体の特異的反応の1段階．警告反応期の後の時期で，生体は防御機構を整えてさらに抵抗力を高めてストレスに順応し，安定状態

となる．➡汎（全身）適応症候群〔はん（ぜんしん）てきおうしょうこうぐん〕 📖 応用栄養学，栄養教育論

低酸素症
ていさんそしょう

anoxia / hypoxia

低圧環境において，酸素分圧の低下によって生じる酸素欠乏状態．➡低圧環境（ていあつかんきょう） 📖 応用栄養学

低出生体重児
ていしゅっせいたいじゅうじ

low birth weight infant; LBWI

新生児のうち，出生体重 2,500g 未満の児．低出生体重児は，一般に哺乳能力が低く，1 回哺乳量が少なく，栄養素摂取量が不足しやすい．哺乳能力が未熟なため誤嚥を起こしやすく，吐乳も起こす．この場合には，鼻腔から経管栄養法による栄養補給を実施する．人工栄養による場合は，たんぱく質・糖質が多く，脂質が少ない低出生体重児用ミルクあるいは一般の育児用ミルクを使用する．➡極低出生体重児（ごくていしゅっせいたいじゅうじ），正期出生体重児（せいきしゅっせいたいじゅうじ），超低出生体重児（ちょうていしゅっせいたいじゅうじ） 📖 応用栄養学

低体温
ていたいおん

hypothermia

体温が 34℃ よりも低下すると全身の代謝や神経系の機能が低下し，熱産生が減少，自律神経中枢が麻痺すると呼吸困難を起こし，意識も低下する．28 ～ 30℃ になると体温調節機能が失わ

れ，不整脈，心室細動などで死亡する． 📖 応用栄養学

低体重
ていたいじゅう

underweight

身長に対して体重の割合が低いこと．日本肥満学会の定義では，BMI 18.5 未満を低体重と判定する． 📖 栄養ケア・マネジメント

低張性脱水
ていちょうせいだっすい

hypotonic dehydration

細胞外液の浸透圧の低下により出現する脱水．ナトリウム欠乏性脱水で，下痢や嘔吐，大量の発汗などで体液が喪失し，水分補給により細胞外液が薄められて浸透圧が低下する．➡脱水（だっすい） 📖 臨床栄養学

低ナトリウム血症
ていーけっしょう

hyponatremia

血中ナトリウム（Na）濃度 135mEq/L 以下をいう．多量の水分摂取（水中毒）あるいは抗利尿ホルモン（antidiuretic hormon; ADH）作用が亢進し，血中 Na が希釈される．120mEq/L 未満では意識障害を生じる．治療は水制限および Na を補給する． 📖 臨床栄養学

低リン血症
ていーけっしょう

hypophosphatemia

血中リン（P）2.5mg/dL 以下をいう．①摂取減少，下痢・吸収不全，アルミニウム含有胃薬・カルシウム製剤の P

吸着作用による小腸での吸収減少，②副甲状腺機能亢進症による腎からの排泄増加，③高カロリー輸液，インスリン投与，呼吸性アルカローシスの際の細胞内へのP移動，などによる．治療は原因疾患の是正と，経口，経静脈的にPを補給する． 📖 臨床栄養学

ティルティングパン
tilting braising pans

煮物，汁物，炒め物を中心に調理する煮炊釜類のうち，平たくて角型の鍋（パン）をもったティルティングパン（ブレイジングパン）が熱源に固定され，ハンドルを回転することによって鍋を回転傾斜させることができるもの．平たい鍋底を利用して鉄板焼き等の焼き物調理もできる． 📖 給食経営管理論

テーブルレンジ
table ranges

オーブンをもたない上部のコンロだけをテーブル状にしたもの． 📖 給食経営管理論

適温供食システム
てきおんきょうしょくー

適温に管理された給食を供食するシステム．適温の食事を提供するために冷温蔵配膳車，保温トレイ，保温食器，食堂に設置されたウォーマーなどを使用する． 📖 給食経営管理論

適合品質
てきごうひんしつ
quality conformance

設計品質をねらって製造した製品の実際の品質．実際の製品の品質が設計品質とどのくらい適合しているかで評価できる．＝製造品質 ➡設計品質（せっけいひんしつ） 📖 給食経営管理論

DESIGN
デザイン

褥瘡の重症度分類に関する評価方法．深さ(depth)，滲出液(exudate)，大きさ(size)，炎症・感染(inflammation/infection)，肉芽組織(granulation)および壊死組織(necrotic tissue)の英語の頭文字からDESIGNと呼ばれる．ポケット(pocket)が存在する場合はDESIGNPと表す． ➡褥瘡（じょくそう） 📖 臨床栄養学

鉄欠乏性貧血
てつけつぼうせいひんけつ
iron deficiency anemia

赤血球を構成するヘモグロビン中の鉄が欠乏して発症する小球性低色素性貧血．ヘモグロビンは，ヘム鉄とグロビンが結合したもので酸素を運搬する．鉄の摂取不足，需要亢進，喪失のいずれかによって発生．慢性の出血や思春期や妊娠で鉄の需要が亢進した際に欠乏することが多い．特に女性では過多月経，子宮筋腫が原因として多く，男女とも大腸癌や炎症性腸疾患などに留意する． 📖 臨床栄養学，栄養ケア・マネジメント

デマンド
demand

原因や背景が明らかにされ，住民も解決したいと思っている問題． ➡ニーズ 📖 公衆栄養学

デルファイ法
ーほう

Delphi technique

専門家の意見の集約・合意を得る方法の一つ．具体的には，①テーマについて詳しい専門家や有識者を選び意見を求める，②得られた回答は統計的に集約して意見をとりまとめる，③とりまとめた意見を添えて同じ質問を各専門家に対して行い，意見の再検討を求める，④意見の再考の過程を数回繰り返す，⑤グループの意見が一定の範囲に収束する． 公衆栄養学

電解質・酸塩基平衡
でんかいしつさんえんきへいこう

electrolyte and acid-base equilibrium

個々の電解質(ナトリウムやカリウムなど)の摂取と排泄のバランス．酸塩基平衡は，細胞機能維持のため，生体内を常にpH7.35〜7.45に維持している状態であり，肺では呼吸，腎では尿により，酸であるH^+の産出と排出を調節し，平衡を維持している． 応用栄養学

伝染病
でんせんびょう

➡感染症(かんせんしょう)

天然濃厚流動食品
てんねんのうこうりゅうどうしょくひん

naturally thick fluid diet

天然食品をそのまま素材にして調整した濃厚流動食品．経腸栄養食品として用いられ，通常の消化が必要となるが，味は優れ経口への移行が容易である． 臨床栄養学

電話法
でんわほう

telephone interview method

面接法で行う調査を電話で代行する調査法．サンプリングが容易で，調査員の移動を必要としないので低コストに抑えることができる．内容が複雑で，聞き取りに長時間かかる調査は不可能．近年，電話帳に電話番号を記載しない世帯が増えているため，コンピュータで無作為に抽出した番号に電話をかけるランダム・デジット・ダイヤリング(RDD)法を採用する調査が増加している．➡面接法(めんせつほう) 公衆栄養学

——[と]——

糖液
とうえき

carbohydrate solution

糖質の補給を目的にした輸液．主成分であるグルコースは，利用効率が高く，解糖系以外に脳や血球，創傷治癒のエネルギー源となる． 臨床栄養学

糖液・電解質混合輸液製剤
とうえきでんかいしつこんごうゆえきせいざい

glucose-electrolyte infusion

グルコースに電解質を混合した輸液製剤．ベースにカルシウム(Ca)，マグネシウム(Mg)，亜鉛(Zn)を含有し，使用目的別にナトリウム(Na)，塩化物(Cl)，カリウム(K)，リン酸を含有したものと，含有されないものがある． 臨床栄養学

動機づけ面接法
どうきーめんせつほう
motivational interviewing
1980年代にミラーによって開発された行動変容を目的としたカウンセリング法．もともとアルコール依存症を対象に開発されたが，行動変容の動機づけに優れていることから，今では食行動をはじめとする幅広い健康行動の変容に応用されている． 栄養教育論

道具的サポート
どうぐてきー
instrumental support
ソーシャルサポートの一つ．具体的な援助やサービス，資金などを直接提供すること．➡ソーシャルサポート 栄養教育論

糖原病
とうげんびょう
glycogen storage disease
グリコーゲンを分解する酵素の異常により，組織のグリコーゲンの蓄積異常を生じる疾患． 臨床栄養学

統合医療
とうごういりょう
integrative medicine
西洋医学による治療に，東洋医学など伝統医療や代替医療を取り入れた医療． 導入教育

凍死
とうし
➡寒冷障害（かんれいしょうがい）

等尺性運動
とうしゃくせいうんどう
isometric exercise
関節を動かすことなく筋収縮のみを行わせて筋力を増強する運動． 臨床栄養学

凍傷
とうしょう
cold injury / frost bite
氷点下の外気にさらされた時に発症し，放熱量の大きい末梢部位の組織が浮腫，うっ血状態を経て，凍結，壊死の症状に至る．➡寒冷障害（かんれいしょうがい） 応用栄養学

動静脈血酸素較差
どうじょうみゃくけつさんそこうさ
arteriovenous oxygen difference
動脈血と混合静脈血（全身の各所から集まった静脈血のこと）の酸素濃度の差． 応用栄養学

透析アミロイド症
とうせきーしょう
dialysis amyloidosis
血液透析に伴うβ_2ミクログロブリン蓄積によりアミロイドーシスとなり，手根管症候群発症，全身臓器にアミロイド沈着をきたす病態． 臨床栄養学

透析療法
とうせきりょうほう
dialysis
腎不全が進行し，保存的療法では生命あるいは日常生活の維持が困難になった場合に人為的方法で血液成分の異常

を補正する治療法. 2011年12月において，透析患者は304,592人(2001年は219,283人)となり，10年で85,309人増加し今後も増加傾向である. ➡血液透析(けつえきとうせき) 📖 臨床栄養学

動線
どうせん
line of flow
建物の内外において人や物が移動する方向や頻度を示す線のこと. 機能性や衛生的な安全性を判定する一指標. 📖 給食経営管理論

凍瘡
とうそう
chilblain
湿気を帯びた寒冷刺激(5～10℃)が長時間持続した時に発症し，手足などにうっ血や腫脹を生じる. ➡寒冷障害(かんれいしょうがい) 📖 応用栄養学

等張性脱水
とうちょうせいだっすい
isotonic dehydration
細胞の外液と内液の浸透圧が等張でありながら起こる脱水. 水分とナトリウム(Na)が同じ割合で減少するので，両方を同時に補給する. ➡脱水(だっすい) 📖 臨床栄養学

動的運動
どうてきうんどう
dynamic exercise / dynamic motion
筋が短縮と伸張を繰り返す運動. 📖 応用栄養学

動的栄養アセスメント
どうてきえいよう-
dynamic nutritional assessment
病態の進行や栄養ケアの実施により起こる栄養状態の変化を経時的に測定し，その変動をリアルタイムで評価するもの. 代謝学的変動の特性を利用した方法であるが，逆に得られる数値はそれらの影響を受けやすく，変動幅も大きいことに十分注意する. ➡静的栄養アセスメント(せいてきえいよう-) 📖 栄養ケア・マネジメント，臨床栄養学

動的平衡状態
どうてきへいこうじょうたい
dynamic equilibrium state
体内の物質が，絶え間なく壊され続けながらも，もとの平衡を維持しているありさま. たんぱく質摂取において，窒素の摂取量－排出量が0となっている窒素平衡は，動的平衡状態の代表例. 📖 食事摂取基準

糖尿病
とうにょうびょう
diabetes mellitus
インスリン作用不足による慢性高血糖を主徴とし，特徴ある代謝異常を生じる症候群. 1型糖尿病，2型糖尿病，妊娠糖尿病，その他の糖尿病の4つに分類される. 📖 臨床栄養学

糖尿病足病変
とうにょうびょうあしびょうへん
diabetic foot disease
糖尿病の慢性合併症の一つ. 多発性神経障害に下肢の動脈硬化症が加わると壊疽を生じる. 足の熱傷，靴擦れ，足

白癬に注意する. 📖 臨床栄養学

糖尿病合併症
とうにょうびょうがっぺいしょう

diabetic complications

急性合併症として糖尿病ケトアシドーシス, 高浸透圧高血糖症候群, 感染症など. 慢性合併症として網膜症, 腎症, 神経障害の細小血管症と脳梗塞, 心筋梗塞・狭心症, 下肢動脈硬化症の大血管症を生じる. 📖 臨床栄養学

糖尿病患者教育
とうにょうびょうかんじゃきょういく

diabetes patient education

糖尿病患者に対する栄養教育. 糖尿病治療は診療側の一方的な治療のみでは不可能であり, 患者の治療への理解と協力が不可欠で, 患者教育が必要となる. 医師, 管理栄養士, 看護師など診療側と患者およびその家族との連携を常に良好に保ちながら, 相互信頼のうえに糖尿病に対応することが重要(チーム医療). 📖 臨床栄養学

糖尿病ケトアシドーシス
とうにょうびょう−

diabetic ketoacidosis; DKA

極度のインスリン欠乏により高血糖(300〜1,000mg/dL), 高ケトン血症, アシドーシスを発症. 昏睡に至る場合もある. 📖 臨床栄養学

糖尿病腎症
とうにょうびょうじんしょう

diabetic nephropathy

糖尿病の慢性合併症であり, 三大合併症の一つ. たんぱく尿を生じる. 初期には微量(微量アルブミン尿)であるが, 進行すると大量になり, 低たんぱく血症を生じ, 浮腫の原因となる. ネフローゼ症候群を呈する場合もある. 高血圧も生じる. 腎機能障害が進行(慢性腎不全)すると尿毒症状態となり, 血液透析が必要となる. 糖尿病腎症を原因とする透析導入が急増している. 📖 臨床栄養学

糖尿病網膜症
とうにょうびょうもうまくしょう

diabetic retinopathy

糖尿病の慢性合併症であり, 三大合併症の一つ. 初期には, 眼底に毛細血管瘤, 出血, 白斑, 網膜浮腫を認める. 進行すると網膜に新生血管を生じ, 硝子体出血や網膜剥離を起こして失明に至る場合もある. ①正常, ②単純網膜症, ③増殖前網膜症, ④増殖網膜症の4期に分類. 正常, 単純網膜症の時点では血糖および血圧のコントロールが重要である. 増殖前網膜症と早期の増殖網膜症の時点で光凝固療法, 硝子体出血と網膜剥離には硝子体手術が行われる. 白内障も視力障害の原因となる. 📖 臨床栄養学

動物性脂肪
どうぶつせいしぼう

animal fat

飽和脂肪酸のラウリン酸, ミリスチン酸, パルミチン酸, ステアリン酸を含み, 融点が高く動脈硬化を促進する脂質. 📖 臨床栄養学

動脈硬化症
どうみゃくこうかしょう

arteriosclerosis
主に高血圧，糖尿病，脂質異常症などによって惹起され，長い年月をかけて進行する病態．かなり進行しても無症状であり，狭心症，心筋梗塞，脳梗塞，閉塞性動脈硬化症という重篤な疾患になってはじめて自覚症状が出現する．
📖 臨床栄養学

登録栄養技師
とうろくえいようぎし
Dietetic Technician, Registered; DTR
米国の栄養士養成制度における資格の一つ．短大や栄養専門学校を卒業して，資格を得て，給食サービス中心の仕事に就くケースが多い． 📖 公衆栄養学

登録栄養士の日
とうろくえいようし－ひ
registered dietitians' day
米国において制定．制定の意義は，登録栄養士がコミュニティの人々の健康増進のために食べ物と栄養についての情報を供与することにより，米国国民の健康増進に貢献するだけでなく医療費削減につながる，としている． 📖 公衆栄養学

トータル・ヘルス・プロモーション・プラン
Total Health Promotion Plan; THP
1988年に労働省によって策定された「働く人の心とからだの健康づくり」事業．労働安全衛生法の改正に伴い，企業の努力義務として導入された．
📖 栄養教育論

特異性腸炎
とくいせいちょうえん
➡炎症性腸疾患（えんしょうせいちょうしっかん）

特殊ミルク
とくしゅ－
specialized milk
病児に対する特殊な乳児用調製乳．先天性代謝異常症，心・腎疾患や脂質吸収障害症などに対応するものがある．
📖 臨床栄養学

特性要因図
とくせいよういんず
cause-effect diagram
品質の不適合箇所とそれに影響を与える要因を整理し，定性的に示した樹形図．樹形図は，魚の骨のように背骨に向けて斜めの矢印線（大骨）を引き，中骨，小骨と分岐させ，作成することよりフィッシュボーンダイアグラムともいわれる． 📖 給食経営管理論

特定給食施設
とくていきゅうしょくしせつ
facility of food service
継続的に1回100食以上または1日250食以上の食事を供給する施設．単に栄養量を確保した給食を提供する施設ではなく，利用者の健康状態などを勘案し，健康の維持・増進に貢献することをねらいとしている． 📖 公衆栄養学，給食経営管理論

特定健康診査・特定保健指導
とくていけんこうしんさとくていほけんしどう

specific health checkup-specific counseling guidance

特定健康診査は糖尿病などの生活習慣病に関する健康診査, 特定保健指導は, 特定健康診査の結果, 疾患の境界域にある者に対してリスク別に行う保健指導. 生活習慣病予防の徹底を図るため, 2008年4月に開始. 医療保険者に対して, 40～74歳の被保険者（従業員）と被扶養者（従業員の家族）への実施が義務化された. いわゆるメタボ対策. 🕮 公衆栄養学, 導入教育, 臨床栄養学, 給食経営管理論

特定非営利活動法人

とくていひえいりかつどうほうじん

non profit organization; NPO

行政・企業とは別に社会的活動を行う非営利団体. 🕮 公衆栄養学

特定保健用食品

とくていほけんようしょくひん

food for specified health uses

機能を有する食品の関与成分に対して, ある一定の科学的根拠が認められ, 消費者庁長官の許可を得て特定の保健用途に適する旨を表示した食品. 🕮 臨床栄養学

特定保健用食品マーク

とくていほけんようしょくひん−

特定保健用食品として, 許可された食品につけられるマーク. 許可マークには特定保健用食品マークと条件付き特定保健用食品マークがある. ➡特定保健用食品（とくていほけんようしょくひん） 🕮 公衆栄養学

特別区保健所

とくべつくほけんじょ

special district health center

1975年に東京都から23区へ移管された保健所. 特別区の設置する保健所は市型保健所と呼ばれ, 保健所の機能と市町村保健センターの機能を併せもつ. ➡保健所（ほけんじょ） 🕮 公衆栄養学

特別支援学校

とくべつしえんがっこう

special needs education school

視覚障がい者, 聴覚障がい者, 肢体不自由者または病弱者, 知的障がい者を教育する学校. 🕮 栄養教育論

特別食

とくべつしょく

special invalid diet

病院において入院患者に提供される療養食の種類. 一般治療食と特別治療食に分けられる. 加算特別食と非加算特別食があり, 診療報酬上の加算対象である特別食として「治療食」「無菌食」「特別な場合の検査食」がある. また, 非加算特別食には, 高血圧症に対する減塩食, 食物アレルギー食, 鉄欠乏以外の原因に由来する入院患者の貧血食, 加算対象の病名を除く濃厚流動食などがある. ➡特別治療食（とくべつちりょうしょく） 🕮 給食経営管理論

特別食加算

とくべつしょくかさん

additional point for special diet

病院で提供する食事のうち, 厚生労働大臣が指定した特別食（治療食, 無菌

食，特別な場合の検査食）が，診療報酬上の加算対象となる制度．医師の発行する食事箋に基づき提供した場合に1食につき76円を加算できる． 📖 給食経営管理論，臨床栄養学

特別治療食
とくべつちりょうしょく

special therapeutic diet

病院食のなかで，病気を治す際の直接手段として，医師の発行する食事箋に基づいて提供され，診療報酬上の加算が認められている食事．腎臓食，肝臓食，糖尿食，胃潰瘍食，貧血食，膵臓食，脂質異常症食，痛風食，フェニルケトン尿症食，楓糖尿症食（メープルシロップ尿症食），ホモシスチン尿症食，ガラクトース血症食および治療乳がある． 📖 臨床栄養学，栄養ケア・マネジメント

特別メニュー
とくべつ—

special menu

患者の多様なニーズに対応して，自己負担金1食あたり17円を標準として特別なメニューを提供することができるとされているもの．患者への十分な情報提供，自由な選択と同意が必要で，メニューの内容と料金（17円に固執しない）を掲示やパンフレットなどでわかりやすく患者に情報提供することが求められている．同時に栄養素量について患者ごとに栄養記録を作成し，医師と管理栄養士または栄養士の連携の基に個別的な医学的・栄養学的管理を行うことが必要である． 📖 給食経営管理論

特別養護老人ホーム
とくべつようごろうじん—

special nursing home for the elderly

65歳以上の者であって，身体上または精神上著しい障害があるために常時の介護を必要とし，かつ居宅において適切な介護を受けることが困難な者を入所させ，養護することを目的とする施設であり，介護保険施設． 📖 給食経営管理論

特別用途食品
とくべつようとしょくひん

food for special dietary uses

病者用，妊産婦用，授乳婦用，乳児用，えん下困難者用などの特別の用途について，消費者庁長官の許可を受けて適する旨の表示をした食品．認証マークがある． 📖 公衆栄養学，臨床栄養学

独立栄養
どくりつえいよう

autotrophy

太陽の光エネルギーを利用して水や二酸化炭素を材料に光合成を行う植物のように，ほかの生物に依存しない栄養形式． ➡ 従属栄養（じゅうぞくえいよう） 📖 導入教育

独立栄養生物
どくりつえいようせいぶつ

autotrophic organism

生態系において，一般に有機物生産を行う生物．植物など． 📖 公衆栄養学

独立行政法人国立健康・栄養研究所
どくりつぎょうせいほうじんこくりつけんこ

うえいようけんきゅうじょ
National Institute of Health and Nutrition
国民の健康・栄養に関する研究所．前身は1920年(大正9年)の創立の栄養研究所．国民健康・栄養調査の集計・分析や，日本人の食事摂取基準の策定などを担っている．🕮 公衆栄養学

独立変数
どくりつへんすう
independent variable
変数Xから変数Yを推定する場合の変数Xのこと．なお，Yを従属変数と呼ぶ．たとえば，$Y=a×X+b$という式を用いてXからYを推定する場合は，Xが独立変数，Yが従属変数．＝説明変数 ➡従属変数(じゅうぞくへんすう) 🕮 食事摂取基準

吐血
とけつ
hematemesis
十二指腸よりも口側の消化管から出血し，口からその血液が排出されること．胃内に存在した血液を吐血する場合には，黒褐色の血液を排出する．🕮 臨床栄養学

閉ざされた質問
と－しつもん
close-ended questions
「はい」「いいえ」で答えられる質問，あるいは短い具体的な回答を求めて終わる質問．カウンセリングでは，閉ざされた質問だけでは収集できる情報量が少なくなる．対語は開かれた質問．➡開かれた質問(ひら－しつもん) 🕮 栄養教育論

閉じ込め症候群
と－こ－しょうこうぐん
locked-in syndrome
脳幹部の橋(きょう)が広範に破壊された場合に生じる．感覚入力はあり，意識も清明であるが，運動系は中脳の脳神経のみが働き，それ以外の脳神経および四肢運動神経の機能は消失している．眼球運動のみが意思伝達手段となる．介護する人の学習により多くの意思伝達が可能になる．🕮 臨床栄養学

都道府県健康増進計画
とどうふけんけんこうぞうしんけいかく
➡健康増進計画(けんこうぞうしんけいかく) 🕮 公衆栄養学

都道府県食育推進計画
とどうふけんしょくいくすいしんけいかく
健康日本21の地方計画に相当する計画．食育基本法において，「作成するよう努めなければならない」という努力規定になっている．🕮 公衆栄養学

吐乳
とにゅう
vomiting of milk
哺乳時間に関係なく大量かつ激しく吐く状態．溢乳とは区別される．成人の嘔吐と同じく嘔吐中枢を介する反射で，腹壁筋の収縮を伴う．➡溢乳(いつにゅう) 🕮 応用栄養学

留置き法
とめおーほう
➡配票法(はいひょうほう)

ドライシステム
dry system
厨房内の床を調理作業中乾燥した状態で運用できるような設計をして使用するシステム．➡ウェットシステム 🕮 給食経営管理論

トランスサイレチン
transthyretin; TTR
ビタミンＡ輸送に関連する血中たんぱく質．急速代謝回転たんぱく質（RTP）の一つで，短期間の栄養状態の変動やたんぱく質合成の状態の評価に利用される．＝プレアルブミン 🕮 栄養ケア・マネジメント

トランスセオレティカルモデル
transtheoretical model
プロチャスカらによって提唱されたモデル．特徴は，行動変容の過程を準備性（readiness）により５つのステージに分ける点と，各ステージの特徴を考慮し，ステージを進めるための有効な行動技法を行動変容プロセス（process of change）として示している点である．＝汎理論的モデル，行動変容ステージモデル（stage of change model） 🕮 栄養教育論

トランスフェリン
transferrin; TFN
鉄を輸送する血中たんぱく質．急速代謝回転たんぱく質（RTP）の一つで，短期間の栄養状態の変動やたんぱく質合成の状態の評価に利用する．アルブミンより鋭敏なパラメータだが，トランスサイレチン，レチノール結合たんぱく質に比し鋭敏性は低い． 🕮 栄養ケア・マネジメント

トルソー徴候
－ちょうこう
Trousseau sign
血圧計のマンシェットで上腕を圧迫すると助産師手位となる．低カルシウム血症で見られる． 🕮 臨床栄養学

トレーサビリティ
traceability
食品の生産から加工・流通・販売までの過程を明確に記録し，商品からさかのぼって確認できるようにすること，またそのシステム．対象とする物品（とその部品や原材料）の流通履歴を確認すること．＝食材履歴 🕮 給食経営管理論，公衆栄養学

トレーニング
➡運動トレーニング（うんどう－）

トロポニンＴ
－ティー
troponin T
トロポニンは筋収縮を調整するたんぱくで，トロポニンＴは心筋のみに存在．心筋が壊死すると血中に流出するため，心筋特異的なバイオマーカーとして心筋梗塞の診断時に利用される． 🕮 臨床栄養学

とろみ食
－しょく
thicken food
とろりとしてのど越しのよい物性を有した食事．摂食・嚥下障害がある場合や，摂食・嚥下の訓練に用いられる食

事. 📖 臨床栄養学

―――[な]―――

ナイアシン欠乏症
－けつぼうしょう
➡ニコチン酸欠乏症（－さんけつぼうしょう）

内因子
ないいんし

intrinsic factor

胃の壁細胞から分泌される糖たんぱく質で，ビタミン B_{12} の吸収に重要．ビタミン B_{12} は内因子と結合して複合体を形成し，回腸で吸収される．＝キャッスル内因子 📖 臨床栄養学

内因子欠乏
ないいんしけつぼう

intrinsic factor deficiency

ビタミン B_{12} の吸収に必要な内因子が胃の壁細胞から分泌されるが，胃粘膜の萎縮などによりこれらが欠乏した状態． 📖 臨床栄養学

内因性エネルギー
ないいんせい－

endogenous energy

侵襲反応として誘導されるアミノ酸や脂肪からのエネルギー供給．栄養投与量不足ではなく，侵襲のための異化によるエネルギー供給． 📖 臨床栄養学

内因性感染
ないいんせいかんせん

endogenous infection

自分自身が保有している微生物による感染．免疫不全状態など感染防御力の低下した患者で発生する．通常体内に潜伏しているが，免疫力の低下により再活性化する．代表的なものとしてヘルペスウイルス，サイトメガロウイルスによる感染症があり，個々の感染症に対して，抗ウイルス薬などによる治療を行う． 📖 臨床栄養学

内臓脂肪
ないぞうしぼう

visceral fat

ヒトの腹腔内に蓄積された脂肪．皮下脂肪に比べて脂肪の合成・分解の代謝回転が活発であり，メタボリックシンドロームと関連する． 📖 導入教育

内臓脂肪型肥満
ないぞうしぼうがたひまん

visceral fat obesity

内臓脂肪が蓄積し，肥満となったもの．過食と運動不足が一番の原因であり，それに伴うアディポネクチンの減少が原因．体型の特徴から上半身肥満，リンゴ型肥満と表現される．糖尿病，高血圧症，脂質異常症，動脈硬化性疾患などを合併する頻度が高い．➡皮下脂肪型肥満（ひかしぼうがたひまん） 📖 臨床栄養学，導入教育

内臓脂肪面積
ないぞうしぼうめんせき

visceral fat area

内臓に蓄積された脂肪の腹部断面面積．臍の高さで腹部 CT スキャンを撮影し，内臓脂肪面積（V）が $100cm^2$ 以上，また，皮下脂肪面積（S）を求め，V/S 比 0.4 以上を内臓脂肪型肥満とす

内的妥当性
ないてきだとうせい
internal validity
研究の対象者が所属する同じ集団に対して同様の介入を行った場合，同等の結果が再現される程度のこと．🕮 公衆栄養学

内分泌性肥満
ないぶんぴせいひまん
➡二次性肥満（にじせいひまん）

中食
なかしょく
ready-made meal
家庭外で調理された食品を購入して持ち帰り，家庭の食卓で食べる食事の形態．外食と家庭の食事との中間に位置づけられる．🕮 臨床栄養学，栄養教育論，給食経営管理論

ながら食い
－ぐ－
eating while doing other activities
摂食パターンの異常の一つ．テレビなどに注意がいき，無意識のうちに過食をする．肥満の原因となる．🕮 臨床栄養学

NASH
ナッシュ
➡非アルコール性脂肪肝炎（ひーせいしぼうかんえん）

NAFLD
ナッフルディー

➡非アルコール性脂肪性肝疾患（ひーせいしほうせいかんしっかん）

ナトリウム
sodium; Na
細胞外液に多く，細胞内液に少ない電解質．役割は細胞外液量の維持，細胞の浸透圧の維持，酸塩基平衡の維持など．🕮 栄養ケア・マネジメント

ナトリウムポンプ
sodium pump
Na^+, K^+-ATPase という酵素．細胞内での ATP の加水分解と共役して細胞内からナトリウムイオンを汲み出し，カリウムイオンを取り込む．🕮 臨床栄養学

軟菜
なんさい
軟らかく，咀嚼を容易にした食事のおかず．全粥菜，七分粥菜，五分粥菜，三分粥菜がある．🕮 臨床栄養学

―――[に]―――

ニーズ
needs
何らかの不足を感じている状態であり，本来人間の本質として備わっているもの．さらに，視点を変えてみると顕在化された欲求として捉えることができるとしている．➡ウォンツ，デマンド 🕮 給食経営管理論，公衆栄養学

2型糖尿病
にかたとうにょうびょう
type 2 diabetes mellitus

インスリン分泌の低下やインスリン抵抗性に，過食・運動不足などの環境因子が加わり，インスリン作用の不足を生じて発症．インスリン分泌低下を主体にするものと，インスリン抵抗性が主体でそれにインスリンの相対的不足を伴うものがある．発症に遺伝的素因が関係する．40歳以上になり肥満度の増加とともに発症する例が多い．自己抗体は認めない．➡糖尿病（とうにょうびょう）📖 臨床栄養学

肉腫
にくしゅ

sarcoma

非上皮性悪性腫瘍のこと．📖 臨床栄養学

肉食動物
にくしょくどうぶつ

➡栄養段階（えいようだんかい）

二国間援助
にこくかんえんじょ

bi-lateral aid

政府開発援助（ODA）のうち，開発途上国に直接援助する方法．➡政府開発援助（せいふかいはつえんじょ）📖 公衆栄養学

ニコチン酸欠乏症
－さんけつぼうしょう

nicotinic acid deficiency

イソニアジド（抗結核薬）服用中に発症することがある．ペラグラを生じる．治療はニコチン酸製剤の内服と食事療法を行う．＝ナイアシン欠乏症 📖 臨床栄養学

二次医療圏
にじいりょうけん

secondary medical service area

医療圏の一つ．一次と三次の中間レベルで，複数の市町村を一単位として設定．➡医療圏（いりょうけん）📖 公衆栄養学

二次性高血圧症
にじせいこうけつあつしょう

secondary hypertension

主に腎疾患と内分泌疾患が原因疾患．腎疾患は，腎炎などの腎実質性疾患と腎血管性疾患に分かれる．内分泌疾患では，原発性アルドステロン症，クッシング症候群，甲状腺機能亢進症，褐色細胞腫などが原因疾患になることが多い．さらに，副腎皮質ステロイド，甘草湯（偽性アルドステロン症を誘発）などによる薬物性高血圧症もある．➡本態性高血圧症（ほんたいせいこうけつあつしょう）📖 臨床栄養学

二次性高脂血症
にじせいこうしけっしょう

secondary hyperlipidemia

原因となる疾患や薬剤により続発性に発症する高脂血症．主な原因には，糖尿病，甲状腺機能低下症，ネフローゼ症候群，クッシング症候群，閉塞性黄疸，経口避妊薬服用，飲酒，ステロイド薬服用などがある．➡脂質異常症（ししついじょうしょう）📖 臨床栄養学

二次性肥満
にじせいひまん

secondary obesity

特定の疾患から二次的に生じる肥満

（症候性肥満）．視床下部性肥満，内分泌性肥満（クッシング症候群，甲状腺機能低下症など），遺伝性肥満，薬剤性肥満が該当する．➡原発性肥満（げんぱつせいひまん）📖 応用栄養学，臨床栄養学

21世紀における国民健康づくり運動
にじゅういっせいき-こくみんけんこう-うんどう

Healthy Japan 21
第三次国民健康づくり対策として，生活習慣病や介護予防を通して，健康寿命を延伸し，すべての国民が健やかで活力ある社会とするために制定．2000年「21世紀における国民健康づくり運動（健康日本21）」，2013年「健康日本21（第二次）」（第四次国民健康づくり対策）のこと．➡健康づくり対策（けんこう-たいさく）📖 公衆栄養学

二重エネルギーX線吸収測定法
にじゅう-えっくすせんきゅうしゅうそくていほう

dual-energy X-ray absorptiometry; DEXA
低線量のX線を用いて骨密度や体組成を正確に測定する方法．📖 臨床栄養学

二重標識水法
にじゅうひょうしきすいほう

doubly-labelled water; DLW
水素（^{2}H）と酸素（^{18}O）の安定同位体を用いてエネルギー消費量を測定する方法．現時点では，日常生活におけるエネルギー消費量の測定方法のうち，もっとも正確であるとされている．そのため，最近の米国やわが国における食事摂取基準，およびFAO／WHO／UNUのエネルギー必要量（2004年）は，DLW法により測定されたエネルギー消費量の値を基準に策定されている．📖 食事摂取基準，栄養ケア・マネジメント

二重負担
にじゅうふたん

double burden
近年，特に低・中所得国を含む開発途上国内において，人口の集中化が起こっている都市部での過剰栄養や小児を含む肥満の人口が増加する一方で，経済的に遅れている農山村部や都市スラムでの低栄養・微量栄養素欠乏等が生じている状態．＝二重負荷 📖 公衆栄養学，導入教育

24時間思い出し法
にじゅうよじかんおもーだーほう

24-hour diet recall
栄養調査の一つ．対象者の調査日前日の1日間（24時間分）の食事摂取量について，調査員が面接して記録する方法．➡食事調査法（しょくじちょうさほう）📖 食事摂取基準，栄養ケア・マネジメント，公衆栄養学

24時間尿化学検査
にじゅうよじかんにょうかがくけんさ

24-hour urine chemistry test
尿中に排泄される成分を検査するために，24時間中に排泄された尿をすべて溜めて行う検査．24時間蓄尿検査ともいう．📖 臨床栄養学

二次予防
にじよぼう

the secondary prevention

病気の早期発見・早期治療の予防手段の適用水準. 栄養ケア・マネジメント

日常生活活動
にちじょうせいかつかつどう

activities of daily living; ADL

朝起床し，夜就寝するまでの毎日の生活のなかで日常的に行っている動作や活動. 食事摂取基準, 栄養ケア・マネジメント, 応用栄養学, 臨床栄養学, 栄養教育論

日内変動
にちないへんどう

diurnal variation

1日のなかで変動すること. 栄養素の尿中排泄量は時間によって違うことがあるため, 採尿時間を記録したり, 時間を一定にすることが望ましい. 食事摂取基準

日間変動
にっかんへんどう

day-to-day variation

日ごとの食事の量や品目が体調や運動量, 食事提供者の意向, スケジュール, 天気などの外的環境によって変わってくること. 食事摂取基準, 栄養ケア・マネジメント, 公衆栄養学

日射病
にっしゃびょう

➡熱中症(ねっちゅうしょう)

NYHA の心機能分類
ニハーしんきのうぶんるい

New York Heart Association classification of heart disease

ニューヨーク心臓協会(NYHA)の心機能分類. 臨床栄養学

二分脊椎
にぶんせきつい

spina bifida

胎生期の外胚葉の神経系ができる4〜5週に発症する神経管発育不全. 症状は, 末梢神経に支配される膀胱・腸, さらに下肢などの機能の喪失, 残尿や尿失禁など. 脳では, 約80％の割合で水頭症が生じる. 応用栄養学

ニボー
➡鏡面像(きょうめんぞう)

日本食品標準成分表
にほんしょくひんひょうじゅんせいぶんひょう

Standard Tables of Food Composition in Japan

食品に含まれる栄養素の標準的な含有量を示した表. 栄養ケア・マネジメント

日本人の食事摂取基準
にほんじんーしょくじせっしゅきじゅん

Dietary Reference Intakes for Japanese; DRIs

日本人の食事摂取基準は, 5年ごとに改定され, 厚生労働大臣告示として公表. 策定の基礎理論についても記載されている. 食事摂取基準, 栄養ケア・マネジメント

入院栄養食事指導
にゅういんえいようしょくじしどう
入院患者への栄養食事指導．入院中の病院食を教材として効果的指導を行うと同時に，退院後に在宅で食事を自己管理できる能力を養う．➡栄養食事指導（えいようしょくじしどう） 🕮 臨床栄養学

入院時食事療養費
にゅういんじしょくじりょうようひ
inpatient diet therapy fee
保険医療機関において，入院期間中の食事の費用は，健康保険から支給される入院時食事療養費と入院患者が支払う標準負担額でまかなわれる．①入院時食事療養費に係る食事療養および入院時生活療養費に係る生活療養の費用の額の算定に関する基準，②入院時食事療養および入院時生活療養の食事の提供たる療養の基準等，に定められている． 🕮 給食経営管理論

入院時生活療養制度
にゅういんじせいかつりょうようせいど
residency expenses during hospital stay
療養病床に入院する 65 歳以上の者の生活療養に要した費用について，保険給付として入院時生活療養費を支給する制度． 🕮 給食経営管理論

入院時生活療養費
にゅういんじせいかつりょっようひ
residency expenses during hospital stay fee
生活療養に要する平均的な費用の額から，平均的な家計における食費および光熱水費の状況等を勘案して厚生労働大臣が定める生活療養標準負担額を控除した額． 🕮 給食経営管理論

乳酸アシドーシス
にゅうさん−
lactic acidosis
血中乳酸が異常に増加した状態で，血中乳酸値 18mg/dL 以上で血液 pH が酸性の状態．非特異的な症状として全身倦怠・食欲低下など，循環器症状として頻脈・血圧低下など，神経症状として意識レベル低下・眼球運動障害など，消化器症状として悪心・嘔吐・腹痛などが生じる． 🕮 応用栄養学

乳酸脱水素酵素
にゅうさんだっすいそこうそ
lactate dehydrogenase; LDH
細胞内でブドウ糖がエネルギーに変わる際に働く酵素．ピルビン酸を乳酸に還元し，アセチル CoA の産生を調節する． 🕮 臨床栄養学

乳歯
にゅうし
milk teeth / deciduous teeth
生後 6 か月ごろから生えはじめ，2 歳半から 3 歳くらいまでには 20 本が萌出．下の乳中切歯から始まることが多いが，歯の萌出時期や順序は個人差が大きい． 🕮 応用栄養学

乳児下痢症
にゅうじげりしょう
infant diarrhea
乳児期に下痢が主症状となり起こる疾患．発症原因には，ロタウイルスが多

い. 📖 応用栄養学

乳児身体発育曲線
にゅうじしんたいはついくきょくせん
growth chart of infant
全国的に乳幼児の身体発育の状態を調査し，新たにわが国の乳幼児の身体発育値を定めて，乳幼児保健指導の改善に資することを目的とし作成. 曲線に各自の体重と身長をプロットし，成長の状態を判定する. 📖 応用栄養学

乳汁分泌
にゅうじゅうぶんぴつ
milk secretion
妊娠期間中，胎盤性プロゲステロンとエストロゲンの作用で分泌が抑制されていたプロラクチンが，分娩後に乳汁産生を促進. 乳児の吸啜刺激がプロラクチンと下垂体後葉由来のオキシトシンの分泌を促し，乳汁分泌量が増加する. 📖 応用栄養学

乳糖不耐症
にゅうとうふたいしょう
lactose intolerance
先天性代謝異常の一つ. 血液，尿中に乳糖を認め，哺乳後の激しい嘔吐，下痢，栄養失調を生じ，肝・腎障害を起こす. ラクターゼ欠損による型もある. 治療は乳糖を単糖に置換したミルクを使用する. 📖 臨床栄養学

乳幼児下痢症
にゅうようじげりしょう
➡消化不良症（しょうかふりょうしょう）

尿管結石
にょうかんけっせき
➡尿路結石症（にょうろけっせきしょう）

尿酸
にょうさん
uric acid
組織中の核たんぱく質の分解，食事性プリン体の摂取，プリン体の生合成により生成. 体内には約1,200mgの尿酸プールがあり，その約60％に当たる700mgが1日に生成され，尿中へ1日500mg，汗，消化液とともに1日200mg排泄される. 📖 臨床栄養学

尿酸結石
にょうさんけっせき
uric acid stone
尿路結石の一つ. 基礎疾患として高尿酸血症があげられる. 尿のpHが低下すると結石が生成しやすくなる. 📖 臨床栄養学

尿沈渣
にょうちんさ
urinary sediment
尿を遠心分離した際に沈殿した固形成分. 腎臓や尿路系の疾患を推測することができる. 📖 臨床栄養学

尿道結石
にょうどうけっせき
➡尿路結石症（にょうろけっせきしょう）

尿毒症物質
にょうどくしょうぶっしつ
uremic substance
尿毒症になると，多くの物質が尿中に

尿路結石症
にょうろけっせきしょう

urolithiasis

排泄できなくなる．それにより，血中に蓄積してくる物質のこと．📖 臨床栄養学

尿路(腎，尿管，膀胱，尿道)に種々の原因で結石が発生する疾患．30〜50歳の男性に多く見られる．結石の存在部位により，腎結石，腎盂結石，尿管結石，膀胱結石，尿道結石と呼ばれる．📖 臨床栄養学

人間開発指数
にんげんかいはつしすう

Human Development Index; HDI

国際連合開発計画(UNDP)が，国の社会文化的発展度を評価する指標の一つとして，教育年数，GDP，寿命の3つの指標から算出した指標．経済，生活水準，教育水準，医療・健康関連の基幹施設，医療水準，健康状態，寿命といったものの総合評価を示唆するものと考えられている．📖 公衆栄養学

妊産婦のための食生活指針
にんさんぷーしょくせいかつししん

Dietary Guidelines for Pregnant Women and Nursing Mothers

2006年厚生労働省策定．妊産婦にとって注意すべき食生活上の課題を明らかにし，必要とされる栄養素や食事内容，ライフスタイルにおける配慮点などを具体的でわかりやすく解説したもの．📖 応用栄養学

妊娠
にんしん

gestation

受精卵が子宮内膜(endometrium)に定着(着床：implantation)して成立．📖 応用栄養学

妊娠悪阻
にんしんおそ

hyperemesis gravidarum

つわりで見られる症状が重篤化したもの．治療が必要な重篤な割合は1%程度．悪心，嘔吐が長期に及び，食事量が大きく減ずるために栄養障害や脱水が進行し，体重減少や代謝異常が起こるが，予後は比較的良好なことが多い．
➡つわり 📖 応用栄養学

妊娠期
にんしんき

gestation stage

受精卵が子宮内膜(endometrium)に定着(着床：implantation)して妊娠が成立し，その後母体から胎児(fetus)および胎児付属物が排出(分娩：parturition, delivery)されるまでの期間．📖 応用栄養学

妊娠期間
にんしんきかん

gestational period

便宜的に最終の正常月経初日を0日(0週0日)として約280日(40週)．妊娠初期(〜15週末)，妊娠中期(16〜27週末)，妊娠末期(28週〜)に区分する．📖 応用栄養学

にんしんき

妊娠期の至適体重増加
にんしんきーしてきたいじゅうぞうか
optimal body weight gain during pregnancy

妊娠高血圧症候群，切迫流早産，低出生体重児分娩，巨大児分娩などのリスクを軽減するために設定された推奨体重増加量．体格区分ふつう（18.5≦BMI＜25.0）の場合，妊娠中期・後期で 0.3～0.5（kg/週），妊娠全期間を通じて 7～12（kg）が推奨される．日本の食事摂取基準（2015 年版）では，おおむね 9～12kg の範囲にあり，推奨体重増加量は 11kg を基準としている．
⊞ 応用栄養学

妊娠高血圧症候群
にんしんこうけつあつしょうこうぐん
pregnancy-induced hypertension; PIH

妊娠 20 週以降，分娩後 12 週までに高血圧が見られる場合，または高血圧にたんぱく尿を伴う場合のいずれかで，かつこれらの症候が偶発合併症によらないもの．①妊娠高血圧腎症：高血圧とたんぱく尿が出現，②妊娠高血圧：高血圧だけが出現，③加重型妊娠高血圧腎症：基礎疾患としてたんぱく尿や高血圧があり，妊娠によりそれらが増悪したもの，④子癇：上記 3 病型に痙攣発作を伴うもの，の 4 病型に分類される．⊞ 応用栄養学，臨床栄養学

妊娠水血症
にんしんすいけつしょう
gestational hydremia

赤血球は妊娠 36 週ごろに最大増加（15～20％）を示すが，血漿量に比べてその増加が少ないため，見かけ上は血液が希釈された状態．症状は，赤血球数，血色素，ヘマトクリット値の低下．＝妊娠（性）貧血（pregnancy anemia）⊞ 応用栄養学

妊娠性貧血
にんしんせいひんけつ
➡妊娠水血症（にんしんすいけつしょう）

妊娠中の体重増加量
にんしんちゅうーたいじゅうぞうかりょう
➡妊娠期の至適体重増加（にんしんきーしてきたいじゅうぞうか）

妊娠糖尿病
にんしんとうにょうびょう
gestational diabetes mellitus

妊娠中に初めて発見または発症した糖代謝異常．明らかな糖尿病は含めない．75g 経口ブドウ糖負荷試験で，①空腹時血糖値 92mg/dL 以上，②1 時間血糖値 180mg/dL 以上，③2 時間血糖値 153mg/dL 以上のいずれかを満たせば診断される．糖尿病合併妊娠に比べて耐糖能低下は軽いが，妊婦自身が将来，糖尿病に進展する可能性も高い．⊞ 臨床栄養学，応用栄養学

妊娠貧血
にんしんひんけつ
➡妊娠水血症（にんしんすいけつしょう）

認知行動療法
にんちこうどうりょうほう
cognitive behavior therapy

個人の行動と認知の問題に焦点を当てた心理療法の総称．行動療法と認知療法が融合してできた．クライアントの

問題そのものだけでなく，それが起こるきっかけ(先行刺激)と，きっかけによってどういう反応が見られ(反応)，どういう結果になったか(結果)を考え，さらに，その問題を維持させている要因を考える．🕮 栄養教育論

認知再構成
にんちさいこうせい

cognitive restructuring
行動技法の一つ．知覚，思考，感情などの認知に働きかけて認知を修正しようという方法．➡行動技法(こうどうぎほう) 🕮 栄養教育論

認知症
にんちしょう

dementia
正常に発達した認知，記憶，判断，言語，感情，性格などの種々の精神機能が，後天的な機序によって慢性的に低下し，日常生活および社会的な適応困難をきたした状態．主にアルツハイマー病，脳血管性，レビー小体型に分類される．🕮 臨床栄養学，応用栄養学

——[ね]——

熱痙攣
ねつけいれん

heat cramp
発汗により水分とともにナトリウムイオンが失われた際に，水のみを補給すると血液中のナトリウムイオン濃度が低下し，体の各所にある随意筋が痙攣を起こす症状．🕮 応用栄養学

熱射病
ねっしゃびょう
➡熱中症(ねっちゅうしょう)

熱中症
ねっちゅうしょう

heat stroke
体温調節機構に異常はないが，体熱の放散が障害された場合や激しい運動などで体熱の放散能力以上に体熱が産生された場合に，体温が異常に上昇した状態．症状は，頭痛，悪心，めまい，意識喪失，ショック状態など．発汗により大量の塩化ナトリウムが失われるので，水だけを補給すると血液が希釈され，血液の浸透圧を維持するために体液が失われ二次的脱水が起こる．スポーツドリンクなどの電解質とグルコースの入った飲料水を飲ませ，日陰に運び，直接冷やすなどの方法が有効．＝うつ熱 🕮 応用栄養学

熱疲憊
ねつひはい

heat exhaustion
長時間の発汗により，水分不足による脱水が生じた時に発症．症状は，激しい口渇，食欲不振，倦怠感など．🕮 応用栄養学

ネフローゼ症候群
ーしょうこうぐん

nephrotic syndrome
尿中に大量のたんぱく質が認められ，血液中のたんぱく質が低下するとともに，高コレステロール血症と浮腫を認める症候群．腎原発性ネフローゼ症候群と続発性ネフローゼ症候群に分類さ

のうけっか

れる. 📖 臨床栄養学

――[の]――

脳血管障害
のうけっかんしょうがい

cerebrovascular disorder

脳動脈の閉塞や出血によって, 脳組織が虚血あるいは壊死になることにより発症する脳梗塞, 脳出血, くも膜下出血などの総称. 日本人の死因の第4位 (2013年). 救命されても麻痺などの後遺症により介護が必要となることが多く, 寝たきりになる疾患の第1位. また, 発症時の低栄養は予後不良の要因となる. 📖 臨床栄養学

脳血管性認知症
のうけっかんせいにんちしょう

cerebrovascular dementia

脳血管障害の結果として発症. 多発性ラクナ梗塞と脳の虚血性白質(ビンスワンガー型)病変の頻度が高い. 脳障害の部位により歩行障害, 易転倒性, 尿失禁, 運動麻痺(錐体路障害), 仮性球麻痺(両側性の皮質延髄路障害)などの巣症状とともに, 次第に精神障害(記憶障害, 感情鈍麻, 思考緩慢, アパシー, 易怒性, 感情失禁など)が見られる. アルツハイマー病に比べ記憶障害は軽度であるが, うつ状態, 夜間譫妄(せんもう), 不安傾向が強い. 発症は急速であり, 段階的に増悪する. 📖 臨床栄養学

脳梗塞
のうこうそく

brain infarction / cerebral infarction

脳表面の比較的太い血管が硬化して血栓ができ, 内腔が塞がれること. 📖 応用栄養学, 臨床栄養学

脳死
のうし

brain death

脳幹を含めた全脳の機能の不可逆的喪失. 脳死は1960年代に普及した人工呼吸器の産物である. かつては脳幹の機能が失われると直ちに呼吸停止と心停止が起こって死に至った. 人工呼吸器が脳幹死から呼吸停止への過程を遮断することで, 人は息を引き取らなくなった. 脳死を人の死としない場合は心停止で死亡を判定するほかはない (生命倫理事典. 太陽出版, 2002より).
➡植物状態(しょくぶつじょうたい) 📖 導入教育, 臨床栄養学

脳腸相関
のうちょうそうかん

brain-gut interaction

中枢機能と消化管機能の関連. 過敏性腸症候群の原因とされる. 📖 臨床栄養学

脳動静脈奇形
のうどうじょうみゃくきけい

cerebral arteriovenous malformation

脳に生じた動脈と静脈の異常な結合 (吻合という). 出血するとくも膜下出血や脳出血を起こす. 治療は, 吻合部摘出術が多い. 📖 臨床栄養学

脳貧血
のうひんけつ

cerebral anemia

低血圧などが原因で脳循環障害が起きたことによる立ちくらみやめまいの状態.医学的な意味の貧血とは区別する. ⏩ 臨床栄養学

能力開発
のうりょくかいはつ

human resources development

組織が従業員の潜在能力や仕事の適正などを調べ,潜在能力を開発し,従業員の職務遂行に必要な能力を伸ばしていくこと. ⏩ 給食経営管理論

能力評価
のうりょくひょうか

evaluation of ability

従業員の能力や仕事への取り組み,成果などを評価すること.従業員の能力や働きぶりを適正に評価し,企業と従業員の円滑な関係を築き,組織全体のモラール向上に役立てることが目的.結果は,昇給や賞与額,昇進・昇格,人材配置,能力開発や人材育成に活用する. ⏩ 給食経営管理論

能力付与
のうりょくふよ

enabling

世界保健機関(WHO)ヘルスプロモーションにおける3つの前提条件の一つ.住民をはじめ専門家がそれぞれに必要な能力を身につけること. =イネイブリング ➡オタワ憲章(-けんしょう) ⏩ 公衆栄養学

ノーマライゼーション

normalization

障がい者を特別視するのではなく,普通の生活が送れるような条件を整えるべきであり,一般社会のなかでともに生きる社会こそノーマルであるという考え方. ⏩ 栄養ケア・マネジメント,臨床栄養学

ノンカロリー

non-calorie

エネルギー量が100mL(g)あたり5kcal未満の食品. =カロリーゼロ ⏩ 臨床栄養学

——[は]——

パーキンソン症候群
-しょうこうぐん

Parkinsonian syndrome

脳炎,動脈硬化,虚血性脳疾患,線状体黒質変性症,薬物性機序などにより,パーキンソン病類似の症状を呈する症候群. ⏩ 臨床栄養学

パーキンソン病
-びょう

Parkinson disease

脳内のドーパミン不足とアセチルコリンの相対的増加により,錐体外路症状を示す進行性の疾患.固縮,無動,安静時振戦および姿勢反射障害が特徴的. ⏩ 臨床栄養学,応用栄養学

バーセル・インデックス

Barthel Index

代表的な日常生活活動(ADL)評価法.現在もっとも広く使用されているものの一つ.食事以下,排尿コントロールまでの10項目にわたり,得点を加算する.判定は,最高点100は完全自立,

85点では65%以上が歩行自立可能．65点以上で基本動作は自立，40点以下では基本動作（食事・排泄・整容）は全介助か部分介助が必要．最低点0点は自立度なし．➡日常生活活動（にちじょうせいかつかつどう） 📖 応用栄養学

パーセンタイル
percentile
量的変数を小さい値から並べた時にAパーセント目に当たる値をAパーセンタイルという． 📖 食事摂取基準

%IBW
パーセントアイビーダブリュ
% ideal body weight
（現体重/理想体重）×100(%)で表される．＞120：肥満，110〜119%：肥満傾向，90〜109：正常，80〜90：軽度栄養不良，70〜79：中等度栄養不良，＜70：高度栄養不良．＝%理想体重 📖 臨床栄養学

%クレアチニン生産速度
パーセントーせいさんそくど
% creatinine production rate
対象とする患者と同性，同年齢の非糖尿病の透析患者における平均クレアチニン生産速度に対する，対象患者のクレアチニン生産速度の割合．筋肉総量を推定するための指標となる． 📖 臨床栄養学

%平常時体重
パーセントへいじょうじたいじゅう
➡%UBW（パーセントユービーダブリュ）

%UBW
パーセントユービーダブリュ
% usual body weight
（現在の体重/平常時体重）×100(%)で表される．＞90%：正常，85〜90：軽度栄養不良，75〜84：中等度栄養不良，＜75：高度栄養不良．＝%平常時体重 📖 臨床栄養学

%理想体重
パーセントりそうたいじゅう
➡%IBW（パーセントアイビーダブリュ）

パートタイマー
part-time worker
同一の業務に従事する労働者に比較して1週間の労働時間が短い者（週35時間未満：パートタイム労働法）．賃金形態は，一般は時間給． 📖 給食経営管理論

ハーフセルフサービス
half self-service
配膳から下膳までの一部を利用者が行う方式． 📖 給食経営管理論

バイアス
bias
結果をゆがめてしまう偏り．偏りの種類により同じ方向へゆがめられてしまうことから系統誤差ともいう．種類は，選択バイアスと情報バイアスの2つ．情報バイアスには，食事内容を思い出す際に実際と間違えて思い出してしまう「思い出しバイアス」がある． 📖 食事摂取基準

肺炎
はいえん
pneumonia

肺にさまざまな病原体が侵入し、主に肺胞で炎症を起こしたもの。肺胞腔内が炎症の主座である肺胞性肺炎と、肺胞周囲の間質に炎症が見られる間質性肺炎に大別される。🕮 臨床栄養学

バイオテクノロジー食品
-しょくひん
biotechnology food

遺伝子の組み換え農作物：大豆、米、トウモロコシ、ジャガイモなど。安価に安定的に供給可能。安全性の確保のための基準がある。🕮 給食経営管理論

バイオプシー
➡生検(せいけん)

バイオマス
biomass

家畜排泄物、生ごみ、紙、木くずなどの動植物から生まれた再生可能な生物由来の有機資源で、化石資源を除いたもの。🕮 公衆栄養学

肺換気量
はいかんきりょう
pulmonary ventilation

1回換気量×呼吸数で算出。安静時には、1回換気量が0.5L、呼吸数が16回/分として、肺換気量は8L/分。運動時には、運動強度が高くなるにつれて1回換気量と呼吸数がともに増加する。🕮 応用栄養学

肺気腫
はいきしゅ
pulmonary emphysema

慢性閉塞性肺疾患(COPD)の一つ。終末細気管支より末梢の気腔が肺胞壁の破壊を伴って異常に拡大しているもので、胸部単純X線およびCTで気腫性陰影が優位に認められるもの。症状としては労作時の呼吸困難が主体。➡慢性閉塞性肺疾患(まんせいへいそくせいはいしっかん) 🕮 臨床栄養学

廃棄率
はいきりつ
wastage rate

食材料の皮、根、芽などの不要部分(非可食部)を百分率(％)で示したもの。🕮 給食経営管理論

バイキング方式
-ほうしき
buffet

複数の料理から利用者自ら選択できるようにした提供方法。取る量も利用者自身が調整できる場合が多い。また学校などでは栄養教育を目的にポーションサイズを調整し、自分に適した内容と量の選択ができるようなバイキング給食として実施されている。🕮 給食経営管理論

配食サービス
はいしょく-
home-delivered meals service

健常人を対象とした通常食(一般食)と糖尿病、腎臓病、高血圧症など食事療法を目的とした治療食など、目的に応じた食事を利用者の居宅に配達する

サービス，食材宅配サービスもこれに含まれる．🔗 給食経営管理論

肺水腫
はいすいしゅ

pulmonary edema

外傷，肺炎，ショック，心不全などにより肺毛細血管中の液体成分が肺胞内へ漏出すること．🔗 臨床栄養学

配膳
はいぜん

dish up

完成した料理を作業指示書の分量に従って食器に盛り付ける作業．盛り付けと同義語だが，一般的にはトレイメイクまでを含める．🔗 給食経営管理論

配膳方式
はいぜんほうしき

method of dish up

厨房で患者ごとに盛り付けを行い，配膳車などで病棟に搬送し食事を提供する中央配膳，必要な分量の料理を食缶に移し，病棟の配膳室で盛り付けて提供する分散配膳（病棟配膳・パントリー配膳），食堂で盛り付け提供する食堂配膳がある．配膳システムによって作業量や作業時間が異なり，適温で衛生的に供食されるよう管理することが重要である．🔗 給食経営管理論

バイタルサイン

vital sign

人が生きている証を示す徴候．一般には，呼吸，脈拍，血圧，体温の４項目をさすが，救急医療では，意識のレベルを加える．🔗 臨床栄養学

排尿障害
はいにょうしょうがい

dysuria

正常な排尿には，①尿意を判断する大脳機能，②トイレに行って排尿の準備をするための運動機能，③大脳から脊髄を経て末梢神経に至る神経系支配を受け「蓄尿」「排尿」をコントロールする膀胱・尿道機能，が必要．大脳の機能障害，日常生活活動（ADL）低下や廃用症候群など運動機能の障害，膀胱・尿道の機能または器質障害などが生じると尿失禁が発現する．🔗 応用栄養学

配票法
はいひょうほう

質問調査の一つ．調査員が被調査者を戸別訪問し調査票を配布，回収する方法．質問票を配布する際に回答の動機づけができるため回収率は郵送法より高率となり，コストは面接調査より低額に抑えることができる．欠点は，後述の郵送法同様，質問内容の誤解，誤記入，記入もれが生じやすい．また，家族などと相談し回答する，他人が回答をしてもチェックできないという問題点がある．＝留置き法 🔗 公衆栄養学

排便障害
はいべんしょうがい

dyschezia

蠕動運動の低下，薬剤による腸内細菌叢の変化，食事摂取量低下などに伴い，便秘傾向の高齢者の割合は増加．大腸

憩室炎に伴う下血，腸管硬便滞留によるイレウスの誘発など，重篤症状へのリスクも上昇する． 応用栄養学

肺胞性肺炎
はいほうせいはいえん
➡肺炎（はいえん）

廃用症候群
はいようしょうこうぐん

disuse syndrome

長期間の過度の安静や活動性の低下に伴う心身機能の低下状態．症状は，筋力低下，関節拘縮，褥瘡，括約筋障害（尿便失禁），心肺機能の低下など． 応用栄養学，臨床栄養学，栄養教育論

廃用性筋萎縮
はいようせいきんいしゅく

disuse muscle atrophy

廃用症候群の一障害．寝たきりや，骨折によるギプス固定など，長期間にわたり筋肉を使用しなかったために筋の萎縮をきたした状態． 給食経営管理論，臨床栄養学

排卵期
はいらんき

ovulatory phase

卵巣周期の一つ．卵巣周期中期（約14〜16日目）に成熟卵胞から卵胞ホルモン（エストロゲン）の分泌が始まる時期　➡卵巣周期（らんそうしゅうき） 応用栄養学

ハウストラ
haustra
腸管壁の形状．膨らみを呈している部分を呼び，蛇腹管のようなくびれが連続している．＝結腸膨隆 臨床栄養学

白衣高血圧
はくいこうけつあつ

white-coat hypertension

医療環境下（外来など）で測定した血圧が高値であり，家庭血圧が正常である場合．有害か無害かは不明． 臨床栄養学，栄養ケア・マネジメント

白内障
はくないしょう

cataract

水晶体が混濁した状態．糖尿病の合併症として発症するものがあり，糖尿病白内障と呼ぶ． 臨床栄養学

剥離細胞診
はくりさいぼうしん

exfoliative cytology

子宮頸部，膀胱，気管など臓器表面から自然に剥がれ落ちた細胞を採取して，がん細胞の有無を調べるもの． 臨床栄養学

曝露要因
ばくろよういん

exposure factor

ある疾患，健康事象を発生させる原因，要因のこと． 公衆栄養学，食事摂取基準

派遣社員
はけんしゃいん
temporary worker
派遣会社に雇用される労働者．派遣会社との雇用関係を継続したまま，派遣先から指揮命令を受けて，派遣先のための労働に従事させる対象となる者（労働者派遣法）．給与は派遣会社より支払われる． 📖 給食経営管理論

播種性血管内凝固症候群
はしゅせいけっかんないぎょうこしょうこうぐん
disseminated intravascular coagulation; DIC
血液凝固系と血液線溶系が同時に活性化し，微小な血栓と出血傾向が見られる．重篤な病態であり，早急な対処が必要である． 📖 臨床栄養学

パススルー
pass-through
両面から使用できる機器．食器を一方通行で出し入れする．パススルー冷蔵庫などがある． 📖 給食経営管理論

バズセッション
buzz session
大規模な集会において，参加者を6名程度の小グループに分け議論を行う方法．短時間であっても全員が話し合いに参加することを可能とする技法．
📖 栄養教育論

長谷川式簡易知能評価スケール
はせがわしきかんいちのうひょうか−
Revised Hasegawa Dementia Scale
短期および長期記憶の障害を評価するテストの一つ．認知症の診断に用いられる． 📖 臨床栄養学

HACCP
ハセップ／ハサップ
Hazard Analysis and Critical Control Point
危害分析重要管理点の略．食品の安全衛生に関する危害の発生を事前に防止することを目的とした，国際的に広く認められている食品の品質を保証する自主的な衛生管理システム． 📖 給食経営管理論

バセドウ病
−びょう
Basedow's disease
甲状腺機能亢進症の主疾患．甲状腺ホルモン（トリヨードチロニン：T_3，チロキシン：T_4）の過剰による．グレーブス病ともいう． 📖 臨床栄養学

バソプレシン
➡抗利尿ホルモン（こうりにょう−）

発育
はついく
physiological development
①医学，生物学などの領域では，成長と発達を総合した概念として使用．②教育分野などの領域では，形態的成熟の概念として使用． 📖 応用栄養学，栄養教育論

発育スパート
はついく−
growth spurt
ヒトの発育過程において，身長や体重

が著しく増加すること．第一発育急進期は出生から1歳までの乳児期の1年間，第二発育急進期(secondary growth spurt)は思春期のころに当たる． 📖 応用栄養学

白血球
はっけっきゅう

leukocyte / white blood cell
血液中の血球成分の一つ．好中球，好酸球，好塩基球，リンパ球，単球に分類．感染症，炎症，手術や熱傷で増加し，高度な栄養障害では低下する． 📖 栄養ケア・マネジメント

白血病
はっけつびょう

leukemia
造血幹細胞が腫瘍化して異常な白血病細胞が無制限に増殖し，正常の造血が障害される悪性疾患．白血病細胞の特徴，経過などから急性骨髄性白血病，急性リンパ性白血病，慢性骨髄性白血病，慢性リンパ性白血病に分類される．特殊な白血病として，成人T細胞白血病がある． 📖 臨床栄養学

発達
はったつ

functional development
精神的機能の充実，運動機能の向上など加齢に伴って起こる質的，機能的な変化の過程． 📖 応用栄養学，栄養教育論

パッチテスト

patch test
アレルギー検査における皮膚検査の一つ．原因と思われる物質を皮膚に貼り付け，数日後(主に2日後)の皮膚の状態を観察．皮膚の発赤腫脹により陽性と判定する． 📖 応用栄養学

発注係数
はっちゅうけいすう

coefficient of ordering
発注係数＝(1÷可食部率)×100にて算出． 📖 給食経営管理論

発注伝票
はっちゅうでんぴょう

purchase order
材料の注文をする際に用いる伝票．発注先，発行日，使用日，食材名，規格，数量，納品日(時)，納品，場所，備考などを記載している． 📖 給食経営管理論

発熱
はつねつ

fever / pyrexia
体温の基準値の異常による病的な体温の上昇．機序は，外因性発熱物質(リポポリサッカライド)が内因性発熱物質(インターロイキンⅠ)の生成を促進し，メディエータ(プロスタグランディンE)を介して視床下部の温中枢の感受性を低下させるとともに冷中枢の感受性を上昇させるために，体熱の産生が促進し，体熱の放散が抑制されて体温が上昇する． 📖 応用栄養学

Pub Mcd
パブメド

米国立医学図書館がインターネット上で提供している世界最大級の医学生

物学文献データベースの MEDLINE. 📖 臨床栄養学

パブリシティ
publicity
新聞やテレビなどマスコミに対して自社の情報を提供する活動. 報道によって信頼性が高くなりイメージの向上につながる. 広告とは異なる. 📖 給食経営管理論

早食い
はやぐ-
eating fast
摂食パターンの異常の一つ. 満腹感を覚える前に過食してしまう. 肥満の原因となる. 📖 臨床栄養学

ハリス - ベネディクトの式
-しき
Harris-Benedict equation
ハリスとベネディクトが考案した基礎エネルギー消費量(basal energy expenditure; BEE)の算出式. 身長, 体重, 年齢より算出. 男性 BEE：66.47 ［13.75 × 体重(kg)］ + ［5.0× 身長(cm)］ - (6.76× 年齢), 女性 BEE：665.1 + ［9.56 × 体重(kg)］ + ［1.85× 身長(cm)］ - (4.68× 年齢)により算出する. 📖 栄養ケア・マネジメント, 臨床栄養学

パレート図
-ず
pareto diagram
項目別に層別し, 出現頻度の大きい順に並べ, 累積和を示した図. 📖 給食経営管理論

パワー
power
自らの生活を決定する要因を統御(コントロール)する能力であり, 他者との共働により何らかの目的を達成することができる状態. パワーレス(powerless)とはこのパワーが相対的もしくは絶対的に欠如した状態. ➡エンパワメント 📖 公衆栄養学

パワーレス
➡パワー

汎血球減少
はんけっきゅうげんしょう
pancytopenia
血液中に存在する赤血球, 白血球, 血小板のいずれもが減少している状態. 脾臓はすべての血球を破壊しているため, 脾臓の機能亢進により生じる. 📖 臨床栄養学

半減期
はんげんき
half-life
代謝回転速度を表す一つの指標. 体内に入ったものが代謝され, 半分量消費されるまでの期間. 📖 栄養ケア・マネジメント

反抗期
はんこうき
the period of rebelliousness
精神発達の過程で, 著しく反抗的な態度を示す時期. 一般的に, 第一反抗期は自我意識の強まる3歳ごろ, 第二反抗期は思春期に当たる. 📖 応用栄養学

半固形化栄養剤
はんこけいかえいようざい

semi solidity nutritional supplement

従来，液体であった流動食品をプリンやゼリー状に半固形化した加工食品. 🕮 臨床栄養学

半消化態栄養食品(剤)
はんしょうかたいえいようしょくひん（ざい）

polymeric diet

自然食品を素材として人工的に処理し，栄養成分を調整した経腸栄養食品. 🕮 臨床栄養学

汎(全身)適応症候群
はん（ぜんしん）てきおうしょうこうぐん

general adaptation syndrome; GAS

ストレッサーに対する生体の適応反応．どのようなストレッサーに対しても，共通の反応として副腎の肥大，胸腺とリンパ節の退縮，胃・十二指腸潰瘍という3つの症状が出現する．時間経過に従って警告反応期，抵抗期，疲憊期の3つの時期に分けられる. 🕮 応用栄養学

ハンター舌炎
－ぜつえん

Hunter's glossitis

ビタミン B_{12} 欠乏の際に生じる舌炎．舌乳頭が萎縮し，舌は発赤して食べ物がしみる. 🕮 臨床栄養学

半定量式食物摂取頻度調査法
はんくいりょうしきしょくもつせっしゅひんどちょうさほう

semi-quantitative food frequency questionnaire; SQFFQ

食物摂取頻度調査のなかで，1回あたりの食品の摂取目安量も問う方法．エネルギー，栄養素，食品成分の摂取量を知りたい場合には，半定量式を用いる．1回あたりの食品の摂取目安量（ポーションサイズ）は，調査地域を代表する集団を対象に基礎調査を行って，品目や目安量を決めることが望ましい．➡食物摂取頻度調査法（しょくもつせっしゅひんどちょうさほう），ポーションサイズ 🕮 食事摂取基準

反応妨害・拮抗
はんのうぼうがいきっこう

response prevention

行動技法の一つ．問題となる食行動を直接的に妨害するために，同時に成立しない行動を拮抗させる技法．たとえば，「お菓子を食べたい」という欲求を感じた場合，「お菓子を食べる」ことを妨害するために，「深呼吸をする」「冷たい水を飲む」という行動を拮抗させるなど．➡行動技法（こうどうぎほう） 🕮 栄養教育論

販売志向
はんばいしこう

sales orientation

供給過剰状態となり，販売に力を入れないと顧客は買ってくれないという考え方. 🕮 給食経営管理論

汎理論的モデル
はんりろんてきー

➡トランスセオレティカルモデル

―― [ひ] ――

ピア・エデュケーション
peer education
思春期・青年期の健康教育において有効とされる教育手法の一つ．同世代の仲間（ピア）同士がお互いの対話を通じて，リラックスした雰囲気のなかでさまざまな情報やメッセージを伝達する．支援者が学習者に似た存在であるため，ロールモデルとなれる． 📖 栄養教育論

ピアカウンセリング
peer counselling
同じような環境や悩みをもつ（または経験した）仲間（ピア）が，対等な立場で，悩みを共有したり，経験に基づいた解決策を話し合うなどの仲間同士で行うカウンセリング． 📖 公衆栄養学

ピアソンの積率相関係数
－せきりつそうかんけいすう
Pearson product-moment correlation coefficient
データが連続変数で正規分布を示す時に用いる相関係数．➡相関係数（そうかんけいすう） 📖 食事摂取基準

非アルコール性脂肪肝炎
ひーせいしぼうかんえん
non-alcoholic steatohepatitis; NASH
高度の線維化を伴い，脂肪肝炎から短期間に肝硬変，肝細胞癌に進展する肝炎． 📖 臨床栄養学

非アルコール性脂肪性肝疾患
ひーせいしぼうせいかんしっかん
non-alcoholic fatty liver disease; NAFLD
飲酒によらない脂肪肝が進展し，明らかな飲酒歴がないにもかかわらず，アルコール性肝障害と類似した大滴性脂肪沈着が肝臓に見られる肝障害．予後良好な単純性脂肪肝から，高度の線維化を伴い脂肪肝炎から短期間に肝硬変，肝細胞癌に進展する非アルコール性脂肪肝炎（NASH）までを含む概念． 📖 臨床栄養学

BIA
ビーアイエー
bioelectrical impedance analysis
生体組織の電気抵抗値（生体インピーダンス）を測定することで，体脂肪率などの体組成を推定する方法． 📖 臨床栄養学

PS
ピーエス
performance status
全身状態の総合的な評価に汎用，PS 0～PS 4 の5段階に評価する． 📖 臨床栄養学

BNP
ビーエヌピー
brain natriuretic peptide
脳性ナトリウム利尿ペプチド．主に心室から分泌されるホルモン．利尿・血管拡張作用をもち，体液量や血圧を調節する．心室に負担がかかると分泌量が増加することから，心不全の診断・治療薬として利用される． 📖 臨床栄養学

PFI
ピーエフアイ

private finance initiative

公共施設等の建設,維持管理,運営等を民間の資金,経営能力および技術的能力を活用して行う手法.PFIの導入により,国や地方公共団体の事業コストの削減,質の高い公共サービスの提供をめざすことを目的としている. 📖 給食経営管理論

PFC比率
ピーエフシーひりつ

protein, fat and carbohydrate ratio

総エネルギー摂取量に対する,たんぱく質(protein; P),脂質(fat; F),炭水化物(carbohydrates; C)由来のエネルギー摂取量の構成比率. 📖 栄養ケア・マネジメント

BMI
ビーエムアイ

body mass index

体重 kg/(身長 m)^2 で算出.日本人では 18.5 未満を低体重,18.5 以上 25 未満を普通体重,25 以上を肥満,35 以上を高度肥満とする. 📖 臨床栄養学,栄養ケア・マネジメント,応用栄養学

POS
ピーオーエス

➡問題志向型システム(もんだいしこうがた-)

POMR
ピーオーエムアール

➡問題志向型診療録(もんだいしこうがたしんりょうろく)

B型胃炎
ビーがたいえん

B type of gastritis

一般的な慢性胃炎.多くはピロリ菌感染により胃の肛門側(幽門)から口側(胃体部~穹窿部)へと胃粘膜の萎縮が広がる. 📖 臨床栄養学

B型肝炎ウイルス
ビーがたかんえん-

hepatitis B virus

B型肝炎を引き起こすウイルス.DNAウイルスで,輸血,性交など,非経口感染する. 📖 臨床栄養学

ピークフロー

peak expiratory flow; PEF

十分な吸気状態で,極力息を早く出した時の気流速度.気道の狭窄程度を推測することができる. 📖 臨床栄養学

p 53 遺伝子
ピーごじゅうさんいでんし

p53 gene

大腸癌など,多種類のがんのがん抑制遺伝子. 📖 臨床栄養学

BCAA/AAAモル比
ビーシーエーエー/エーエーエー-ひ

➡フィッシャー比(-ひ)

PDSA
ピーディーエスエー

Plan Do Study Action

PDCAサイクルの発展形.PDCAのC(Check)は英語で「ためらい」を意味しているため,S(Study)に変えてPDSAサイクルに変更された. ➡

PDCA サイクル（ピーディーシーエー−）
📖 栄養ケア・マネジメント

PDS サイクル
ピーディーエス−

Plan Do See cycle

計画（Plan），実施（Do），評価（See）の3つの過程によるマネジメントサイクル．📖 栄養ケア・マネジメント

PDCA サイクル
ピーディーシーエー−

PDCA cycle

エドワーズ・デミングらにより提唱された考え方．栄養ケア・マネジメントに取り入れられ，今日の栄養ケア・マネジメントにおける改善プロセスを確立した．栄養ケア・マネジメントの過程におけるPDCAサイクルでは，個人や集団の栄養ケアプランを，計画（Plan），実施（Do），評価（Check），改善（Act）の順に沿って実施する．最終的な栄養問題の解決に対して，段階的に結果を検証しながら継続的に改善していく方法．📖 食事摂取基準，栄養ケア・マネジメント，給食経営管理論

P.B. 食材料
ピービーしょくざいりょう

private brand food

自社用に企画し，生産を委託した自主企画食材料のこと．＝プライベートブランド 📖 給食経営管理論

比較基準
ひかくきじゅん

➡ ゴールドスタンダード

皮下脂肪型肥満
ひかしぼうがたひまん

subcutaneous fat

皮下組織に脂肪が蓄積し，肥満となった状態．体型の特徴から下半身肥満，洋梨型肥満と表現される．内臓脂肪型肥満に比べて，糖尿病などの合併症を起こす頻度は低い．➡内臓脂肪型肥満（ないぞうしぼうがたひまん）📖 臨床栄養学

皮下脂肪厚
ひかしぼうこう

skinfold thickness

体脂肪量を算出するために測定．皮下脂肪厚の減少は体脂肪量の減少を意味することから，エネルギー貯蔵に関する評価となる．📖 栄養ケア・マネジメント

非感染性疾患
ひかんせんせいしっかん

non-communicable diseases

生活習慣が原因で生じる疾患の総称．心血管疾患，がん，糖尿病，慢性呼吸器疾患など．世界保健機関（WHO）はその原因として，不健康な食事や運動不足，喫煙，過度の飲酒などが共通しているとしている．📖 公衆栄養学

ビグアナイド薬
−やく

biguanide

経口血糖降下薬の一つ．インスリン作用を増強する．体重が増加しにくいので，肥満例に有用．まれであるが，副作用として乳酸アシドーシスがあり，ヨード造影剤使用の際は休薬が必要．

□ 臨床栄養学

非言語的コミュニケーション
ひげんごてき-

non-verbal communication
声の特徴(大きさ,トーン,速さなど),顔の表情や視線,しぐさなど,言語以外のメッセージを読み取って行うコミュニケーション.➡言語的コミュニケーション(げんごてき-) □ 栄養教育論

PICO
ピコ

診療ガイドライン作成にあたって,出発点となる検討項目.疾患・病態(patient),予測因子・介入,危険因子(intervention/exposure),対照(comparison),アウトカム(outcome)の4点をさす.＝PECO ➡疑問の定式化(ぎもん-ていしきか) □ 臨床栄養学

肥厚性胃炎
ひこうせいいえん
➡慢性胃炎(まんせいいえん)

膝高
ひざたか
➡膝高(しっこう)

微小変化型ネフローゼ症候群
びしょうへんかがた-しょうこうぐん

minimal change nephrotic syndrome
原発性ネフローゼ症候群の一つ.病理組織上,電子顕微鏡的には上皮細胞の足突起の融合が見られる.2〜6歳の幼児に見られ,急速に進展し,短期間のうちに大量のたんぱく尿,低たんぱく血症および全身性の浮腫が見られる.血清補体値は正常範囲であり,ステロイド反応性は良好. □ 臨床栄養学

非ステロイド性抗炎症薬
ひ-せいこうえんしょうやく

non-steroidal anti-inflammatory drugs; NSAIDs
抗炎症作用,解熱鎮痛作用をもつステロイド以外の薬物.いわゆる鎮痛剤の多くを占める.長期連用で消化性潰瘍や腎機能障害を起こすことがある. □ 臨床栄養学

非正社員
ひせいしゃいん

non-fulltime employee
契約社員(期間契約労働者)やパートタイマー(短時間労働者). □ 給食経営管理論

非代償性肝硬変
ひだいしょうせいかんこうへん

decompensated liver cirrhosis
浮腫・腹水,黄疸,肝性脳症などの肝不全症状が出現するようになった肝硬変. □ 臨床栄養学

非対称性巨大児
ひたいしょうせいきょだいじ

diabetic giant infant
母体の高血糖により胎児に多量のブドウ糖が移行し,臓器肥大を特徴とした出生時体重4,000g以上の新生児. □ 臨床栄養学

ビタミン A 過剰症
－エーかじょうしょう
vitamin A toxicosis
長期にわたる過剰摂取で発症．症状は皮膚の萎縮，脱毛，肝・脾腫，骨脆弱による骨折など．摂取中止により症状は消失する．📖 臨床栄養学

ビタミン A 欠乏症
－エーけつぼうしょう
vitamin A deficiency
アルコール多飲者，吸収障害，乳幼児の不完全な人工栄養，消耗性疾患に続発．暗順応障害，夜盲症，皮膚粘膜の乾燥角化を起こす．治療はビタミン A 製剤の内服と食事療法を行う．📖 臨床栄養学

ビタミン強化食品
－きょうかしょくひん
vitamin-enriched food
食品本来の色や風味などを変えることなく栄養補強された食品．5 種類のビタミンを含めた 8 成分がある．📖 臨床栄養学

ビタミン K 欠乏性出血症
－ケーけつぼうせいしゅっけつしょう
idiopathic hemorragic disease of infant associated with vitamin K deficiency
出生後 7 日までに発症する新生児ビタミン K 欠乏性出血症と，それ以後に発症する乳児ビタミン K 欠乏性出血症に分類．さらに後者は，母乳栄養を原因とする特発性乳児ビタミン K 欠乏性出血症と，それ以外の関与する二次性乳児ビタミン K 欠乏性出血症に分けられる．主な発症要因は，出生時のビタミン K 蓄積が少ないこと，母乳中のビタミン K 含量が少ないこと，ビタミン K 吸収能が低いこと，哺乳量が少ないことなど．予防・治療にはビタミン K 製剤の投与を行う．📖 応用栄養学

ビタミン C 欠乏症
－シーけつぼうしょう
vitamin C deficiency
アルコール依存症に見られる．壊血病を生じ，口腔粘膜，歯肉からの出血を認める．治療はビタミン C 製剤の内服と食事療法を行う．📖 臨床栄養学

ビタミン D 過剰症
－ディーかじょうしょう
vitamin D toxicosis
くる病や骨軟化症に対するビタミン D 長期投与が原因．全身組織の石灰沈着，貧血，尿路結石，腎性高血圧，小児の成長障害などの症状を認める．血清リンやカルシウム値は高値となる．投与中止で回復する．📖 臨床栄養学

ビタミン D 活性化障害
－ディーかっせいかしょうがい
vitamin D activation disorder
肝・腎機能障害によるビタミン D の活性化の障害．結果，低カルシウム血症，二次性副甲状腺機能亢進状態となり，線維性骨炎が生じる一方，異所性カルシウム沈着が見られる．📖 臨床栄養学

ビタミン D 欠乏症
－ディーけつぼうしょう
vitamin D deficiency

摂取不足や身体の日光照射不足によるビタミンD活性化障害などが原因．くる病や骨軟化症を生じる．治療はカルシウム，活性型ビタミンD製剤の服用と食事療法を行う．📖 臨床栄養学

ビタミンB_{12}欠乏症
－ビーじゅうにけつぼうしょう

vitamin B_{12} deficiency

胃炎，吸収不良症候群や胃切除後に発症．巨赤芽球性貧血(悪性貧血)を生じる．神経症状が見られる．治療は，経口投与は無効で，ビタミンB_{12}製剤の筋肉注射を行う．📖 臨床栄養学

ビタミンB_{12}欠乏性貧血
－ビーじゅうにけつぼうせいひんけつ

vitamin B_{12} deficient anemia

巨赤芽球性貧血．広義では悪性貧血として扱っている．📖 臨床栄養学

ビタミンB_2欠乏症
－ビーツーけつぼうしょう

vitamin B_2 deficiency

透析や抗うつ薬，向精神薬内服により発症することがある．口角炎，舌炎，角膜炎を生じる．治療はビタミンB_2製剤の内服と食事療法を行う．📖 臨床栄養学

ビタミンB_6欠乏症
－ビーろくけつぼうしょう

vitamin B_6 deficiency

イソニアジド(抗結核薬)，経口避妊薬，ドーパミン(パーキンソン病薬)使用中に見られる．皮膚炎，皮膚の着色，舌炎，口内炎，口角炎，神経炎などを認める．治療はビタミンB_6製剤投与と食事療法を行う．📖 臨床栄養学

ビタミンB_1欠乏症
－ビーワンけつぼうしょう

vitamin B_1 deficiency

ビタミンB_1の欠乏によって現れる症状の総称．摂取不足と消耗性疾患，妊産婦，授乳婦，激しい肉体労働，甲状腺機能亢進症，アルコール依存症などによる利用亢進が原因となる．脚気，ウェルニッケ脳症を生じる．主な症状は神経障害(知覚障害，運動障害，腱反射減弱など)，心不全，浮腫など．治療はビタミンB_1製剤の内服と食事療法を行う．📖 臨床栄養学

非たんぱく質カロリー窒素比
ひーしつーちっそひ

non-protein calorie/nitrogen; NPC/N

摂取したたんぱく質を効率よく利用するために必要な投与アミノ酸の窒素1gあたりの非たんぱくエネルギー量(糖質・脂肪によるエネルギー量)．📖 臨床栄養学

泌乳量
ひつにゅうりょう

milk yield

母乳分泌量．初乳の泌乳量は5〜300mL/日(平均15〜20mL/回)，成乳は平均700〜800mL/日以上(1〜2か月：120〜150mL/回，3〜4か月：150〜180mL/回，5か月〜：170〜200mL/回)．日本人の食事摂取基準(2010年版)では，平均の母乳量を780mL/日としている．➡哺乳量(ほにゅうりょう) 📖 応用栄養学

必要栄養素量
ひつようえいようそりょう
nutrient requirement
生命を維持するために必要な1日あたりの栄養素量. ＝栄養素必要量 栄養ケア・マネジメント

必要水分量
ひつようすいぶんりょう
water requirement
生命を維持するために必要な1日あたりの水分量. 栄養ケア・マネジメント

非統計的方法
ひとうけいてきほうほう
non-statistical method
社会調査方法の一つで, 質的調査方法. たとえば, 特定家族の歴史などの事例調査など. 公衆栄養学

非特異性腸炎
ひとくいせいちょうえん
➡ 炎症性腸疾患(えんしょうせいちょうしっかん)

疲憊期
ひはいき
wasted phase
ストレッサーに対する生体の特異的反応の最終段階. 抵抗期にストレスに対する抵抗力を維持できなくなった結果, ショック相と同じような状態になり, 最後には抵抗力が減少して死につながる時期をさす. 応用栄養学

非びらん性胃逆流症
ひーせいいぎゃくりゅうしょう
non-erosive reflux disease; NERD
胃食道逆流症の一つ. 内視鏡検査で食道粘膜にはほとんど所見がないにもかかわらず逆流症状を訴える場合をいう. 臨床栄養学

非ヘム鉄
ひーてつ
nonheme iron
野菜や海藻などの植物性食品に含まれている鉄. 吸収率は数％と低く, 肉や魚などの動物性食品に含まれているヘム鉄に比べて吸収されにくい. 応用栄養学

ヒポクラテスの誓い
ーちかー
Hippocratic Oath
古代の医師・ヒポクラテスによる医の倫理. 「私は能力と判断の限り患者に利益すると思う養生法をとり, 悪くて有害と知る方法を決してとらない. 頼まれても死に導くような薬を与えない」が概略. 導入教育

肥満
ひまん
obesity
脂肪組織に脂肪が過剰に蓄積した状態. 特に治療を要する肥満を肥満症として区別する. 日本人ではBMI 18.5未満を低体重, 18.5以上25未満を普通体重, 25以上を肥満, 35以上を高度肥満とする. 臨床栄養学

肥満遺伝子
ひまんいでんし
obesity gene

肥満を生じさせる遺伝子．代表的なものに，脂肪細胞からレプチンの欠損またはレプチン受容体の異常，脱共役たんぱく質-1（UCP-1）遺伝子，β3アドレナリン受容体遺伝子の異常がある． 臨床栄養学

肥満関連腎臓病
ひまんかんれんじんぞうびょう
obesity-related glomerulopathy
肥満症の合併症の一つ．肥満症にたんぱく尿を主とする腎機能障害を認め，糖尿病腎症および高血圧性腎硬化症が否定される場合をいう． 臨床栄養学

肥満低換気症候群
ひまんていかんきしょうこうぐん
obesity hypoventilation syndrome
肥満症の合併症の一つ．胸腔の脂肪蓄積のために呼吸が浅くなり，換気量が低下し，1日中眠い状態が続く． 臨床栄養学

肥満度
ひまんど
ponderal index / degree of obesity / obesity index
適正レベル以上に脂肪が蓄積した状態を示す指標．肥満度（%）＝［実測体重（kg）－身長別標準体重（kg）］÷身長別標準体重（kg）×100で算出．肥満度＋20%以上で肥満傾向，－20%以下で痩身（やせ）傾向と判定する． 応用栄養学，臨床栄養学

ヒヤリ・ハット
near-miss
事故等に至らなかったが，ひやりとしたりはっとした事柄．ヒヤリ・ハット事例として記録し，分析することで問題点の解決を図る．危機管理対策の一つ．➡インシデント 給食経営管理論

ヒューマンエラー
human error
人が起こす過ち・エラー． 給食経営管理論

ヒューマンカロリメーター
human calorimeter
人が数時間～数日生活できる部屋で，ガス濃度や流量などから長時間のエネルギー消費量を正確に測定できる装置．＝エネルギー代謝測定室 食事摂取基準

病院感染
びょういんかんせん
➡院内感染症（いんないかんせんしょう）

評価段階
ひょうかだんかい
公衆栄養マネジメントのプロセスの一つ．プロセス評価，影響評価，結果評価の各段階における評価をさす．評価は各過程にフィードバックされなければならない．特に，結果評価はプログラムの改善や次期政策に生かされる．➡公衆栄養マネジメント（こうしゅうえいよう-） 公衆栄養学

評価的サポート
ひょうかてき-
appraisal support

自己評価に役立つ情報を提供すること．すなわち，建設的な意見（フィードバック）や意見を肯定したりすること．➡ソーシャルサポート 📖 栄養教育論

病原微生物
びょうげんびせいぶつ

pathogenic microorganism
顕微鏡で拡大することによって観察しうるきわめて微小かつ単純な生物（微生物）である原性動物（原虫），真菌，細菌，ウイルスなどのうち，ヒトに病気を引き起こすもの．📖 臨床栄養学

費用効果（分析）
ひようこうか（ぶんせき）

cost effectiveness analysis
経済評価の方法の一つ．たとえば複数の方法を用いた時に，ある一定の効果を得るために必要な費用を算出して比較を行う．📖 栄養教育論，栄養ケア・マネジメント，公衆栄養学

費用効用（分析）
ひようこうよう（ぶんせき）

cost utility analysis
経済評価の方法の一つ．個人あるいは社会がある結果に対してもつ望ましさ（効用）を得るための費用を算出して評価する．望ましさの代表的な指標に，QALY（quality-adjusted life years）がある．📖 栄養教育論，公衆栄養学

表示
ひょうじ

label
消費者に対して，食品の情報を提供するための手段の一つ．法律により義務づけられているもの，行政指導によるもの，業界や企業が自主的に実施しているものなどがある．健康増進法では食品を主として健康面から，食品衛生法では主として安全・衛生面から表示制度を設けている．📖 公衆栄養学

表示推奨品目
ひょうじすいしょうひんもく

アレルギー物質含有食品のうち，特定原材料に準ずる食品として表示が奨励されている18品目．あわび，いか，いくら，オレンジ，キウイフルーツ，牛肉，くるみ，さけ，さば，大豆，鶏肉，バナナ，豚肉，松茸，桃，山芋，りんご，ゼラチン．➡アレルギー表示（-ひょうじ）📖 公衆栄養学

表示対象品目
ひょうじたいしょうひんもく

➡アレルギー表示（-ひょうじ）

標準化（給食経営管理）
ひょうじゅんか（きゅうしょくけいえいかんり）

standardization
料理の品質を一定に保つように，調理条件や方法，調理作業を客観的なデータに基づきマニュアル化すること．たとえば，作業研究に基づき各調理作業の標準作業，標準時間を設定し，マニュアルを作成する．調理従事者によって料理のできあがりや作業時間に差ができることを防ぐ．📖 給食経営管理論

標準化たんぱく異化率
ひょうじゅんか-いかりつ

normalized protein catabolism rate
たんぱく質の異化速度を示す指標．極端な異化亢進状態でない場合は，体たんぱく異化速度は体たんぱく合成速度に等しく，体たんぱく合成速度はたんぱく質摂取量に等しい．よって，標準化たんぱく異化率はたんぱく質摂取量の指標となる．🕮 臨床栄養学

標準自己負担金
ひょうじゅんじこふたんきん
➡患者標準自己負担金（かんじゃひょうじゅんじこふたんきん）

標準体重
ひょうじゅんたいじゅう
standard weight
(身長 m)^2×22 から算出．BMI 22 がもっとも有病率が低いことから，BMI 22 となる体重をいう．🕮 臨床栄養学，栄養ケア・マネジメント

標準偏差
ひょうじゅんへんさ
standard deviation
ある変数の分布の広がりの程度を表す統計量．正規分布の場合は，(平均−1×標準偏差)から(平均+1×標準偏差)の範囲に対象者全員のおよそ7割が含まれる．🕮 食事摂取基準

標準予防策
ひょうじゅんよぼうさく
standard precautions
院内感染症への対策の一つ．第一段階として実施される．すべての患者を対象とし，汗以外の体液，粘膜，創部に接する場合，手袋を着用する．手袋着用の前後には，擦式消毒用アルコールまたは流水と石鹸による手洗いを行う必要がある．また，必要に応じてガウン，マスク，ゴーグル，キャップも着用する．➡感染経路別予防策（かんせんけいろべつよぼうさく）🕮 臨床栄養学

氷食症
ひょうしょくしょう
➡異食症（いしょくしょう）

表層性胃炎
ひょうそうせいいえん
➡慢性胃炎（まんせいいえん）

病態別経腸栄養食品
びょうたいべつけいちょうえいようしょくひん
特定の疾患（肝不全，腎不全，糖尿病，呼吸器疾患など）や病態に即した処方設計になっている経腸栄養食品．🕮 臨床栄養学

費用便益（分析）
ひようべんえき（ぶんせき）
cost-benefit analysis
栄養教育プログラムの効果（便益）を金額で表し，実施に要した費用を差し引いて求める方法．便益の代表的な指標は生産性損失（生産性便益）や医療費（医療費便益）がどれくらい抑制されたか，など．🕮 栄養教育論

秤量記録法
ひょうりょうきろくほう
➡秤量法（ひょうりょうほう）

秤量法
ひょうりょうほう
weighted method
食事記録法の一つ．対象者が調理する時に食品や調味料の重量を計測し，記録する方法．習慣的な食事摂取量を調べるためには，複数日の調査が必要．食物摂取頻度調査法の妥当性を調べるための比較に用いられ，複数日の秤量法による栄養素量はゴールドスタンダードとして比較対象となる．➡食事記録法（しょくじきろくほう），ゴールドスタンダード 📖 食事摂取基準

日和見感染症
ひよりみかんせんしょう
opportunistic infection
元来はヒトに対して弱毒である病原体による感染症．📖 臨床栄養学

開かれた質問
ひら-しつもん
open-ended questions
クライアントの考えや気持ちを尋ねる質問（たとえば，「朝食をとることについて，どんなことならできそうですか」）．クライアントの考えや価値観などが把握でき，その後のカウンセリングが展開しやすくなる．➡閉ざされた質問（と-しつもん） 📖 栄養教育論

微量元素製剤
びりょうげんそせいざい
essential trace-element preparation for parenteral use
微量元素の補給に用いる経静脈用の製剤．鉄 35 μ mol，マンガン 1 μ mol，亜鉛 60 μ mol，銅 5 μ mol，ヨウ素 1 μ mol と 1 日の最低必要量を含む．📖 臨床栄養学

ビリルビン
bilirubin
ヘモグロビン，ミオグロビン，呼吸酵素由来のヘムの最終産物．脂溶性の間接型（非抱合型）と水溶性の直接型（抱合型）の 2 種がある．📖 応用栄養学

ビリルビンカルシウム石
-せき
➡胆石症（たんせきしょう）

比例案分法
ひれいあんぶんほう
個人単位で栄養摂取量を計算する方法として，国民健康・栄養調査で用いられている栄養計算方法．世帯全体の使用量を 1 として，各世帯員が摂取した比率より，摂取量を算出する．📖 公衆栄養学

貧血
ひんけつ
anemia
酸素を結合して体組織に酸素を運搬するヘモグロビンが減少し，体組織の低酸素状態をきたした病態．体組織の低酸素により，息切れ，めまい，立ちくらみ，易疲労感などの症状が現れ，身体所見としては皮膚，粘膜蒼白が認められる．貧血が進むと酸素供給不足を代償するために心機能が亢進し，心悸亢進，動悸，頻脈，心雑音などが認められる．さらに高度な貧血では，心不全を起こし，呼吸困難，起坐呼吸，浮腫なども出現する．📖 臨床栄養学

品質管理
ひんしつかんり
quality control; QC
一般的に品質要求事項を満たすことに焦点を合わせた品質マネジメントの一部(JIS). 品質要求事項を満たすために品質規格を設定し, その実現のための手段をさす. 🕮 給食経営管理論

品質基準
ひんしつきじゅん
quality standard
製品の品質を客観的に示す数量化された基準. 給食経営管理においては栄養管理サービスと利用者のニーズを反映し設計品質として示されるが, 同時に生産システムに関わる調理工程や作業工程も考慮する. 🕮 給食経営管理論

品質目標
ひんしつもくひょう
quality goal
提供する製品やサービスの品質の目標. 利用者に応じた給食を提供するためどのような食事にするかの目標. エネルギーおよび栄養素量は品質目標の一つの指標(品質基準)となる. また, 摂食機能や消化機能に応じた食事の形状も重要. 🕮 給食経営管理論

——[ふ]——

ファーラー位
ーい
Fowler's position
ベッド上での半坐位. 🕮 臨床栄養学

5A アプローチ
ファイブエーー
5A approach
行動科学の技法を応用した行動カウンセリングの進め方の一つ. Assess(行動変容に必要な情報の収集と評価), Advise(クライアントへの情報提供), Agree(クライアントの意思の尊重と同意), Assist(行動変容の支援), Arrange(行動継続の支援のための調整)の5つからなる. 🕮 栄養教育論

ファシリテータ
facilitator
会議やミーティングにおいて, 中立的立場で, 参加者の意見を引き出したり, ディスカッションのプロセスをコントロールして, 意思決定や問題解決へと導く役割を担う者. 🕮 公衆栄養学

ファストフード
fast food
注文に応じて短時間に提供される調理された軽食. 🕮 応用栄養学

ファンクショナル組織
ーそしき
departmentalized organization
共通または類似の業務にまとめて区分した組織. 職能が専門化され統制しやすく, 管理範囲の拡大が可能で, 中規模以上の組織に適する. ＝職能別組織 🕮 給食経営管理論

不安定狭心症
ふあんていきょうしんしょう
unstable angina
狭心症の分類の一つ. 労作に関係なく

胸痛発作が頻回に生じる． 臨床栄養学

フィッシャー比
—ひ
Fischer's ratio
分岐鎖アミノ酸/芳香族アミノ酸のモル比．肝硬変ではフィッシャー比が著明に低下しており，肝性脳症の原因となる．＝BCAA/AAAモル比　臨床栄養学

フード・アクション・ニッポン
Food Action Nippon
2008年からはじまった，食料自給率向上に向けた国民運動．　公衆栄養学

フード・ガイド・ピラミッド
Food Guide Pyramid
「米国人のための食事指針」を実践に移すために，1992年に米国農務省が発表したツール．健康増進と疾患予防に役立つ食品の選択を助けるためのツールとして策定された．必要な栄養素を必要量摂取するとともに，過剰摂取が問題となる成分を抑えるといった食事のバランスをビジュアルで示した．　公衆栄養学

フードシステム
food system
「川上」の農漁業から，「川中」の食品製造業，食品卸売業，「川下」の食品小売業，外食産業，それらの最終消費者である「みずうみ」にたとえられる食料消費者をつなげ，さらにそれらに影響を与える諸制度，行政措置，各種の技術革新などを含めたシステム全体のこと．　栄養教育論，栄養ケア・マネジメント

フードデザート
➡食の砂漠（しょく－さばく）

フードバランスシート
Food Balance Sheet
国際連合食糧農業機関（FAO）の作成の手引きに準拠して農林水産省が毎年度作成している表．わが国で供給される食料の生産・輸入から最終消費に至る総量および可食部分（純食料），国民平均1人あたりの供給量ならびに供給栄養量を算出．食料自給率の算出や食料自給の長期見通しなどは，農業政策の基礎資料として利用され，過去から現在までの経年変化や国際比較を行うための指標として活用されている．＝食料需給表　公衆栄養学，導入教育

フードバンク活動
—かつどう
food bank activity
包装における破損や印字ミスなど，食品としての品質には問題がないが，通常の販売形態では支障がある食品・食材を，食品メーカーや小売店などから引き取り，福祉施設などへ無償提供する活動．　公衆栄養学

フード・ファディズム
food faddism
食べ物や栄養が健康や病気に与える影響を過大に評価したり信じること．溢れる食情報を鵜呑みにせず，自ら情報を収集し，判断し，行動する力が必要

フード・マイレージ
food mileage

食料が運ばれてきた距離．輸入相手国の食料輸入量と距離（国内輸送を含まない）の積で求める．この値が高いと，食料の輸送のために必要とされる燃料が多くなるので，炭酸ガス（CO_2）排出の増加につながる．「地産地消」に取り組むと，新鮮な食品の入手が可能となるだけでなく，CO_2排出の削減も可能になる． ⇒ 公衆栄養学

フェイズ
phase

局面・段階．危機管理対策などにおいて災害後の復旧までを段階別に対策するなどで用いられる． ⇒ 給食経営管理論

フェニルケトン尿症
-にょうしょう

phenylketonuria; PKU

フェニルアラニンをチロシンに転換するフェニルアラニン水酸化酵素の先天的欠損により，フェニルアラニンが体内に異常蓄積する疾患．生後6か月までに発症する．症状は知的障害やメラニン色素欠乏など． ⇒ 応用栄養学，臨床栄養学

フェリチン
ferritin

血清中に微量に存在しているたんぱく質．体内貯蔵鉄をよく反映するため，潜在性の鉄欠乏性貧血の指標としても有用． ⇒ 臨床栄養学

フォーカス・グループ・インタビュー法
-ほう

focus group interview

米国を中心にソーシャルマーケティングの方法として発展し，現在では，社会科学，行動科学分野で活用されている手法．ディスカッションのテーマを決定し，質問の大枠を準備する．インタビューでは，同じようなバックグラウンドをもつ6～10名を対象に，司会者が提示する話題について自由に話し合ってもらう．ディスカッションの内容を記録しまとめる手法をとる． ⇒ 公衆栄養学

フォーミュラー食
-しょく

formula diet

従来の超低エネルギー食．低脂肪でたんぱく質，ビタミン，ミネラルを十分摂取できる人工的な液体食． ⇒ 臨床栄養学

不確実性因子
ふかくじつせいいんし

uncertain factor; UF

健康障害非発現量や最低健康障害発現量から，耐容上限量を決める際に，安全を考えて考慮される値．➡健康障害非発現量（けんこうしょうがいひはつげんりょう），最低健康障害発現量（さいていけんこうしょうがいはつげんりょう），耐容上限量（たいようじょうげんりょう） ⇒ 食事摂取基準

不感蒸泄
ふかんじょうせつ
insensible water loss
呼気から，あるいは汗以外に体表面から失われる水分． 📖 応用栄養学

普及活動
ふきゅうかつどう
advocacy
世界保健機関（WHO）ヘルスプロモーションにおける3つの前提条件の一つ．＝アドボカシー ➡オタワ憲章(-けんしょう) 📖 公衆栄養学

不均衡症候群
ふきんこうしょうこうぐん
disequilibrium syndrome
導入透析中あるいは終了後数時間以内に生じる症状．頭痛，嘔気，嘔吐，痙攣，振戦，譫妄（せんもう），意識障害などの中枢神経症状（主に脳浮腫による），血圧の低下・倦怠感（脱水，昇圧物質の血管反応性の低下），不整脈，筋肉痙攣（電解質の細胞内外較差）などが出現する． 📖 臨床栄養学

副甲状腺疾患
ふくこうじょうせんしっかん
disease of parathyroid glands
副甲状腺ホルモン（パラトルモン：PTH）の過剰分泌による機能亢進症と，分泌作用低下による機能低下症の総称． 📖 臨床栄養学

複合ビタミン剤
ふくごう-ざい
vitamin complex
経静脈栄養に用いる製剤．水溶性または脂溶性の片方だけのビタミンを含むもの． 📖 臨床栄養学

副菜
ふくさい
side dish
ビタミン，ミネラル，食物繊維などの供給源である野菜，いも，大豆を除く豆類，きのこ，海藻などを主材料とする料理．食事バランスガイドでは，主材料の重量70gを目安として1 SVが設定されている． 📖 公衆栄養学

複雑性イレウス
ふくざつせい-
complex obstruction
腸間膜の血流障害を伴うイレウス．＝絞扼性イレウス ➡イレウス 📖 臨床栄養学

副腎疾患
ふくじんしっかん
adrenal disease
クッシング症候群，原発性アルドステロン症，アジソン病，褐色細胞腫などの総称． 📖 臨床栄養学

副腎皮質過形成
ふくじんひしつかけいせい
adrenal hyperplasia
先天性代謝異常の一つ．コルチゾール生成に関与する酵素の先天的欠損による症候群．コルチゾール分泌低下でACTH分泌が増加し，副腎皮質が過形成される．現在5つの病型が報告されている． 📖 応用栄養学

副腎皮質ステロイド薬
ふくじんひしつ―やく

adrenal cortical hormone
強力な免疫抑制作用と抗炎症作用を有する薬剤．疾患や病態によって必要量は異なるが，副作用(高血圧，糖尿病，骨粗鬆症，感染症など)に注意が必要．
📖 臨床栄養学

腹水
ふくすい

ascites
非代償期の肝硬変で見られる合併症の一つ．肝硬変が進行すると，血清アルブミンが減少し，血管から血漿が腹腔内に漏れ出して発症する．📖 臨床栄養学

複数献立方式
ふくすうこんだてほうしき

selection menu system
2種類以上の定食献立または1種類の定食献立と何種類かの一品料理を提供する方式．📖 給食経営管理論

腹膜透析
ふくまくとうせき

continuous ambulatory peritoneal dialysis; CAPD
腹膜を透析膜として利用する透析療法．カテーテルを腹腔内に留置し，そのチューブを通じて透析液を注入し，一定時間おいてから排液する．この透析液の注入や排液は落差を利用して行われる．この操作を1日4回繰り返す．機械を用いて，夜間睡眠中のみに腹膜透析する方法もある．➡血液透析(けつえきとうせき) 📖 臨床栄養学

福利厚生
ふくりこうせい

welfare program
組織が，従業員の確保・定着，勤労意欲・労働能率の向上，労使関係の安定などのために実施する施策で，会社員が働くことよって得られる給与以外の援助・サービス．厚生年金や健康保険など法律によって会社が負担することになっている法定内福利と，住宅，医療，慶弔，食事(給食)，保育所，文化，スポーツなど会社が独自に社員のために設けている法定外福利がある．📖 給食経営管理論

不顕性感染
ふけんせいかんせん

inapparent infection
ウイルスが体内に侵入しても症状が出現しない感染．自他覚所見が出現して発症する場合は顕性感染という．📖 臨床栄養学

浮腫
ふしゅ

edema
皮下組織に存在する細胞外液，すなわち組織液が増加した状態．体腔に液体が貯留した胸水や腹水とは区別される．📖 臨床栄養学

不測時の食料安全保障マニュアル
ふそくじ―しょくりょうあんぜんほしょう―

凶作や輸入の途絶など，不測の事態によって需給が逼迫するような場合でも最低限の食料供給を図るため，2002年に策定されたマニュアル．食料問題

について，生産者，食品産業従事者，消費者が協力して安全性，品質，価格などに配慮した食料の安定的供給をめざすこととし，随時改定されている．📖 公衆栄養学

付着性
ふちゃくせい

deposition

食品と口腔内の接着する度合い．嚥下障害の場合，付着性が低く，べたつきが少ないほうがスムーズに食塊を口腔から咽頭へ送りこみやすい．📖 臨床栄養学

普通体重
ふつうたいじゅう

normal weight

BMI 18.5 以上 25 未満．18.5 未満を低体重，25 以上を肥満，35 以上を高度肥満とする．📖 臨床栄養学，栄養ケア・マネジメント

物質的資源
ぶっしつてきしげん

material resources

地域社会資源の一つ．古い民家や野菜直売所など，地域にある物として活用していく資源．📖 公衆栄養学

物理的調節域
ぶつりてきちょうせついき

zone of physical temperature regulation / physically regulatory zone（range）

体温が中和温域よりも高くなり，皮膚血管が拡張し，皮膚の血流量が増加して体熱の放散が促進されるとともに発汗が起こる温度範囲．放射，伝導・対流，蒸発などの物理的過程が主体となる．📖 応用栄養学

物理的発がん因子
ぶつりてきはつーいんし

physical carcinogenic factor

腫瘍の発生要因の一つ．機械的刺激，放射線刺激，熱刺激などが物理的発がん因子となる．放射線（皮膚癌，白血病）など．📖 臨床栄養学

不定愁訴
ふていしゅうそ

unidentified complaints

身体の特定の部位によらない多種多様な自覚症状．症状は，頭重，めまい，発汗，動悸，胃部不快感など．器質的病変はない．📖 応用栄養学

プラーク
plaque

動脈壁に生じる隆起状の病変．内部にコレステロールやマクロファージなどが含まれる．プラークの安定化と進行予防が重要である．📖 臨床栄養学

プライス
price

マーケティング・ミックス（4P）の一つ．その行動を採択するために支払う代価（金，時間，努力，古い習慣を捨てること，など）．➡マーケティング・ミックス 📖 栄養教育論

フライヤ
➡揚物器（あげものき）

ブラストチラー
blast chiller
クックチルシステムに必要な機器であり，加熱調理された食品を安全な冷蔵温度までに冷却するための，冷風吹付式の急速冷却機．➡クックチルシステム 📖 給食経営管理論

プラスミノーゲン活性化制御因子-1
－かっせいかせいぎょいんし－
plasminogen activator inhibitor-1; PAI-1
プラスミノーゲンをプラスミンに変換するプラスミノーゲンアクチベータの働きを抑制する因子．結果として，血栓溶解を抑制する作用があり，動脈硬化促進に働く．📖 臨床栄養学

ブラッドアクセス
blood access
血液透析の際の血液の出入り口．一般に，橈骨動脈と皮下静脈を吻合するシャント手術を行い，皮下静脈を怒張させ穿刺する．➡血液透析(けつえきとうせき) 📖 臨床栄養学

ブランド
brand
他社製品から自社製品を識別するために用いられる名称．言葉，シンボルマーク，デザインなどをいう．①識別機能(他社との差別化)，②保証機能(製品やサービスに対する保証)，③想起機能(ブランドイメージ)，の3つの機能がある．長い歴史と信頼のもとに構築されるものであり，経営資源の一つとなる．📖 給食経営管理論

プランマー・ヴィンソン症候群
－しょうこうぐん
Plummer-Vinson syndrome
鉄欠乏性貧血，舌炎(萎縮性舌炎)，嚥下障害の3主徴を示す症候群．📖 臨床栄養学

フリーズドライ食品
－しょくひん
freeze-dried food
食品を凍結した後，真空条件で水分を昇華させて乾燥することによって製造された食品．📖 給食経営管理論

プリシード・フレームワーク
PRECEDE framework
グリーンらにより1980年に発表された健康教育の枠組み．健康教育の最終的なねらいを，生活の質(QOL)の向上とし，個人の行動に影響する要因を，準備要因，強化要因，実現要因の3つに整理した．しかし，この時点では，健康に対する環境の位置づけは行われていなかった．📖 栄養教育論，公衆栄養学

プリシード・プロシードモデル
PRECEDE-PROCEED Model
グリーンらによって提唱されたヘルスプロモーションの計画・実施・評価の過程を示したモデル．欧米ならびに国内の公衆衛生活動に多用されている．対象集団のアセスメントから介入調整までの前半プリシード(PRECEDE)の4段階と，実施と評価からなる後半プロシード PROCEEDの4段階から構成される．📖 栄養教育論，栄養ケア・マネジメント，公衆栄養学

プリン体
−たい
purine
細胞中にある核酸を構成する成分の一つ．肝臓で分解される際に，老廃物として尿酸が生じる． 📖 臨床栄養学

ふるえ熱産生
−ねつさんせい
shivering thermogenesis; ST
寒冷環境における体熱産生．骨格筋の不随意的な律動的収縮に基づくものであり，外部への仕事を伴わない． 📖 応用栄養学

フルサービス
full service
配膳から下膳までのすべてを食事提供者が行うサービス方法． 📖 給食経営管理論

プレアルブミン
➡トランスサイレチン

プレイス
place
マーケティング・ミックス(4P)の一つ．いつ，どこでプログラムにアクセスしてもらうか，どこでその行動を行ってもらうかということ．➡マーケティング・ミックス 📖 栄養教育論

ブレインストーミング
brain storming
1つの課題に対して，自由に学習者が意見を出す方法．学習者の自由な発想が新たな発見につながる．問題の共有や，独創的な発想を得たい場合などに役立つ． 📖 栄養教育論

ブレーデンスケール
Braden Scale
褥瘡発生リスクアセスメント・スケールの一つ．知覚の認知，湿潤，活動性，可動性，栄養状態，摩擦とずれの6項目より構成され，合計点から褥瘡予防介入の有無を判定する． 📖 臨床栄養学

プレバイオティクス
prebiotics
大腸に常在する有用菌を増殖させるか，あるいは有害な細菌の増殖を抑制することで生体に有利な効果をもたらす難消化性食品成分．プロバイオティクスの働きを助ける成分．➡プロバイオティクス 📖 臨床栄養学

フロギストン説
−せつ
phlogiston theory
ドイツの医師ゲオルク・シュタール(1659〜1734)が1697年に唱えた燃焼理論．物にはフロギストンという物質が含まれていて，燃える際にフロギストンが放出されるという考え． 📖 導入教育

プロジェクト概要表
−がいようひょう
project design matrix; PDM
参加型計画手法において，運営管理を行う表．➡参加型計画手法(さんかがたけいかくしゅほう) 📖 公衆栄養学

プロジェクト・サイクル・マネジメント手法
－しゅほう

project cycle management

計画，立案，実施，モニタリング，評価からなるプロジェクトサイクルを効果的・効率的に運営管理するために考えられた手法．政府開発援助(ODA)や国際協力の分野で用いられている．参加型計画手法などがある．➡参加型計画手法(さんかがたけいかくしゅほう) 📖 公衆栄養学

プロジェクト選択
－せんたく

project selection

参加型計画手法を構成する4つの分析段階の一つ．目的系図で提案された複数のプロジェクトの優先順位を考え，プロジェクトを選択する．➡参加型計画手法(さんかがたけいかくしゅほう) 📖 公衆栄養学

プロセス評価
－ひょうか

process evaluation

公衆栄養活動の評価のうち，事業の目的や目標達成に向けた過程や活動状況を評価すること．たとえば，保健指導の実施過程，指導手段，保健指導実施者の態度，記録状況，対象者の満足度など経過評価のこと．📖 公衆栄養学

プロダクト

product

マーケティング・ミックス(4P)の一つ．採用してもらいたい行動やサービス，アイデアなどのこと．➡マーケティング・ミックス 📖 栄養教育論

プロダクト・ポートフォリオ・マネジメント

product portfolio management; PPM

自社製品の特徴を把握し，その製品が市場でどのように位置付けられているかを分析する手法．経営資源をどの製品に配分すればもっとも効果的に販売できるかを判断することができる．給食施設における「給食(料理または食事)」は「製品」となる．📖 給食経営管理論

プロトオンコジーン

protooncogene

正常細胞の中にあり，がん遺伝子に変異する以前の原型がん遺伝子．📖 臨床栄養学

プロトコール

protocol

調査の目的や調査法に応じて調査の手順を示したもの．調査全般にわたるさまざまな内容〔目的，対象者特性(調査地区および調査対象者の選定を含む)，期間，コスト〕をできるかぎり客観的に盛り込んでおくことが望ましい．📖 食事摂取基準

プロバイオティクス

probiotics

消化管内の細菌叢を改善し，宿主に有益な作用をもたらしうる有用な微生物と，それらの増殖促進物質のこと．➡プレバイオティクス 📖 臨床栄養学

プロモーション
promotion
販売促進のための活動．媒体としては電車の中吊りやポスター，チラシ，ダイレクトメール，試供品配布，展示，映像など多様．＝セールスプロモーション 📖 給食経営管理論

分割食
ぶんかつしょく
split meals
食事回数を1日5〜6回とする食事法．胃切除後症候群，糖尿病，肝硬変非代償期の患者に処方される．📖 臨床栄養学

文化的サービス
ぶんかてき－
cultural services
国際連合の主導で行われた「ミレニアム生態系評価」の一つ．生態系サービスのうちレクリエーションや観光，科学や教育の知識など文化的な恩恵のこと．➡ミレニアム生態系評価（－せいたいけいひょうか）📖 公衆栄養学

分岐鎖アミノ酸
ぶんきさ－さん
branched chain amino acid; BCAA
バリン，ロイシン，イソロイシンの3つのアミノ酸の総称．分枝アミノ酸ともいう．📖 臨床栄養学

分枝アミノ酸
ぶんし－さん
➡分岐鎖アミノ酸（ぶんきさ－さん）

分析法
ぶんせきほう
➡陰膳法（かげぜんほう）

分布シフト法
ぶんぷ－ほう
distribution shift
ベースラインとなる習慣的な摂取量の分布の形を変えることなく，不足者の割合を少なくするために必要な栄養素の増加量について，単純にシフトさせる方法．不足者の割合が2〜3％以下になるように増加量を決定し，その量を実際の摂取量に加えることになるが，大量摂取者が出現する可能性があるといった問題や，実行可能性，他の栄養素の給与量に及ぼす影響なども考慮して，総合的に決定する．📖 食事摂取基準

——[へ]——

平均寿命
へいきんじゅみょう
life expectancy
0歳児の平均余命．日本人では，第二次世界大戦敗戦2年後の1947年，男性50.06歳，女性53.96歳であった．その後，高度経済成長に伴い急激な勢いで伸び，1970〜1980年代以降，世界トップクラスの座を守り続けている．📖 公衆栄養学

閉経
へいけい
menopause
卵胞の活動性の消失による月経停止．わが国の平均閉経年齢は50.5歳．📖

応用栄養学

閉経後骨粗鬆症
へいけいごこつそしょうしょう
postmenopausal osteoporosis
閉経後のエストロゲン減少により生じる骨粗鬆症. 📖 臨床栄養学

米国栄養士会
べいこくえいようしかい
Academy of Nutrition and Dietetics; AND
米国の栄養士会. 認定機関である栄養学教育資格認定委員会, 組織である栄養士登録委員会において, 栄養士教育プログラム, 登録栄養士の認定試験ならびに登録に係る事項を定めている. 📖 公衆栄養学

米国の食生活指針
べいこく－しょくせいかつししん
Dietary Guidelines for Americans
米国において1980年以降策定されている指針(ガイドライン). 健康維持・増進, 適正体重維持, 疾患の予防のための食品選択に関するガイドラインであり, 2歳以上を対象としている. 更新は5年ごと. 📖 公衆栄養学

閉塞性黄疸
へいそくせいおうだん
obstructive jaunice
胆管の閉塞を伴う黄疸. 総胆管, 肝内胆管の拡張が見られる. 総胆管結石, 胆嚢炎, 胆管炎, 胆管癌, あるいは膵頭部癌などが原因となる. 📖 臨床栄養学

閉塞性動脈硬化症
へいそくせいどうみゃくこうかしょう
arteriosclerotic obliteration
動脈硬化症の進行により発症. 下肢の動脈に狭窄・閉塞をきたし, 重症では足の壊死に至る. 喫煙と生活習慣病などが原因で中高年以上の男性に起きやすい. 📖 臨床栄養学

ベースマウント工法
－こうほう
据え付ける機器と床の間の空間をなくすようにその部分の床を少し高くした基礎を作って, その上に脚部のない機器を据え付ける工法. 📖 給食経営管理論

β3アドレナリン受容体
ベータスリー－じゅようたい
β3 adrenergic receptor
脂肪細胞に存在. アドレナリンと結合するとトリグリセリドを分解する. この遺伝子に変異があると肥満しやすい. 📖 臨床栄養学

β₂ミクログロブリン
ベータツー－
β₂-microglobulin
分子量11,800の低分子たんぱく. 糸球体を容易に通過した後に近位尿細管で99%再吸収される. 血清β₂ミクログロブリンは, 尿細管障害の指標として用いられる. 📖 臨床栄養学

ペーパーストリップ法
－ほう
➡ 大腸菌群簡易検出紙法(だいちょうきんぐんかんいけんしゅつしほう)

PECO
ペコ
→ PICO(ピコ)

ヘバーデン結節
-けっせつ
Heberden's node
遠位指節間(DIP)関節(手指の第一関節)に起こる変形性関節症.中年以降の女性に多い. 📖 臨床栄養学

ヘマトクリット値
-ち
hematocrit; Ht
全血液中に占める血球の容積百分率.測定が簡単で正確度が高いため血液性状を表す有効な指標となる. 📖 応用栄養学

ヘム鉄
-てつ
heme iron
肉や魚などの動物性食品に含まれている鉄.吸収率は10〜20%.野菜や海藻などの植物性食品に含まれている非ヘム鉄に比べて数倍も吸収されやすい. 📖 応用栄養学

ヘモグロビン
hemoglobin
赤血球の大多数を占めるたんぱく質.鉄分を含む「ヘム」,たんぱく質「グロビン」から作られており,赤血球を通じて全身に酸素を運搬するという重要な役割を担う. → HbA1c(エイチビーエーワンシー) 📖 臨床栄養学

ヘモグロビン A1c
-エーワンシー
→ HbA1c(エイチビーエーワンシー)

ヘモグロビンの酸素解離曲線
-さんそかいりきょくせん
oxygen-haemoglobin dissociation curve
ヘモグロビン(Hb)の酸素飽和度と酸素分圧の関係を示した曲線.血液が接する部位の酸素分圧と二酸化炭素分圧などにより変動する. 📖 応用栄養学

ヘモクロマトーシス
hemochromatosis
実質細胞への沈着を伴う体内貯蔵鉄の増加.鉄の沈着が高度になると,皮膚の色素沈着,肝・脾腫大,糖尿病を生じる. 📖 臨床栄養学

ペラグラ
pellagra
ニコチン酸欠乏により発症.皮膚炎,ペラグラ性痴呆,下痢,知覚異常,意識障害,口角炎,舌炎,口内炎など. 📖 臨床栄養学,応用栄養学

ヘリコバクター・ピロリ菌
-きん
Helicobacter pylori; *H. pylori*
5本の鞭毛をもつグラム陰性桿菌.胃内に感染(生息)していると,胃十二指腸潰瘍の発症や再発を引き起こす.また,胃癌との関連も考えられている. 📖 臨床栄養学

ヘルシー・ピープル
Healthy People
米国における健康増進と疾病予防のガ

イド．米国保健省は，1979年にヘルシー・ピープルを策定し，その後，2000年，2010年と続き，2020年版に至っている．それぞれ10年間に達成すべき分野があり，数値目標が設定されている．日本の「健康日本21」に該当．📖 公衆栄養学

ヘルシー・ピープル2010
Healthy people 2010

2000年はじめに策定された，米国の健康増進と疾病予防対策10年間のプログラム．包括的な目標は，①生活の質の向上，②健康の格差をなくす，の2つである．10年間の達成すべき重点分野28，目標は467．10の主な指標（10 Leading Health Indicators）：①身体活動，②過体重・肥満，③喫煙，④薬物乱用，⑤責任ある性行為，⑥精神的健康，⑦障害・暴力，⑧環境の質，⑨予防接種，⑩ヘルスケア（医療機関）へのアクセス．📖 公衆栄養学

ヘルシー・ピープル2020
Healthy People 2020

米国の健康増進と疾病予防のためのガイド．ヘルシー・ピープルの4代目にあたる2020年版．全体の目標は生活の質の向上と健康寿命を伸ばすこと，目的と目標はほぼ2010年版を踏襲している．📖 公衆栄養学

ヘルシンキ宣言
－せんげん

Helsinki Oath

1964年の第18回世界医師会総会で発表された宣言．インフォームド・コンセントについての考え方が盛り込まれている．➡インフォームド・コンセント 📖 導入教育

ヘルスビリーフモデル
health belief model

個人の認知的要因に着目した行動変容モデル．勧められた予防行動をとる可能性に影響を与える主要な認知として，「疾病に対する脅威の認知」と「予防行動をとることの利益（メリット）と障害（デメリット）の損益計算」がある．「疾病に対する脅威の認知」は，「疾病の脅威の認知」と「疾病の重大性の認知」から構成される．＝健康信念モデル 📖 栄養教育論，公衆栄養学

ヘルスプロモーション
health promotion

世界保健機関（WHO）が1986年のオタワ憲章において提案した新しい健康観に基づく21世紀の健康戦略．「人々が自らの健康とその決定要因をコントロールし，改善することができるようにするプロセスである」と定義している．➡オタワ憲章（-けんしょう）📖 公衆栄養学，栄養教育論

ヘルスプロモーションの5つの戦略
－せんりゃく

Five Priority Action Areas for Health Promotion

1986年オタワ憲章で採択されたヘルス・プロモーションの行動戦略　①健全な公共政策を確立する，②支援的環境を創造する，③地域活動を強化する，④個人技術を開発する，⑤ヘルスサービス内容を刷新する．📖 公衆栄養学

ヘルスメイト
➡食生活改善推進員（しょくせいかつかいぜんすいしんいん）

HELLP症候群
ヘルプしょうこうぐん
HELLP syndrome
妊娠高血圧症候群に，溶血，肝機能酵素の上昇,血小板減少を伴った症候群．原因は不明で，経産婦に多く見られる．予後不良で，妊娠の速やかな中断と緊急な対処が必要． 📖 臨床栄養学

ベロ毒素
－どくそ
verotoxin
腸管出血性大腸菌が産生する毒素．細胞質にあるリボソームに結合してたんぱく質合成を不可逆的に阻害することにより,さまざまな組織障害をきたす．
📖 臨床栄養学

変形性関節症
へんけいせいかんせつしょう
osteoarthritis
関節軟骨に亀裂，摩耗，消失などの変性が起こり，軟骨下骨の肥厚，硬化が生じ，関節周囲の骨が増殖して骨棘を形成する病態．関節局所の炎症を伴うこともあり，関節液の貯留や関節の変形をきたす．膝や股関節など荷重のかかる可動関節に起こりやすいが，手指の関節にも起こる． 📖 臨床栄養学

偏食
へんしょく
picky eating
極端な好き嫌いと区別する場合もあるが明確な定義はなく，好き嫌いはほぼ同義語として用いられている． 📖 栄養教育論

変動係数
へんどうけいすう
coefficient of variation
標準偏差を平均値で除した値であり，データのばらつきの指標． 📖 食事摂取基準

弁当配食方式
べんとうはいしょくほうしき
box lunch system
食事を弁当箱に入れて配食する食事の提供方式． 📖 給食経営管理論

変動費
へんどうひ
variable cost
売上高や生産の増減によって，発生する諸費用．食材料費，労務費では時給制の給与等，経費では衛生費などの消耗品，販売経費などが当たる． 📖 給食経営管理論

便秘
べんぴ
constipation
糞便が腸管内に異常に長く停滞し，その人の排便習慣よりも排便回数が減少した状態．器質性便秘と機能性便秘に分けられ，機能性便秘には，弛緩性便秘，直腸性便秘，痙攣性便秘がある．
📖 臨床栄養学

──[ほ]──

保育所における食事提供ガイドライン
ほいくじょ－しょくじていきょう－
2012（平成24）年に，保育所における食事をより豊かなものにしていくよう検討するための参考資料として作成されたガイドライン．⌘ 栄養教育論

保育所保育指針
ほいくじょほいくししん
2008（平成20）年に厚生労働省が告示した指針．保育所における子どもの発達段階に応じ，保育の一環として食育の視点が整理された．⌘ 栄養教育論

放課後児童クラブ
ほうかごじどう－
➡学童保育（がくどうほいく）

膀胱結石
ぼうこうけっせき
➡尿路結石症（にょうろけっせきしょう）

芳香族アミノ酸
ほうこうぞく－さん
aromatic amino acid; AAA
チロシン，フェニルアラニン，トリプトファンの3つのアミノ酸の総称．⌘ 臨床栄養学

放散痛
ほうさんつう
radiating pain
実際に痛みの原因のある部位から，離れた部位に感じる痛み．⌘ 臨床栄養学

放射温度計
ほうしゃおんどけい
radiation thermometers
食品からの放射熱を捉えて温度を測定する温度計．非接触で，食品の表面温度の測定ができる．⌘ 給食経営管理論

包装食品
ほうそうしょくひん
prepackaged foods
腐敗の原因となる微生物を完全に殺滅し容器に充填して完全密封し，100℃以上の高温度で一定時間熱処理され常温で保管，流通・消費まで無菌を維持する食品．調理ずみ加工食品が多い．⌘ 給食経営管理論

飽和量
ほうわりょう
saturating amount
体内で備蓄できる栄養素の最大量．栄養素の摂取量をこれ以上増やしても，体内の量が一定限度に留まり，それ以上増えない状態．⌘ 食事摂取基準

ポーションサイズ
portion size / serving size
食品や料理の一般的な1回あたりの摂取目安量あるいは包装単位．たとえば，市販の「おにぎり」1つのポーションサイズは，おおむね100g．＝サービングサイズ ⌘ 食事摂取基準，公衆栄養学

保管設備
ほかんせつび
storage equipment

233

常温保管と低温保管の2種類．食品・食材料のうち常温保管で十分なものは食品庫内にて多段式の棚やラックと呼ばれるものに保管される． 📖 給食経営管理理論

保健医療福祉従事者
ほけんいりょうふくしじゅうじしゃ

保健医療福祉の分野で働く専門職．管理栄養士のほか，医師，歯科医師，薬剤師，保健師，看護師，助産師，理学療法士，作業療法士，言語聴覚士，義肢装具士，歯科衛生士，臨床検査技師，介護支援専門員，社会福祉士，介護福祉士，訪問介護員，健康運動指導士，健康運動実践指導者など． 📖 公衆栄養学

保健機能食品
ほけんきのうしょくひん

food with health claims

いわゆる健康食品のうち，一定の条件を満たした食品．特定保健用食品と栄養機能食品が含まれる．2009年より消費者庁の所管となる．➡特定保健用食品（とくていほけんようしょくひん），栄養機能食品（えいようきのうしょくひん） 📖 公衆栄養学，臨床栄養学

保険者
ほけんじゃ

health insurer / medical insurer

保険給付を行う医療保険事業の運営者．地域と職域とに分けられ，全国で5,000以上の保険者が存在する．健康増進法における健康増進事業実施者としての責務や，高齢者医療確保法における特定健康診査・特定保健指導の責務を負う． 📖 公衆栄養学

保健所政令市
ほけんじょせいれいし／ほけんしょせいれいし

地域保健法第5条に基づく保健所を設置する市のこと．地域保健法施行令第1条に「保健所を設置する市」として，第一号から第三号まであげられている．第一号と第二号は，それぞれ地方自治法に定める指定都市と中核市，第三号は，小樽市，八王子市，町田市，藤沢市，四日市市，呉市，大牟田市および佐世保市．第三号が，保健所政令市と呼ばれるが，第一号から第三号までのすべての市を広義の保健所政令市と呼ぶこともある． 📖 公衆栄養学

保健所法
ほけんじょほう／ほけんしょほう

Health Center Act

伝染病対策や健民健兵の思想から1937（昭和12）年に制定．第二次世界大戦後，日本国憲法が施行された1947（昭和22）年に，新しい保健所法として制定された．現在では，地域保健法（1994年）へ引き継がれた． 📖 公衆栄養学

保健所
ほけんじょ／ほけんしょ

health centers

地域保健所法に基づく，地域住民の健康や衛生を支える公的機関の一つ．都道府県，政令指定都市，中核市その他指定された市または特別区に設置する． 📖 公衆栄養学

ポジショニング
positioning
標的市場に対し，さらに会社や自社製品をポジィティブに位置(印象)づける方法． 給食経営管理論

補食給食
ほしょくきゅうしょく
完全給食以外の給食で，給食内容が牛乳およびおかず等である給食．➡完全給食(かんぜんきゅうしょく)，ミルク給食(－きゅうしょく) 給食経営管理論

POSシステム
ポス－
point of sale system
商品の販売情報として販売時刻ごとに品目，売上数を記録し，マーケティング活動等に活用するためのシステム．レジスターとホストコンピュータをつなげて給食費の精算を給与からキャッシュレスで行うこともできる． 給食経営管理論

ホスピス
hospice
緩和医療を目的とした終末医療病院．➡緩和ケア(かんわ－) 導入教育

ホスピタル・マルニュートリション
hospital malnutrition
病院で提供された食事を食べている患者に多くの低栄養障害が発現した現象．1970年代の米国で注目され，「献立の栄養管理」から「患者個々の栄養状態を改善するための栄養管理」に転換させることが要求された． 導入教育

母性
ぼせい
maternity
女性がもっているとされている，母親としての本能や性質，または母親として子を生み育てる機能の2つの側面がある． 栄養教育論

捕捉反射
ほそくはんしゃ
prehension reflex
口唇・口蓋に刺激が加わると，上下の口唇を丸めて突き出して乳首をくわえる原始反射の一つで哺乳に欠かせない反射．➡探索反射(たんさくはんしゃ)，吸啜反射(きゅうてつはんしゃ)，嚥下反射(えんげはんしゃ) 応用栄養学

保存食
ほぞんしょく
preserved food
食中毒発生時の原因食品と原因菌を特定するために保存しておく原材料や調理済み食品のこと．50g程度ずつ清潔な容器に入れ，密封し，－20℃以下で2週間以上保存する．原材料は洗浄殺菌を行わず，購入した状態で保存する．＝検食 給食経営管理論

ボディイメージ
body image
自分の体型や身体的特徴などに対する自己評価．思春期の痩身願望は，適正なボディイメージが描けないことと関連しているとされる． 栄養教育論

母乳
ぼにゅう

breast milk / mother's milk

乳房から分泌される乳汁．分泌時期により成分と泌乳量が経日的に大きく変化し，その時期ごとに初乳，移行乳および成乳に分けられる．初乳は，免疫グロブリン，リゾチームなど数種類の感染防御因子を含む．📖 応用栄養学，臨床栄養学

母乳育児を成功させるための10か条
ぼにゅういくじ－せいこう－じょう

Ten Steps to Successful Breastfeeding

WHO/UNICEF が 1989 年に発表した声明．母乳育児を安心して進められるように出産施設および助産師，保健師，管理栄養士などの保健医療従事者に対して具体的項目を提示している．📖 応用栄養学

母乳栄養
ぼにゅうえいよう

breastfeeding

母乳のみを与える授乳の方法．利点は，①初乳は種々の免疫成分を含み，感染症予防，ビフィズス菌などの腸内細菌の繁殖に有効，②成分組成が乳児に最適で，栄養効率が高く代謝負担が少ない，③たんぱく質が同質であり，食物アレルギー誘発の危険性がきわめて低い，④授乳が容易でスキンシップが得られ，母子間の良好な関係ができやすい，⑤出産後の母体回復が促進，など．
➡混合栄養法（こんごうえいようほう），人工栄養（じんこうえいよう）📖 応用栄養学

母乳性黄疸
ぼにゅうせいおうだん

mother's milk jaundice

生後 2 週間以降に現れる遅延型の高ビリルビン血症．母乳栄養新生児の約 10〜15％に出現する．母乳中に含まれるプレグナンジオールが肝臓におけるグルクロン酸抱合酵素の活性を低下させることが原因となる．📖 応用栄養学

母乳成分
ぼにゅうせいぶん

breast (mother's) milk component

児の成長に必要となる栄養素をほぼ十分に含有．初乳は，たんぱく質，感染防御因子，ミネラル類を多く含むが，乳糖や脂質の含量は少なく，成乳よりエネルギー量が少ない．移行乳になるとたんぱく質・ミネラル類は減り，乳糖は増加．成乳は初乳に比べて乳糖，オリゴ糖，脂肪含量が増えてエネルギー量も多くなり，その成分組成は安定する．📖 応用栄養学

哺乳量
ほにゅうりょう

sucked amount

日本人の食事摂取基準(2010 年版)では，離乳開始前(15 日目〜5 か月)では，母乳の摂取量がほぼ一定していることから，哺乳量を 780mL/ 日としている．また，離乳開始後(6〜8 か月，9〜11 か月)の期間については，それぞれ 600mL/ 日，450mL/ 日としている．なお，6〜11 か月を 1 つの区分とした場合には，6〜8 か月，9〜11 か月の哺乳量の平均値である 525mL/ 日として

いる．➡泌乳量（ひつにゅうりょう）📖 応用栄養学

母乳量
ぼにゅうりょう
➡泌乳量（ひつにゅうりょう）

ホメオスターシス
➡恒常性（こうじょうせい）

ホモシスチン尿症
－にょうしょう
homocystinuria
メチオニン代謝産物であるホモシステインをシスタチオニンに転換するシスタチオニン合成酵素の先天的欠損により，ホモシスチンやメチオニンが血中に蓄積し，尿中に大量に排泄される疾患．📖 応用栄養学，臨床栄養学

ポリカーボネート
polycarbonate
食器の材質の一つ．耐衝撃性に高く，耐熱性，耐候性に優れている．📖 給食経営管理論

ポリポーシス
polyposis
肉眼的に突出した限局性の隆起をポリープといい，ポリープが多発したもの．📖 臨床栄養学

ホルモン様生理活性物質
－ようせいりかっせいぶっしつ
hormone-like physiological active substance
微量で生体の機能を調整する物質（生理活性物質）のうち，ホルモンのような作用をもつもの．📖 応用栄養学

本態性高血圧症
ほんたいせいこうけつあつしょう
essential hypertension
高血圧の病型分類の一つ．高血圧症のおよそ90％を占め，診断は二次性高血圧の除外によってなされる．したがって，初診の高血圧症の患者では，二次性高血圧症の精査がまず行われる．➡二次性高血圧症（にじせいこうけつあつしょう）📖 臨床栄養学

——[ま]——

マーケットバスケット法
－ほう
market basket method
食事調査法の一つ．購入したレシートから食品量を計算して，その世帯の食事摂取量とするもの．本法では，本当に食べたかどうかの判別ができないため，残食調査，在庫量の調査などをする必要がある．また，外食・中食などでの食事摂取量も調査する必要がある．📖 食事摂取基準

マーケティング
marketing
企業が自社製品をどのように売れば，売上を伸ばして，高収益を得ることができるかを目的として考え出された概念．顧客に「満足」を買ってもらうための活動で，顧客が何を求めているかを調査し，いかに売れる製品を開発し，いかに売るかを考える戦略．「売れる仕組みづくり」を創造し，具現化するための諸活動を意味する．📖 給食経

営管理論

マーケティング・コンセプト
marketing concepts
企業が市場（マーケット）で自社製品をより多く売るために，行う活動を方向づける基本的な考え． 📖 給食経営管理論

マーケティング・ミックス
marketing mix
マーケティングの基本的な機能として4つのP（Product＝製品，Price＝価格，Place＝流通，Promotion＝プロモーション）を組み合せること．標的市場から満足度の高い反応を得るための手法．➡ 4C（よんシー） 📖 給食経営管理論，栄養教育論

マーケティングリサーチ
market research
ある製品を開発あるいは販売するために，事前に調査を行い，その製品の市場性，販売方法，流通チャネル，競合商品などを把握すること． 📖 給食経営管理論

マイ・プレート
My Plate
米国農務省のマイ・フード・ピラミッド（2005年）に代わる食事ガイド（2011年）．米国の食生活指針2010年版をもとに策定された．皿が4つに区切られ，野菜，穀物，果物およびたんぱく質を含む食品をそれぞれの面積に合わせて乗せるイメージになっている．日本の食事バランスガイドに当たる． 📖 公衆栄養学

膜性腎症
まくせいじんしょう
membranous nephropathy
慢性糸球体腎炎の一つ．原発性ネフローゼ症候群の原因の代表．免疫複合体が糸球体基底膜の外側で上皮細胞足突起の内部に沈着し，基底膜の一部が免疫複合体の間にスパイク様に突起し，次第に免疫複合体を覆い，基底膜が肥厚し，足突起も融合する． 📖 臨床栄養学

膜性増殖性糸球体腎炎
まくせいぞうしょくせいしきゅうたいじんえん
membranoproliferative glomerulonephritis
慢性糸球体腎炎の一つ．基底膜と内皮細胞の間に免疫複合物が沈着し，Ⅲ型アレルギー反応を惹起する．メサンギウム細胞と基質の著しい増加が見られる． 📖 臨床栄養学

マクロ環境分析
－かんきょうぶんせき
macro environment analysis
社会全体に関連する要因についての分析．人口動態的要因，経済的要因，社会文化的要因，自然環境的要因，技術的要因，政治的・法的要因などがある．➡ ミクロ環境分析（－かんきょうぶんせき） 📖 給食経営管理論

マズローの欲求階層説
－よっきゅうかいそうせつ
Maslow's hierarchy of needs
アメリカの心理学者アブラハム・マズローが，人間の欲求を低次なものから

高次なものへ5段階に分類した欲求階層説．生理的欲求・安全欲求・愛情欲求・尊敬欲求・自己実現欲求の5つ．欲求には優先順位があり，低次の欲求が充足されてから，次の高次元の欲求に移行する．🔲 公衆栄養学

末梢血管抵抗
まっしょうけっかんていこう
peripheral vascular resistance
毛細血管の直上流の動脈である細動脈壁の緊張による，細動脈から毛細血管への血液の流れに対する抵抗．🔲 臨床栄養学

末梢静脈栄養法
まっしょうじょうみゃくえいようほう
peripheral parenteral nutrition; PPN
手足などの末梢静脈にカテーテルの先端を留置し，栄養を補給する方法．経腸栄養や経口栄養からの補給が不足する場合，中心静脈カテーテルの留置が困難な場合，水分制限がない場合などに使用される．➡経静脈栄養法（けいじょうみゃくえいようほう）🔲 臨床栄養学

マトリックス組織
-そしき
matrix organization
職能別，事業別，製品別，顧客別，地域別など異なる軸を組み合わせた，井桁状の権限の組織．複数の目標を同時に実現するため複数の上司から指示・命令を受ける．🔲 給食経営管理論

マネジメント
management
人々がある目的を達成するために，業務の方法や手順などを効率的に行えるようにする活動．🔲 栄養ケア・マネジメント

マネジメントサイクル
management cycle
栄養ケア・マネジメントを行い，栄養学的問題を適切に解決していくための考え方．➡ PDSサイクル（ピーディーエス-），PDCAサイクル（ピーディーシーエー-）🔲 栄養ケア・マネジメント

麻痺性イレウス
まひせい-
paralytic ileus
腸管の麻痺による機能的イレウスの一つ．➡機能的イレウス（きのうてき-）🔲 臨床栄養学

マラスムス
marasmus
たんぱく質・エネルギー栄養失調（PEM）の一つ．エネルギーおよびたんぱく質が不足した状態．血清アルブミン値は 3.5 g/dL を保つが，皮下脂肪減少，老人様顔貌，筋萎縮，全身衰弱などを併発する．➡たんぱく質・エネルギー栄養失調（-しつ-えいようしっちょう）🔲 栄養ケア・マネジメント，応用栄養学，臨床栄養学

マラスムス・クワシオルコル混合型
-こんごうがた
marasmus-kwashiorkor
たんぱく質・エネルギー栄養失調（PEM）のうち，マラスムスに加えて，

血清アルブミン値も低下したクワシオルコルが混合した低栄養状態. ➡たんぱく質・エネルギー栄養失調(-しつ-えいようしっちょう) 📖 栄養ケア・マネジメント

マロニーの式
-しき

Maroni's formula

推定たんぱく質摂取量の算出式. たんぱく質量(g/日)=[一日尿中窒素排泄量(g/日)+0.031×その時点での体重(kg)]×6.25. 📖 臨床栄養学

マロリー・ワイス症候群
-しょうこうぐん

Mallory-Weiss syndrome

嘔吐を原因として, 腹腔内圧が亢進し, 食道・胃接合部に縦走裂創を生じる疾患. 嘔吐には吐血を伴い, 下痢や腹痛をきたすこともある. 📖 臨床栄養学

慢性安定狭心症
まんせいあんていきょうしんしょう

chronic stable angina

労作性狭心症と安静時狭心症をさす. 胸痛発作の頻度が少なく, その予測が可能であることが多い. 📖 臨床栄養学

慢性胃炎
まんせいいえん

chronic gastritis

胃粘膜が炎症を繰り返すことにより過形成や腸上皮化生などの変化が生じ, 胃粘膜自体が萎縮する病態. 本来, 慢性胃炎は病理組織学的診断名である. =萎縮性胃炎 📖 臨床栄養学

慢性肝炎
まんせいかんえん

chronic hepatitis

肝炎のうち, 肝実質の炎症が少なくとも6か月以上持続するもの. わが国では, C型肝炎ウイルスによるものが70〜80%, B型肝炎ウイルスによるものが約10%と, ほとんどが肝炎ウイルスによるが, アルコール性や自己免疫性も認められる. 一方, A型肝炎ウイルスによるものはない. 一部は, 10〜30年の経過を経て肝硬変, 肝細胞癌へと進展する. 📖 臨床栄養学

慢性気管支炎
まんせいきかんしえん

chronic bronchitis

胸部単純X線およびCTで, 気腫性陰影がないか, 軽微のもので, 喀痰症状が年に3か月以上あり, しかもそれが2年以上連続して認められるもの. 📖 臨床栄養学

慢性下痢
まんせいげり

chronic diarrhea

3週間以上持続する下痢. ➡下痢(げり) 📖 臨床栄養学

慢性減圧症
まんせいげんあつしょう

chronic decompression illness

減圧症の一つ. 運動麻痺や骨壊死を発症する. ➡減圧症(げんあつしょう), 急性減圧症(きゅうせいげんあつしょう) 📖 応用栄養学

慢性高山病
まんせいこうざんびょう

chronic high-altitude sickness

高所順化した人が，高所順化を喪失して発症する重症低酸素症．症状は，頭痛，めまい，呼吸困難，睡眠障害，耳鳴り，疲労感，記憶障害，食欲不振，骨や筋肉の痛みなど．これらの症状は，低地に移動するまでその症状が軽減されることはない．1928年にモンジュがアンデス住民についてはじめて報告したことから，モンジュ病ともいう．
📖 応用栄養学

慢性骨髄性白血病
まんせいこつずいせいはっけつびょう

➡白血病(はっけつびょう)，慢性白血病(まんせいはっけつびょう)

慢性酸素中毒
まんせいさんそちゅうどく

chronic oxygen poisoning

酸素分圧が500mmHg以上で発症．症状は，疲労，胸痛，徐脈，肺・気管支炎症，うっ血，浮腫など．➡急性酸素中毒(きゅうせいさんそちゅうどく) 📖 応用栄養学

慢性糸球体腎炎
まんせいしきゅうたいじんえん

chronic glomerulonephritis

偶然に発見されたたんぱく尿・血尿が少なくとも1年以上持続する糸球体腎炎の総称．腎機能が正常で進行性が乏しい潜在型と，5～10年の経過で腎機能が低下し，高血圧，腎不全，浮腫を伴う進行型がある．潜在型はIgA腎症が多く，進行型は硬化性糸球体腎炎が多い．📖 臨床栄養学

慢性腎臓病
まんせいじんぞうびょう

chronic kidney disease; CKD

①尿異常，画像診断，血液，病理で腎障害の存在〔特に0.15g/gCr以上のたんぱく尿(30mg/gCr以上のアルブミン尿)の存在が重要〕，②糸球体濾過量(GFR)が60mL/分/1.73m^{2}未満の，①，②いずれか，または両方が3か月以上持続する場合．📖 臨床栄養学

慢性心不全
まんせいしんふぜん

➡心不全(しんふぜん)

慢性膵炎
まんせいすいえん

chronic pancreatitis

膵実質の炎症が6か月以上持続し，膵分泌細胞が破壊され線維化が生じるため，膵臓の外分泌機能および内分泌機能が障害される疾患．➡急性膵炎(きゅうせいすいえん) 📖 臨床栄養学

慢性白血病
まんせいはっけつびょう

chronic leukemia

比較的緩やかに進行する白血病．発病後3～5年ほどで急性白血病に転化し，致命的になる．➡急性白血病(きゅうせいはっけつびょう) 📖 臨床栄養学

慢性閉塞性肺疾患
まんせいへいそくせいはいしっかん

chronic obstructive pulmonary disease; COPD

たばこ煙を主とする有害物質を長期に吸入曝露することで生じた肺の炎症性疾患．呼吸機能検査で正常に復すことのない気流閉塞を示し，進行性．臨床的には徐々に生じる体動時の呼吸困難や慢性の咳，湿性痰を特徴とする．📖 臨床栄養学，栄養ケア・マネジメント，応用栄養学

慢性リウマチ性心疾患
まんせいーせいしんしっかん

chronic rheumatic heart disease

リウマチ熱により心臓の弁の炎症によって生じる心疾患．血流障害が起こるため，呼吸困難やむくみが生じ，重度の心不全へと進行．脳梗塞などの塞栓症状を起こすこともある．📖 応用栄養学

慢性リンパ性白血病
まんせいーせいはっけつびょう

➡白血病（はっけつびょう），慢性白血病（まんせいはっけつびょう）

満腹中枢
まんぷくちゅうすう

➡食欲中枢（しょくよくちゅうすう）

——[み]——

味覚
みかく

taste / gustomy sense / gustation / sense of taste

舌を中心とした味覚器官を化学物質が刺激して起こる摂食化学感覚．基本味は，甘味，塩味，苦味，酸味，うま味の5種．📖 応用栄養学，栄養教育論

味覚閾値
みかくいきち

guatatory threshold

味の違いが分かる最小値．加齢とともに上昇し，味覚感受性は低下する．基本五味のうち特に塩味の閾値に変化が大きい．📖 応用栄養学

ミキサー食
ーしょく

blender food

副食，または主食と副食をミキサーにかけ，ペースト状にした食事．形態的には流動食と同様だが，軟菜全粥以下の食事をミキサー食にすることから，もととなる食種と同等の栄養量を摂取することが可能となる．📖 臨床栄養学

ミクロ環境分析
ーかんきょうぶんせき

micro environment analysis

自社を取り巻く身近な要因についての分析．外部環境・内部環境の2種類がある．外部環境に用いられるのがファイブ・フォース〔＝5つの競争要因：①新規参入業者，②競争業者（ライバル企業），③代替品，④買い手，⑤供給業者〕．内部環境については，バリュー・チェーン（＝価値連鎖：①購買物流，②製造，③出荷物流，④販売・マーケティング，⑤サービス，⑥全般管理，⑦人事・労務管理，⑧技術開発，⑨調達活動，の9要素）を用いる．➡マクロ環境分析（ーかんきょうぶんせき）
📖 給食経営管理論

ミトコンドリア脳筋症
-のうきんしょう

mitochondrial encephalomyopathy

ミトコンドリア（Mt）の障害により生じる神経系・筋の障害．難聴．膵インスリン分泌にはMtで産生されるATPが必要で，Mtの障害は糖尿病を生じる．母系遺伝をする． 臨床栄養学

緑の革命
みどり-かくめい

greening revolution

1960年代から世界で始まった多収穫品種の開発，農業技術の進歩などをさす．多量の水や化学肥料・農薬を必要とし，地球の砂漠化や農薬汚染など環境への影響を与えたほか，先進国と開発途上国の社会経済的格差がもたらされた． 導入教育

ミニメンタルステートテスト

Mini Mental State Examination; MMSE

認知症の疑いがある被験者に対して，主に記憶力，計算力，言語力，見当識を測定するためのテスト． 臨床栄養学

脈拍
みゃくはく

pulse

心臓の拍動により生じる動脈の拍動．測定者は，被検者の左右の橈骨動脈〔手首の内側（手のひら側）で親指側にある動脈〕を第2, 3, 4指の3本の指先で同時に触れて，拍動の数やそのリズムを診る． 臨床栄養学

脈波伝播速度
みゃくはでんぱそくど

pulse wave velocity; PWV

心臓の拍動（脈波）が動脈を通じて手や足にまで届く速度を測ることで，動脈硬化の進行度をみる検査． 臨床栄養学

ミルク給食
-きゅうしょく

牛乳のみを提供する給食．➡完全給食（かんぜんきゅうしょく），補食給食（ほしょくきゅうしょく） 給食経営管理論

ミレニアム開発目標
-かいはつもくひょう

Millennium Development Goals; MDGs

国際連合の開発分野（社会改革）の共通目標．1990年を基準年とし2015年までに達成すべき8つの目標を掲げ，60の指標がある．国際援助のあり方として，国際社会が一体となって取り組むべき目標であるが，極度の貧困と飢餓の撲滅は国連の優先課題． 公衆栄養学，導入教育

ミレニアム生態系評価
-せいたいけいひょうか

Millennium Ecosystem Assessment; MA

国際連合の主唱により2001～2005年の間に実施された地球規模の生態系に関する総合的評価．95か国から1,360人の専門家が参加．生態系が提供するサービスに着目して，それが人間の豊かな暮らし（human well-being）にどのように関係しているか，生物多様性の損失がどのような影響を及ぼすかを明

らかにした. 📖 公衆栄養学

——[む]——

無菌食
むきんしょく
sterile meals
乾熱滅菌法により蓋付きの耐熱容器を用いてガスオーブンで殺菌調理したものや，高圧蒸気滅菌法により蓋付きの耐熱容器に入れた調理済み食品を滅菌バッグで包装後，オートクレーブ(全自動高圧蒸気滅菌器)で殺菌したもの. 📖 臨床栄養学

無効造血
むこうぞうけつ
ineffective erythropoiesis
骨髄で作られる赤血球が未熟なために骨髄内で破壊してしまい，赤血球が末梢血液に出現できない状態. 📖 臨床栄養学

ムコ多糖症
－たとうしょう
mucopolysaccharidosis
先天性代謝異常の一つ．ムコ多糖の分解酵素異常により，未分解ムコ多糖が増加する．肝・脾腫大，特異な顔貌，関節障害，角膜混濁，心障害，知的障害，難聴などを生じる．ハーラー症候群，ハンター症候群，モルキオ症候群などがある. 📖 臨床栄養学

無作為化比較対照試験
むさくいかひかくたいしょうしけん
randomized controlled trial; RCT
予防・治療の効果を科学的に評価するための介入試験．臨床試験でよく使われる．栄養関連では，たとえば，対象者を無作為に介入群と対照群に分け，特定の栄養食事指導により食事に積極的に介入する群と，一般的な栄養食事指導を行う対照群に対して追跡調査を行い，疾病の罹患率や死亡率などの違いを評価する方法. 📖 公衆栄養学

無酸素運動
むさんそうんどう
anaerobics
エネルギー供給に酸素を利用せず，ATP-クレアチンリン酸系と解糖系(乳酸系)に依存した運動. 📖 応用栄養学

無酸素性エネルギー産生機構
むさんそせい－さんせいきこう
➡エネルギー産生機構(－さんせいきこう)

無酸素性作業閾値
むさんそせいさぎょういきち
anaerobic threshold; AT
運動強度の上昇に伴い，肺換気量と二酸化炭素排泄量が急激に増加しはじめる運動強度．無酸素性(乳酸系)エネルギー産生機構が動員されはじめる開始点であり，最大酸素摂取量の40〜70％の範囲で出現する．無酸素性作業閾値を超える運動では，定常状態は成立しない. 📖 応用栄養学

蒸し器
むーき
steamer
蒸気によって加熱する(蒸気は食品に

虫歯
むしば
→う歯(-し)

無重力環境
むじゅうりょくかんきょう

weightless environment

国際宇宙ステーションなどの地球周回軌道上でヒトが無重力(微小重力)となる環境. 無重力環境下での問題は, ①体液バランスと循環器系, ②骨格系, ③筋肉系, ④前庭神経系, ⑤宇宙放射線被曝, ⑥精神的ストレス, など. 📖 応用栄養学

矛盾を拡大する
むじゅん-かくだい-

develop discrepancy

動機づけ面接法の4つの原則の一つ. 行動変容の動機を高めるには, クライアントが現在の行動と考えているあるべき姿の間に矛盾があることに気づくことが必要であるという考え方. →動機づけ面接法(どうき-めんせつほう) 📖 栄養教育論

無症状胆石
むしょうじょうたんせき

silent gallstone

症状をまったく認めない胆石症. 約10～15%程度存在する. 📖 臨床栄養学

無石胆嚢炎
むせきたんのうえん

non-calculous cholecystitis

胆嚢胆石がなくても発症する胆嚢炎. 手術後など絶食期間が長く続くと胆汁がうっ滞するために生じる. 📖 臨床栄養学

むちゃ食い
-ぐ-

binge eating

頻繁な過食. 神経性大食症で見られる. 📖 臨床栄養学

無痛性心筋虚血
むつうせいしんきんきょけつ

silent myocardial ischemia

痛覚の鈍化により, 胸痛を自覚しない心筋虚血. 高齢者や, 神経障害を合併した糖尿病患者では少なくない. 📖 臨床栄養学

無動性無言
むどうせいむごん

akinetic mutism

目の動きでは, あたかも覚醒しているように見え追視もするが, 自発的な運動および発語がない状態. 脳幹網様体賦活系が障害されているものと考えられている. 📖 臨床栄養学

無脳症
むのうしょう

anencephalia

神経管上部の閉鎖不全により発症. 頭

蓋骨と脳の大部分が欠損した中枢神経系奇形の一種．多くは死産で，治療法はない．🕮 応用栄養学

―――[め]―――

メープルシロップ尿症
-にょうしょう
maple syrup urine disease
先天性代謝異常の一つ．分岐鎖アミノ酸(バリン，ロイシン，イソロイシン)から生成される分岐鎖α-ケト酸を代謝する脱水素酵素欠損により，体内に分岐鎖アミノ酸および分岐鎖αケト酸が蓄積する．尿はメープルシロップ臭がする．出生後数日以内に痙攣，呼吸障害，哺乳困難を生じる．分岐鎖アミノ酸制限食を投与する．＝楓糖尿症 🕮 臨床栄養学

メタ・アナリシス
meta-analysis
系統的レビューのうち，研究の質的・量的評価を行い，結果を統計学的に統合して定量的に要約する方法．➡系統的レビュー(けいとうてき-) 🕮 公衆栄養学，食事摂取基準

メタボリックシンドローム
metabolic syndrome
内臓脂肪蓄積を基盤として，糖質代謝異常，脂質代謝異常，血圧上昇などの疾患が重積して発症し，冠動脈疾患や脳梗塞などの動脈硬化性疾患の危険度が増加した状態．🕮 臨床栄養学，応用栄養学

メッツ値
-ち
metabolic equivalent; METs
エネルギー消費量が，座位安静時代謝量の何倍にあたるかを示す値．普通歩行は3メッツで，1時間行うと3メッツ・時となる．「健康づくりのための身体活動指針2013(アクティブガイド)」で使用．🕮 食事摂取基準，応用栄養学，公衆栄養学

メニュー・マーチャンダイジング
menu merchandising
「商品政策」「商品化計画」などと訳され，商品の品揃えに関する計画と管理をいう．給食においては，より満足度の高い食事を提供するためのメニュー戦略として活用される．マーチャンダイジングを行う際の基本は，「適品(適正な商品)」「適所(適正な場所)」「適時(適正な時期)」「適量(適正な量)」「適価(適正な価格)」の「5つの適正」である．これらの要素を考慮しながら計画を立てる．🕮 給食経営管理論

目安量
めやすりょう
adequate intake; AI
特定の集団における，ある一定の栄養状態を維持するのに十分な量．日本人の食事摂取基準では，推定平均必要量が算定できない場合に限って算定されている．基本的には，健康な多数の人を対象として，栄養素摂取量を観察した疫学研究によって得られる．🕮 食事摂取基準

目安量法
めやすりょうほう
food recording method
食事記録法の一つ．対象者が食事を記録する時に，食品とその目安量（鮭一切れなど）を記入する方法．器の大きさなどが一定しないため，書き方や食品の認識を共通にする標準化が必要．習慣的な食事摂取量を調べるためには，複数日の調査を要する．📖 食事摂取基準，栄養ケア・マネジメント

メラミン
melamine
食器の材質の一つ．耐熱性，耐水性，耐酸性，耐アルカリ性に優れている．表面は硬く光沢がある．📖 給食経営管理論

免疫栄養法
めんえきえいようほう
immunonutrition
術前に免疫増強栄養剤を摂取し，術後の合併症や感染を予防しようという栄養法．n-3系多価不飽和脂肪酸，アルギニン，グルタミン，核酸などが配合されている栄養剤・栄養食品を用いる．📖 臨床栄養学

免疫グロブリン
めんえき－
immunoglobulin
IgA, IgG, IgM など．初乳では，特に IgA が80％以上を占める．たんぱく質分解酵素や pH の影響を受けにくく，腸管内の粘膜感染における局所免疫反応に重要．📖 応用栄養学

免疫担当細胞
めんえきたんとうさいぼう
immunocompetent cell
抗原を認識し，特異的に反応する能力をもち，免疫に関与する細胞の総称．マクロファージ，リンパ球（T細胞，B細胞，形質細胞）など．📖 臨床栄養学

免疫複合体
めんえきふくごうたい
immune complex
抗原抗体反応により結合してできた産物．📖 臨床栄養学

面接法
めんせつほう
interview method
質問調査の一つ．調査員が被調査者に質問し，回答を書き取っていく他記式の調査法．調査対象者の確認や質問の意味も比較的誤解なく伝達することができ，回答の虚偽性のチェックも可能．欠点としては，面接する調査員によって回答に偏りが生じる危険性があることがあげられる．➡他記式（たきしき），電話法（でんわほう）📖 公衆栄養学

メンデルソン症候群
－しょうこうぐん
Mendelson syndrome
多量の胃内容物を下気道に誤嚥し，強酸性胃液によって化学的障害が生じる誤嚥性肺炎．通常の肺炎よりも治療に難渋することが多い．📖 臨床栄養学

─[も]─

目的
もくてき
goal
栄養教育を実施する対象集団が向かう方向性を示すもの．目標の総括的表現となる． ▭ 栄養教育論

目標
もくひょう
objective
栄養教育マネジメントにおいて，具体的な達成をめざすために設定するもの．評価が可能な数値や指標を伴う．
→栄養教育マネジメント(えいようきょういく-) ▭ 栄養教育論

目標宣言
もくひょうせんげん
behavioral commitment
決定した目標と開始日を宣言したり，行動契約という形で支援者と契約書を交わすことで，行動変容を促す方法．行動変容ステージの準備期から実行期に移行させるための行動変容プロセスを構成する技法として示されている(トランスセオレティカルモデルでは，自己の解放という)． ▭ 栄養教育論

目標量
もくひょうりょう
tentative dietary goal for preventing life-style related diseases; DG
生活習慣病の一次予防をもっぱらの目的とし，特定の集団において，その疾患のリスクや，その代理指標となる検査値(生体指標)の値が低くなると考えられる栄養状態を達成する量． ▭ 食事摂取基準

モチベーション
motivation
仕事をするうえでの原動力(やる気)のこと． ▭ 給食経営管理論

モデリング
modeling
社会的認知理論の主要な構成概念の一つ．手本となる人(ロールモデル)の行動やそれによる結果を観察することによって，目標行動を習得すること．代理的経験とも呼ばれ，自己効力感を高めることにもつながる． ▭ 栄養教育論

モニタリング
monitoring
栄養ケア実施上の問題(対象者の非同意，非協力，合併症，栄養補給法の不適正，協力者の問題など)がないかを同時進行で評価・判定する過程． ▭ 栄養ケア・マネジメント

モラール
morals
労働意欲や士気．職場の労働条件や労働環境，人間関係や帰属意識などに影響されて生じる従業員の意識． ▭ 給食経営管理論

問診
もんしん
medical interview
医師などの医療従事者が，患者に質問し，診断に必要な情報を得ること．管

理栄養士であれば，患者の栄養状態や食生活の実体を把握するためのアプローチとなる．＝医療面接 📖 臨床栄養学

問題志向型システム
もんだいしこうがた-

problem oriented system; POS

問題を解決するためのプロセスを標準化したもの．問題志向型診療録（POMR）の作成，その記録の監査と修正の3段階で構成され，P（problem）は患者が抱える問題の整理，O（oriented）は問題点を解決に向けようとすること，S（system）は問題点を解決するたシステム．➡問題志向型診療録（もんだいしこうがたしんりょうろく）📖 臨床栄養学

問題志向型診療録
もんだいしこうがたしんりょうろく

problem oriented medical record; POMR

問題志向型システムのプロセスの記録．データベース（database），問題リスト（problem list），初期計画（initial plan），経過記録（progress note），退院時要約（summary），からなる．➡問題志向型システム（もんだいしこうがた-）📖 臨床栄養学

問題分析
もんだいぶんせき

problem analysis

参加型計画手法における分析段階の一つ．➡参加型計画手法（さんかがたけいかくしゅほう）📖 公栄栄養学

――[や]――

薬剤性肥満
やくざいせいひまん

drug-induced obesity

ステロイド薬（副腎皮質ホルモン）治療などによる肥満．📖 臨床栄養学

薬剤耐性結核
やくざいたいせいけっかく

drug resistant tuberculosis

基本的な抗結核薬に対して耐性をもつ結核菌による結核．ある薬剤に対して抵抗性をもち，その薬剤が効かないかあるいは効きにくくなることを薬剤耐性という．📖 臨床栄養学

約束食事箋
やくそくしょくじせん

dietary prescription

あらかじめ必要と思われる代表的な食種に対して治療効果の上がる基準を栄養管理委員会で審議し，院内での統一基準として定めたもの．疾病別と栄養成分別がある．疾病別管理方式とは，腎臓病食，肝臓食，糖尿病食，胃潰瘍食などと疾病別に分類して栄養管理する方法であり，栄養成分別管理方式とは，エネルギーコントロール食，たんぱく質コントロール食，脂質コントロール食，塩分コントロール食など栄養素別に管理する方法．後者は献立の合理化を図ることができる．📖 給食経営管理論，臨床栄養学

薬物感受性
やくぶつかんじゅせい

pharmacodynamics; PD

薬物に対する感受性．同一用量の薬剤でも，個人差により，吸収，組織分布，肝代謝，腎排泄など薬物体内動態の血中薬物濃度は等しくならないことに起因する． 📖 臨床栄養学

薬物乱用
やくぶつらんよう

drug abuse

病気などの治療に使用する医薬品を医療目的以外で使用したり，医薬品でない薬物を不正に使用することで，法的に禁止されている行為．依存性と，繰り返し使用しているうちに耐性をもってしまうことが大きな問題とされる．
📖 栄養教育論

やせ

leanness

日本肥満学会の判定基準によると，BMI<18.5 をやせ，としている． 📖 臨床栄養学

山酔い
やまよー

➡急性高山病（きゅうせいこうざんびょう）

――――[ゆ]――――

有害事象共通用語規準
ゆうがいじしょうきょうつうようごきじゅん

Common Terminology Criteria for Adverse Events; CTCAE

がん領域で，副作用などの有害事象の評価基準として世界共通で用いられている規準．症状を5段階のグレードに評価する． 📖 臨床栄養学

有機食品
ゆうきしょくひん

organic food

農薬や科学肥料を使わずに栽培された農作物や，抗生物質や薬物を利用せずに，飼育した畜産物など． 📖 給食経営管理論

有効標本数
ゆうこうひょうほんすう

effective number of sample

調査における計画標本数に有効回収率を乗じて求められた標本数．分析時の実質上の標本数となる．有効標本数は多いほうが，調査結果の精度は高い．
📖 公衆栄養学

有酸素運動
ゆうさんそうんどう

aerobics

酸素の供給を必要とするエネルギー産生機構によるエネルギーに依存した運動．➡エネルギー産生機構（ーさんせいきこう） 📖 応用栄養学

有酸素性エネルギー産生機構
ゆうさんそせいーさんせいきこう

➡エネルギー産生機構（ーさんせいきこう）

郵送法
ゆうそうほう

mailing method

質問調査の一つ．住民基本台帳や特定集団の住所録から抽出した標本に対し，調査票を郵送し，一定期間後（10〜15日）に返送してもらう調査方法．広範囲にわたり分布する多数の被調査

者に対して低コストの調査が可能．無記名式であれば，被調査者の匿名性も高い．欠点としては，郵送での調査依頼となるため，回答への動機づけが弱い．また，複雑な質問内容や質問量が多い場合は回答を忌避することが多くなる．自記式の調査方法の欠点が反映される調査方法．➡自記式(じきしき) 📖 公衆栄養学

遊離残留塩素濃度
ゆうりざんりゅうえんそのうど

free residual chlorine concentrations

わが国の水道水は水道法により遊離残留塩素を 0.1mg/L 以上保持するよう塩素消毒がされている．📖 給食経営管理論

遊離脂肪酸
ゆうりしぼうさん

non-esterified fatty acid; NEFA/free fatty acid; FFA

血中の脂肪酸のなかでエステル化していない脂肪酸．血清アルブミンと結合して末梢組織のエネルギー源となる．📖 臨床栄養学

誘惑
ゆうわく

temptation

行動変容を行っていくなかで，実行が難しくなる場面や状況．たとえば減量では，お腹がすいた時，イライラした時，うれしい時などの場面が誘惑場面になる．目標の実行・維持させるためには，誘惑場面を把握し，あらかじめ対策(coping strategy)を考えておくことが重要になる．📖 栄養教育論

ユニセフ
➡国際連合児童基金(こくさいれんごうじどうききん)

ユニットケア
unit care

特別養護老人ホームなどにおいて，入居者が相互に社会的関係を築き，自律的な日常生活を営むことを支援することを目的とし，10名程度の少人数で家庭的な雰囲気のなかでケアを行うもの．📖 給食経営管理論

輸入脚症候群
ゆにゅうきゃくしょうこうぐん

afferent loop syndrome

ビルロートⅡ法吻合法によって盲端となった輸入脚に食物や消化液(主に胆汁，膵液など)が溜まり，輸入脚内の圧が上昇して引き起こされる腹痛や嘔吐．輸入脚内で腸内細菌が異常に増殖すると栄養素の消化・吸収を阻害する．📖 臨床栄養学

――[よ]――

要因加算法
よういんかさんほう

factorial method

ある栄養素の損失を尿，糞便，皮膚などの要因として加算して推定平均必要量を計算する方法．要因を加算することで各種の排泄量と吸収量を推定し，吸収量と排泄量が等しくなる摂取量を推定平均必要量とする．📖 食事摂取基準

ようかいご

要介護者・要支援者
ようかいごしゃようしえんしゃ

person requiring long-term care / person requiring support

要介護状態，要支援状態にある65歳以上の者，もしくは40歳以上65歳未満の者であって，要介護状態・要支援状態の原因である身体上または精神上の障害が加齢に伴って生ずる心身の変化に起因する疾病であって政令で定めるものによって生じたものである者．
📖 臨床栄養学

要介護状態
ようかいごじょうたい

condition of need for long-term care

身体上または精神上の障害があるために，入浴，排泄，食事などの日常生活における基本的な動作の全部または一部について常時介護を必要とする状態．厚生労働省により，要介護1から要介護5まで5つの要介護状態区分が設けられている．📖 臨床栄養学

容器包装リサイクル法
ようきほうそう−ほう

The Containers and Packaging Recycling Act

家庭からのごみの6割(容積比)を占める容器包装廃棄物を資源として利用し，ごみの減量化を図るための法律．再商品化義務が生じる容器包装は，ガラス製の容器，PETボトル，紙製容器包装，プラスチック製容器包装である．これらは，食品容器包装である場合が多い．📖 公衆栄養学

溶血性尿毒症症候群
ようけつせいにょうどくしょうしょうこうぐん

hemolytic uremic syndrome

小児に発症する細菌感染による下痢症．腸管出血性大腸菌や赤痢菌に感染した際に，それらの菌が産生するベロ毒素により激しい嘔吐，下痢，腹痛と水様血性下痢をきたす．同時に腎臓の毛細血管内皮細胞が破壊され急性腎不全となり尿毒症を発症し，また，そこを通過する赤血球を破壊するため溶血性貧血が認められる．📖 臨床栄養学

溶血性貧血
ようけつせいひんけつ

hemolytic anemia

赤血球自己抗体などで，赤血球の早期崩壊が亢進することにより生じる貧血．📖 臨床栄養学

葉酸欠乏症
ようさんけつぼうしょう

folic acid deficiency

慢性胃炎，吸収不良症候群，アルコール依存症，経口避妊薬，葉酸拮抗薬により発症．巨赤芽球性貧血，新生児神経管異常を生じる．治療は葉酸製剤の内服と食事療法を行う．📖 臨床栄養学

葉酸欠乏性貧血
ようさんけつぼうせいひんけつ

folic acid deficiency anemia

巨赤芽球性貧血．神経症を認めない．
📖 臨床栄養学

要支援者
ようしえんしゃ

→要介護者・要支援者(ようかいごしゃようしえんしゃ)

要支援状態
ようしえんじょうたい

needed support condition

身体上または精神上の障害があるために，日常生活を営むうえで支障があると見込まれ，起き上がり，歩行などの基本動作はほぼ単独で可能だが，家事，入浴などの日常動作で支援が必要な状態．厚生労働省により，要支援1と要支援2の2つの要支援状態区分が設けられている． 📖 臨床栄養学

幼児期
ようじき

young child stage / early childhood

満1歳より小学校入学までの期間．乳児期と比べ，成長は緩やかとなるが，運動機能や精神機能の発達は著しい．この時期の毎日の食事は，基本的生活習慣の確立に大きく影響する． 📖 応用栄養学

幼児身体発育曲線
ようじしんたいはついくきょくせん

→乳児身体発育曲線(にゅうじしんたいはついくきょくせん)

羊水
ようすい

amniotic fluid

羊膜上皮細胞から分泌される無色透明の液体と，胎児尿や母体血液からの浸出液．妊娠中の役割は，胎児，胎盤などへの外部圧迫を緩和するとともに，胎児の自由運動の維持．分娩時の役割は，産道の通過を容易にする．羊水量は妊娠の経過とともに変化し，妊娠32〜33週ごろに約700mLとピークになり，妊娠末期では約500mLとなる． 📖 応用栄養学

要素作業
ようそさぎょう

elementary operations

作業測定や作業方法の改善のため，作業員の動作を細かく分析するための単位．単位作業を構成する要素． 📖 給食経営管理論

洋梨型肥満
ようなしがたひまん

→皮下脂肪型肥満(ひかしぼうがたひまん)

要約
ようやく

summarize

カウンセリングにおいて，クライアントの話した内容のポイントを要約して返すこと．クライアントは，カウンセラーが自分の話を理解してくれた，気持ちを受け止めてくれたと感じ，ラポールの形成につながる．同時に，クライアントは，自分自身の考えや気持ちを整理し，新たな気づきを得る． 📖 栄養教育論

ヨード
iodine

甲状腺ホルモン(チロキシン)にはなくてはならないミネラル．昆布やワカメ，海苔などの海産物に多い． 📖 臨床栄

養学

ヨード欠乏症
—けつぼうしょう

iodine deficiency

大陸の内陸部を中心に見られる症状．ヨウ素添加塩へのアクセスによってこの20年間大幅に減少してきたものの，まだ56の国に欠乏症の問題が残っている． 公衆栄養学

予後栄養アセスメント
よごえいよう—

prognostic nutritional assessment

複数の栄養指標を用いて栄養障害の危険度を判定し，治療効果や予後を推定すること．主に外科など臨床を中心に利用される．術後の回復過程の予後を推定する栄養判定指数としてPNI（prognostic nutritional index）などがある． 栄養ケア・マネジメント，臨床栄養学

予後推定栄養指数
よごすいていえいようしすう

prognostic nutritional index; PNI

術後の危険度を推定するために各種の栄養指標を組み合わせた数式より求められる指数．たとえば，血清アルブミン値（ALB）および末梢血総リンパ球数（TLC）より求めるPNI（PNI＝10×ALB＋0.005×TLC）では，50以上：栄養障害なし，40以下：予後栄養不良，35以下：60日以内に死亡する可能性，を示す． 栄養ケア・マネジメント，臨床栄養学

Ⅳ型アレルギー
よんがた—

type Ⅳ allergy

T細胞（抗原刺激を受け，抗原に対する記憶を保持しているリンパ球：感作リンパ球）を介した遅延型アレルギー反応． 臨床栄養学

4C
よんしー

4Pは提供側（生産者）の視点であるのに対し，顧客志向型のマーケティングであり，Customer Solution＝顧客ソリューション，Customer Cost＝顧客コスト，Convenience＝利便性，Communication＝コミュニケーションの4つをさす． →マーケティング・ミックス 給食経営管理論

——［ら］——

ライフイベント

life events

人生の節目に起こるさまざまな出来事．就学，就職，結婚，出産，退職，配偶者の喪失など．ライフイベントにより食生活が変化し，結果として栄養状態にも影響を及ぼす． 栄養教育論

ライフライン

lifeline

人間が生きていくために必要なもの．水（水道），電気，ガス，食料の流通などのこと． 給食経営管理論

ラインアンドスタッフ組織
—そしき

line and staff organization
専門的な業務に直接携わり収益を生み出すライン部門と，専門的知識・経験で側面から助言・支援するスタッフ部門からなる組織．スタッフ部門は直接的な利益産出にはタッチしない．＝直系参謀組織 ⇨ 給食経営管理論

ライン組織
－そしき
line organization
ラインは製品の生産や販売などの業務に直接携わる部門や人で，指揮命令系統が直属の上司から従業員に単一で直線的につながる組織．小規模の組織や単純な業務形態に適する．＝直系組織 ⇨ 給食経営管理論

ラクトフェリン
lactoferrin
鉄イオン結合性の高い糖たんぱく質．細菌増殖に必要な鉄イオンと結合することで抗菌作用を示す．⇨ 応用栄養学

ラクナ脳梗塞
－のうこうそく
lacunar infarction
脳の太い血管ではなく，細い血管(穿通枝)が閉塞することで生じる小さな脳梗塞．梗塞部が小さいので，症状が出ないことが多い．⇨ 臨床栄養学

RAST法
ラストほう
radio allergosorbent test
アレルギー検査における血液検査の一つ．血液中の特異的IgE抗体を調べることによりアレルゲンの同定を行う．即時型反応の検査．⇨ 応用栄養学

ラポール
rapport
カウンセリングにおいて，カウンセラーとクライエントとの間の心的状態を表す．互いに信頼し合い，安心して感情の交流ができる良好な人間関係を意味する．⇨ 栄養教育論，栄養ケア・マネジメント

卵円孔
らんえんこう
foramen ovale
胎児期の心房中隔を貫く，右心房から左心房への血流路．卵円孔の機能的閉鎖は生後数分で完了するが，器質的閉鎖には8～10か月が必要となる．⇨ 応用栄養学

ランク能力
－のうりょく
ranking ability
1つの集団に与えられたある変数を用いて，その集団に属する対象者をいくつかの順序のあるグループ(ランク)に分ける場合，その変数が対象者を正しくグループ分けできる能力のこと．⇨ 食事摂取基準

卵巣周期
らんそうしゅうき
ovarian cycle
卵巣に見られる性周期．卵胞期，排卵期，黄体期の3期の周期的変化 ➡ 性周期(せいしゅうき)，月経周期(げっけい

ランダム・デジット・ダイヤリング法
－ほう
Random Digit Dialing method; RDD method
コンピュータで無作為に抽出した番号に電話をかける調査法．サンプリングが容易で，調査員の移動を必要としないので低コストに抑えることができる．内容が複雑で，聞き取りに長時間かかる調査は不可能．➡面接法（めんせつほう），電話法（でんわほう） 🕮 公衆栄養学

ランニングコスト
running cost
設備や機器などを運用する際にかかる費用（電気・ガス代やメンテナンス代）．変動費となる．🕮 給食経営管理論

卵胞期
らんぽうき
follicular phase
卵巣周期の一つ．下垂体前葉から分泌される性腺刺激ホルモンである卵胞刺激ホルモン（FSH）の作用で卵母細胞（原始卵胞）が成熟卵胞（グラーフ卵胞）となる．🕮 応用栄養学

卵膜
らんまく
fetal membrane
胎児および臍帯を羊水中に包み込む薄膜．子宮側から脱落膜，絨毛膜，羊膜の3層により構成され，最内層の羊膜は羊水を分泌する．🕮 応用栄養学

——[り]——

リーダーシップ
leadership
目的達成のため部下に働きかけ，自発的な協力の意思と行動を引き出し，経営方針に従って引っ張っていく役割のこと．🕮 給食経営管理論

理解促進演習
りかいそくしんえんしゅう
concept clarification test; CCT
集団討議を通して教育内容の理解促進を図っていく技法で，概念を明確にするという意味．テスト方式を用いた集団討議法．🕮 公衆栄養学

リスク因子
－いんし
risk factor
健康障害の発生や疾病への罹患など，有害な事象が起こる確率に影響を及ぼす要因．🕮 食事摂取基準

リスク管理
－かんり
➡リスク分析（－ぶんせき）

リスクコミュニケーション
➡リスク分析（－ぶんせき）

リスク評価
－ひょうか
➡リスク分析（－ぶんせき）

リスク分析
－ぶんせき
risk analysis

一般にハザード(危害要因)に対するリスク分析を行い，その結果に基づき，その発生を防止し，またはそのリスク(悪影響が出る確率とその度合い)を最小限にするための枠組み．①リスク評価：安全性について科学的に評価(内閣府食品安全委員会)，②リスク管理：リスク評価結果に基づき使用すなわち基準・残留基準等を決定，監視(消費者庁，厚生労働省，農林水産省など)，③リスクコミュニケーション：関係者とのリスク情報の共有・意見の交換(意見交換会，パブリックコメント)(消費者，事業者，行政機関など)から構成されている．🕮 公衆栄養学

リゾチーム
lysozyme
溶菌酵素の一種．グラム陽性菌の細胞壁成分を分解して死活化する．🕮 応用栄養学

リテラシー
literacy
もともと「読み書きの能力・教養」という意味．ネット社会の現在，あふれる情報や研究論文などの学術的な情報を読み解く能力を「情報リテラシー」という．➡情報リテラシー(じょうほう-) 🕮 公衆栄養学

離乳
りにゅう
weaning
母乳または育児用ミルクなどの乳汁栄養から幼児食に移行する過程．この期間に乳児の摂食機能は，乳汁を吸うことから食物を噛みつぶして飲み込むことへと発達する．🕮 応用栄養学

離乳支援
りにゅうしえん
➡授乳・離乳の支援ガイド(じゅにゅうりにゅう-しえん-)

離乳食
りにゅうしょく
baby food
離乳とは，母乳または育児用ミルクなどの乳汁栄養から幼児食に移行する過程をいい，その時期に提供される食物．厚生労働省から2007(平成19)年に「授乳・離乳の支援ガイド」が出されている．🕮 栄養教育論

離乳の進め方
りにゅう-すす-かた
➡授乳・離乳の支援ガイド(じゅにゅうりにゅう-しえん-)

リフィーディングシンドローム
refeeding syndrome
血液中の電解質が急激に減少して，痙攣，不整脈，呼吸機能不全などが起こる重篤な症状．長期の飢餓状態では，遊離脂肪酸やアミノ酸をエネルギー源とし，細胞内ではリンが枯渇する．この時，急激に糖質を供給するとインスリンが分泌され，リン，カリウム，マグネシウムなどが細胞内に取り込まれて生じる電解質減少により発症する．🕮 臨床栄養学

リポたんぱく質リパーゼ
-しつ-
lipoprotein lipase; LPL

末梢組織の毛細血管壁にあって，血中リポたんぱく質中のトリグリセリドを加水分解する酵素． 応用栄養学

リボフラビン欠乏症
－けつぼうしょう
➡ビタミンB_2欠乏症（びたみんビーツーけつぼうしょう）

リモデリング
remodeling
骨芽細胞による骨形成と破骨細胞による骨吸収により，骨の再構築を繰り返すこと． 臨床栄養学

流通チャネル
りゅうつう－
distribution channel
製品の流通や販売経路を含めているため，流通は流通チャネルとも呼ばれる． 給食経営管理論

流動食
りゅうどうしょく
liquid food
消化がよく残渣や化学的・物理的刺激が少ない食品や調理法を用いて，流動（液体）状にした食事．水分補給や絶食後のならし食． 臨床栄養学

両価性
りょうかせい
➡アンビバレンス

量・反応関係
りょうはんのうかんけい
dose-response relationship
2つの量的変数の間に量・反応関係が存在すると，因果関係は妥当性が高いと判断できる． 食事摂取基準

理論・モデル
りろん－
theory / model
「理論」は，どのような場面であっても適用できる普遍性のあるもの．「モデル」は特定された場面や目的に対応して使用されるもの． 栄養教育論

リンゴ型肥満
－がたひまん
➡内臓脂肪型肥満（ないぞうしぼうがたひまん）

リン酸アンモニウムマグネシウム結石
－さん－けっせき
magnesium ammonium phosphate calculus
尿路結石の一つ．細菌による尿路感染が原因のため，男性より尿道の短い女性に多いのが特徴． 臨床栄養学

リン酸カルシウム結石
－さん－けっせき
calcium phosphate calculus
尿路結石の2％を占める．尿のアルカリ化が誘引となる． 臨床栄養学

臨床栄養ケア・マネジメント
りんしょうえいよう－
clinical nutrition care management
臨床栄養分野における栄養ケア・マネジメントの呼称．➡栄養ケア・マネジメント（えいよう－） 栄養ケア・マネジメント

臨床検査
りんしょうけんさ
clinical test
エネルギー代謝や血液と尿中の成分を測定すること．検体検査，生体機能検査，画像検査があり，栄養アセスメントに用いられる．🔗 臨床栄養学，導入教育

臨床試験
りんしょうしけん
clinical trial
患者を対象とし，投薬や治療法などを試みて，投与群と非投与群（対照群）との違いから，効果を判定する研究．対象者への説明と同意，倫理委員会による倫理上の問題がないかの判定が必要．🔗 食事摂取基準

臨床診査
りんしょうしんさ
clinical finding
栄養アセスメントの方法の一つ．対象者と直接面談（問診）して栄養状態に関連する基礎情報を聞き取ったり，対象者の身体状況を観察したりすることにより，対象者の栄養状態を正しく判定すること．🔗 栄養ケア・マネジメント

鱗屑
りんせつ
squama
皮膚表皮の角質が肥厚し，剥離したもの．原因は必須脂肪酸やビタミンA，亜鉛の不足など．🔗 栄養ケア・マネジメント

リンパ性白血病
－せいはっけつびょう
➡ 白血病（はっけつびょう）

リンパ節郭清
－せつかくせい
lymphadenectomy
悪性腫瘍のリンパ行性転移に対し，リンパ節を切除する外科的処置．🔗 臨床栄養学

倫理委員会
りんりいいんかい
ethics committee
人を対象とした研究を行う場合に，研究に倫理的問題がなく，参加者の同意が得られていることを承認する組織．研究が倫理委員会で承認されなければ，学会誌に論文を投稿することができない．医学研究の倫理的原則の国際同意は，1964年の世界医師会総会のヘルシンキ宣言で採択され，わが国でも2002年から疫学研究に関する倫理規定などが施行されている．🔗 公衆栄養学

倫理的配慮
りんりてきはいりょ
ethical considerations
対象者の人権の尊重，個人情報保護を行い，検査データなどの個人情報の扱いには十分に注意すること．目的外のデータの活用（たとえば，治療の目的以外に，研究発表などに患者の検査データを用いること）には，対象者からインフォームドコンセントを得る，所属する組織等で倫理審査を受けるなどの対応が必要とされる．🔗 栄養教

―[る]―

ルーワイ法
-ほう
Roux-en-Y method
胃全摘術後の再建法の一つ. 📖 臨床栄養学

―[れ]―

レイノー現象
-げんしょう
Raynaud's phenomenon
四肢末梢(特に手指)の一過性の血行障害により, 皮膚の蒼白化, チアノーゼを生じ, 冷感が見られる現象. 📖 臨床栄養学

レジスチン
resistin
脂肪細胞が分泌するアディポカイン. インスリン抵抗性を増大させる作用をもつ. 📖 臨床栄養学

レシチン・コレステロールアシルトランスフェラーゼ
lecithincholesterol acyltransferase; LCAT
レシチンのβ位脂肪酸を遊離コレステロールに転移して, コレステロールエステル生成の反応を触媒する酵素. 📖 応用栄養学

レジメン
regimen
養生法という意味で, がん治療では, 投与する薬剤の種類や量, 期間, 手順などを時系列に示した治療計画書. 📖 臨床栄養学

レスポンデント学習
-がくしゅう
respondent learning
学習により, 元々は意味をもっていなかった中性刺激への条件付けが行われること. S-R理論パブロフの犬の実験が代表例. 📖 栄養教育論

レセプト
➡診療報酬明細書(しんりょうほうしゅうめいさいしょ)

レチノール結合たんぱく質
-けつごう-しつ
retinol-binding protein; RBP
ビタミンAの輸送たんぱく. 急速代謝回転たんぱく質(RTP)の一つで, 鋭敏な栄養指標となりうるが, 血清アルブミンと同様に炎症による影響を受けたり, ネフローゼ症候群, 甲状腺機能亢進症などにより高値を示すこともある. 📖 臨床栄養学, 栄養ケア・マネジメント

レディネス
readiness
準備性のこと. 次のステップの学習をするにあたって, それに必要な条件や環境が整っている状態. 📖 栄養教育論, 栄養ケア・マネジメント

レディフードシステム
ready food system
クックサーブシステムに対して, クッ

クチルシステムやクックフリーズシステムなど提供日前にあらかじめ調理をして保存をしておく調理システム．🕮 給食経営管理論

レビー小体認知症
－しょうたいにんちしょう

dementia with Lewy bodies

認知機能の低下，パーキンソン病に見られる運動障害も併発する認知症．レビー小体は，中枢および末梢の神経細胞に出現する円形・好酸性の細胞質封入体．ドーパミン，ノルアドレナリン，セロトニン，アセチルコリンを分泌する神経細胞に見られる．🕮 臨床栄養学

レビュー
➡総説（そうせつ）

レプチン
leptin

脂肪細胞から分泌されるペプチドホルモン．視床下部の満腹中枢を刺激し食欲を抑制し，交感神経を活性化させてエネルギー消費増大をもたらし，肥満の抑制や体重増加を制御する．🕮 臨床栄養学

レムナント
remnant

VLDLとカイロミクロンの中間代謝産物．動脈硬化の危険因子となる．🕮 臨床栄養学

——［ろ］——

老化
ろうか

aging / ageing

中年期以降，加齢に伴って現れる退行性の過程．➡加齢（かれい）🕮 応用栄養学

老眼
ろうがん
➡老視（ろうし）

老研式活動能力指標
ろうけんしきかつどうのうりょくしひょう

Tokyo Metropolitan Institute of Gerontology Index of Competence

交通機関の利用や買い物などの高次生活機能の評価を目的として使用．手段的，知的能動性，社会的役割を評価し，13点満点で総合評価を行う．🕮 応用栄養学

老視
ろうし

presbyopia

眼の水晶体が弾性を失い，調節力が低下して発症．＝老眼　🕮 応用栄養学

労働生産性
ろうどうせいさんせい

labor productivity

従業員1人あたり，どのくらいの生産量（付加価値）を生み出したかを表す指標．🕮 給食経営管理論

老年化指数
ろうねんかしすう

aging index
15歳未満人口100に対する65歳以上人口の比．わが国では，1960年は20以下であったものが1985年以降急激に上昇し，近年では120を超える．📖 公衆栄養学

老年症候群
ろうねんしょうこうぐん
geriatric syndrome
高齢者に多く見られ，原因はさまざまであるが治療と同時に介護ケアが重要となる一連の症状．加齢的変化を受けないものと加齢に伴い増加する症状に区分される．➡サルコペニア 📖 臨床栄養学，応用栄養学，栄養教育論

Rome Ⅲの診断基準
ローマスリーーしんだんきじゅん
Rome Ⅲ diagnostic criteria
過敏性腸症候群の診断基準．📖 臨床栄養学

ロールイン
➡カートイン

ロールプレイング
role playing
体験型の学習活動の一つ．取り上げる課題について，学習者や支援者が登場する関係者の役を演じることで気づきやスキルを得る．新しい行動を取り入れたり，行動を促進させるために用いられる．＝役割演技 📖 栄養教育論

ローレル指数
ーしすう
Rohrer index
小児肥満の評価法の一つ．学童期(6～12歳)に用いる．[体重kg/(身長cm)^3]×10^7で算出．📖 臨床栄養学，応用栄養学

ロコモティブシンドローム
locomotive syndrome
サルコペニア，変形性関節症，骨粗鬆症などの運動器の障害によって歩行障害などをきたし，支援や介護が必要な状態およびそのリスクがある状態を示す概念．2007年に日本整形外科学会が提唱した．📖 臨床栄養学，栄養教育論

ロス対策
ーたいさく
loss measures
無駄を少なくする対策．食材料が余ったり，料理が売れ残るなどがあると，投資した費用は回収できないことになる．料理の売れ残りには，食材料費，人件費，水光熱費などすべての原価が含まれるため，売れ残りを少なくすることの対策を講じる．📖 給食経営管理論

ロタウイルス
rotavirus
冬期の下痢，胃腸炎の最大原因．経口感染と経気道感染が経路となる．ウイルスの血清型は4型．📖 応用栄養学

―――[わ]―――

ワークショップ
workshop
近年，地域の住民参加によるまちづく

り促進のために行われる手法の一つ．一方向の講義方式ではなく，会議でも特定の声の大きい者だけの発言に終わることがなく，全員が参加する形式である． 📖 公衆栄養学

ワーク・ライフ・バランス
work-life balance
日本語訳は「仕事と生活の調和」．内閣府によれば，「国民一人ひとりがやりがいや充実感を持ちながら働き，仕事上の責任を果たすとともに，家庭や地域生活などにおいても，子育て期，中高年期といった人生の各段階に応じて多様な生き方が選択・実現できる」こととされる． 📖 栄養教育論

数字

％ creatinine production rate	200
％ ideal body weight	200
％ LBW	161
％ loss of body weight	161
％ usual body weight	200
24-hour diet recall	191
24-hour urine chemistry test	191
5A approach	219
$α$-glucosidase inhibitor	6
$α$ GI	6
$β_2$-microglobulin	229
$β$ 3 adrenergic receptor	229

A

A Guide to "*Shokuiku*"	119
a ladder of citizen participation	112
a solitary meal	90
AAA	233
ABC analysis	28
Academy of Nutrition and Dietetics	229
acceleration meter	42
acceptance	115
access to food	128
access to information	118
Accreditation Council for Education in Nutrition and Dietetics	21
accuracy	142
accuracy control	146
ACEND	21
acid-base balance	98
acidosis	4
acquired immnodeficiency syndrome	20
Act on Advancement of Measures to Support Raising Next-Generation Children	106
Act on Assurance of Medical Care for Elderly Persons	84
Act on Mental Health and Welfare for the Mentally Disabled	145
active form of vitamin D	44
Active Guide	3
activities of daily living	192
activity factor	44
acute abdomen	58
acute arthritis	57
acute decompression sickness	57
acute diarrhea	57
acute gastric mucosal lesion	56
acute glomerulonephritis	58
acute hepatitis	56
acute leukemia	58
acute mountain sickness	57
acute oxygen poisoning	57
acute pancreatitis	58
AD	6
Addison disease	3
Additional Fee for Continuation of Oral Feeding	66
Additional Fee for Re-Initiate Oral Feeding	66
additional point for special diet	184
adenomatous polyposis coli gene	28
adenosine triphosphate	4
adenosine triphosphate-creatine phosphate system	28
adequacy	111
adequate intake	246
ADH	83
adherence	4
adipokine	4
adiponectin	4
ADL	192
adolescence stage	105
adrenal cortical hormone	223
adrenal disease	222
adrenal hyperplasia	222
adult stage	144
adult T-cell leukemia	144

advocacy	5, 222	
aerobics	250	
Af	44	
afferent loop syndrome	251	
after-school daycare facility	40	
aged society	84	
ageing	261	
aging	46, 261	
aging index	262	
aging population with lower birthrate	117	
aging rate	84	
aging society	84	
AGML	56	
AI	246	
akinetic mutism	245	
albumin	6	
alkalosis	5	
allergen	7	
allergen elimination diet	128	
allergen labelling	6	
allergy provoking foods	6	
allergy type 1 reaction	11	
allotriophagy	10	
alpha-1 antitrypsin deficiency	6	
alternate stool abnormality	80	
altitude accommodation	80	
alumite	6	
Alzheimer's disease	6	
ambivalence	8	
AMC	119	
amino acid transfusion	5
amino acid transfusion for hepatic failure	50
amniotic fluid	253
AN	130
anaerobic threshold	244
anaerobics	244
analysis of participants	99
anaphylactic shock	5
AND	229
anemia	218
anencephalia	245
angina pectris	60
angiogenesis	70
angiotensin converting enzyme inhibitor	7
angiotensin Ⅱ receptor blocker	7
animal experimentation of health adverse effects (toxicosis)	72
animal fat	182
ankle brachial pressure index test	156
Annual Health, Labour and Welfare Report	80
anorexia	129
anorexia nervosa	130
anoxia	177
anthropometry	134
anti-aging	8
anti-neoplasm drugs	76
anti-TNF-α antibody	81
anti-viral therapy	76
antidiuretic hormone	83
Antoine-Laurent de Lavoisier	8
aphtha	5
aphthous stomatitis	5
aplastic anemia	95
apoptosis	5
appendages of the fetus	160
appetite center	129
appraisal support	215
area-marketing strategy	32
arm muscle circumference	119
aromatic amino acid	233
arteriosclerosis	183
arteriosclerotic obliteration	229
arteriovenous oxygen difference	180
artificial feeding	131
ascites	223
aspiration	85
aspiration pneumonia	85
aspirin-iduced asthma	4
assessment of energy intake	31
asymmetric dimethylarginine	28
AT	244
atherothrombotic cerebral infarction	4
atopic dermatitis	5
atopic factor	5
atopy	5
ATP	4

ATP test	28	
Attention-Interest-Desire-Memory-Action	2	
Attention-Interest-Search-Action-Share	1	
attitude toward the behavior	82	
autoimmune disease	104	
autoimmune gastritis	105	
autonomic thermoregulatory response	130	
autophagy dysfunction	35	
autotrophic organism	185	
autotrophy	185	
azotemia	80	

B

B type of gastritis	209
B/L	160
baby food	257
bad breath of ketone	71
balance method	139
balance sheet	160
balance study	138
Barthel Index	199
basal metabolic rate	54
basal metabolism	54
basal metabolism standard	54
Basedow's disease	204
Basic Act for Persons with Disabilities	115
basic activities of daily living	55
BCAA	228
bedsore	124
bedsore prevention team	124
beginning inventory	54
beginning inventory amount	53
behavior and life style	82
behavioral	81
behavioral analysis	82
behavioral and psychological symptoms of dementia	81
behavioral commitment	248
behavioral objective	82
behavioral sciences	81
behavioral techniques	81
behavioral therapy	82
behavioral thermoregulatory response	81
belief of life	147
BG	70
bi-lateral aid	190
BIA	145
bias	200
biguanide	210
bilirubin	218
binge eating	245
binge eating to get rid of stress	13
biochemical examination	142
bioelectrical impedance analysis	145, 208
biological carcinogenic factor	147
biological community	147
biological products	147
biological variability of energy consumption	31
biomarker	146
biomass	201
biopsy	143
biotechnology food	201
blast chiller	225
blender food	242
blood access	225
blood glucose	70
blood pressure	69
BMR	54
BN	130
body circumference	161
body composition	134
body fat percentage	160
body fat rate	160
body image	235
body mass index	209
body temperature	159
bone density	92
bone forming	91
bone metabolic markers	92
bone mineral density	92
borderline hyper-LDL-cholesterolemia	59
box lunch system	232
BPSD	81
Braden Scale	226
brain death	198
brain infarction	198

brain natriuretic peptide	208	
brain storming	226	
brain-gut interaction	198	
branched chain amino acid	228	
branched chain amino acid to tyrosine ratio	155	
brand	225	
break-even point	157	
break-even point analysis	157	
break-even point rate	157	
breast milk	236	
breast (mother's) milk component	236	
breastfeeding	236	
brisk physical activity	44	
bronchial asthma	53	
BTR	155	
buffet	201	
bulimia nervosa	130	
buzz session	204	

C

C-reactive protein	101
C/S	56
cachexia	3
cafeteria	45
calcium antagonist	46
calcium intake	46
calcium oxalate calculus	110
calcium phosphate calculus	258
calculation coefficient of recommended dietary allowance	137
calf circumference	42
cancer	46
cancer cachexia	46
CAPD	223
carbohydrate counting	36
carbohydrate solution	179
cardiac cachexia	134
cardiac output	135
cardiogenic cerebral embolism	131
cardiorenal syndrome	133
cardiothoracic ratio	130
care food	37
carotid ultrasonography	68
carrier	56
cart in	36
case-control study	118
cash flow statement	56
cataract	203
catering from outside of hospitals	14
cause-effect diagram	183
CC	42
CCP	112
Ccr	64
CCT	256
CCU	93
CD	65
CDR	24
celomic fluid	159
census statistics	131
Centers for Disease Control and Prevention	101
central anticholinergic drugs	172
central kitchen system	152
centralized tray-setting system	171
cerebral anemia	198
cerebral arteriovenous malformation	198
cerebral infarction	198
cerebrovascular dementia	198
cerebrovascular disorder	198
CHADS2 score	171
change talk	170
channel	171
chemical carcinogenic factor	39
chemical digestion	39
chemically regulatory zone (range)	39
Cheyne-Stokes respiration	170
CHI	64
chilblain	181
Child and Nutrition Act	92
child welfare institution	108
child-care by food and nutrition	119

child-to-child programme	171	
childhood obesity	117	
cholangitis	166	
cholecystectomy	168	
cholecystitis	167	
choledocholithiasis	155	
chronic bronchitis	240	
chronic decompression illness	240	
chronic diarrhea	240	
chronic gastritis	240	
chronic glomerulonephritis	241	
chronic hepatitis	240	
chronic high-altitude sickness	241	
chronic kidney disease	241	
chronic leukemia	241	
chronic obstructive pulmonary disease	241	
chronic oxygen poisoning	241	
chronic pancreatitis	241	
chronic rheumatic heart disease	242	
chronic stable angina	240	
Chvostek's sign	63	
chylomicron	38	
citizen participation	108	
CKD	241	
client	63	
client centered therapy	63	
climacteric disorder	83	
clinical finding	259	
clinical nutrition care management	258	
clinical path	64	
clinical test	259	
clinical trial	259	
clomacterium	83	
close-ended questions	186	
clouding of consciousness	10	
coaching	85	
coagulation disorder	60	
Codes of Ethics for Registered Dietitian and Dietitian	51	
Codex Alimentarius Commission	85	
coefficient of ordering	205	
coefficient of variation	232	
cognitive behavior therapy	196	
cognitive restructuring	197	
cohesiveness	60	
cohort study	92	
cold chain	85	
Cold Chain Recommendation	85	
cold injury	51, 180	
cold table	85	
colicky pain	152	
colon diverticulitis	161	
colostrum	130	
combination chemotherapy (tuberculosis)	164	
commissary system	45	
Commission on Dietetic Registration	24	
commitment	81	
Common Terminology Criteria for Adverse Events	250	
communicable disease	50	
community	93	
community empowerment	93	
Community Health Law	169	
community nutrition	169	
community organization	93	
community-acquired infection	107	
compensated liver cirrhosis	161	
complex obstruction	222	
compliance	94	
comprehensive evaluation	154	
Comprehensive Survey of Living Conditions	89	
compromised host	9	
concept clarification test	256	
condition of need for long-term care	252	
confidential duty	114	
congenital disorders of amino acid metabolism	152	
consciousness changes	10	

consciousness disturbance	10	creatinine height index	64	deficiency-needs	71
consignment method	11	cretinism	65	degree of obesity	215
constipation	232	cript abscess	15	dehydration	165
continuous ambulatory peritoneal dialysis	223	critical care	63	delayed cutaneous hypersensitivity	170
contract based on costs per meal	124	critical control point	112	Delphi technique	179
		Crohn's disease	65	demand	178
		cross-sectional study	34	dementia	197
contract employee	68	CRP	101	dementia with Lewy bodies	261
contract food service	94	crude intake	157		
contractors	56	CTCAE	250	demineralizing ability	164
control chart	51	CTR	130	demographic indicator	132
convenience system	94	cultural services	228	dental caries	18
cook-chill system	62	Cushing's syndrome	63	dental plaque	104
cook-freeze system	63	customer orientation	86	departmentalized organization	219
cook-serve system	62	customer satisfaction survey	86		
cooking loss	173			dependent variable	111
cooking process	173	cut-point approach	44	deposition	224
cooking time management	173	cyanosis	169	depreciation	71
		cytodiagnosis	97	descriptive statistics	54
COPD	241	cytomegalovirus infection	96	design assessment	52
coronary care unit	93			determinant factor	54
correlation coefficient	153	**D**		develop discrepancy	245
cost effectiveness analysis	216			DEXA	191
		DALYs	115	DG	248
cost management	71	DASH	165	DI	50
cost performance	91	day-to-day variation	192	diabeic foot disease	181
cost utility analysis	216	death by starvation	41	diabetes mellitus	181
cost-benefit analysis	217	death with dignity	157	diabetes patient education	182
counseling	39	decerebrate rigidity	130		
counselor	39	deciduous teeth	193	diabetic complications	182
counterconditionin	81	decisional balance	10	diabetic giant infant	211
Cr	64	decompensated liver cirrhosis	211	diabetic ketoacidosis	182
creatinine	64			diabetic nephropathy	182
creatinine clearance	64	decompression sickness	71	diabetic retinopathy	182

dialysis	180	
dialysis amyloidosis	180	
dialyzer	158	
diarrhea	71	
DIC	204	
diet and nutrition teacher	23	
diet history	123	
diet rating	122	
diet survey	122	
diet survey by photography	109	
diet survey by questionnaire	173	
diet survey method	122	
diet-induced thermogenesis	123	
Dietary Allowances	25	
Dietary Approaches to Stop Hypertension	165	
dietary behavior	120	
dietary composition	127	
Dietary Guide	121	
Dietary Guidelines for Americans	229	
Dietary Guidelines for Japanese	74, 124	
Dietary Guidelines for Pregnant Women and Nursing Mothers	195	
dietary habits	122	
dietary prescription	249	
dietary recording method	121	
dietary reference intakes	122	
Dietary Reference Intakes for Japanese	192	
Dietetic Internship	50	
Dietetic Technician, Registered	183	
dietitian	24	
diffusion of innovations	13	
dilutional hyponatremia	53	
dipeptidyl peptidase-4 inhibitor	175	
direct training	174	
disability-adjusted life years	115	
discharge support team	158	
disease of oral cavity and esophagus	78	
disease of parathyroid glands	222	
disease risk reduction claim	107	
disequilibrium syndrome	222	
dish up	202	
dish up in advance	106	
dish-washing test	129	
disseminated intravascular coagulation	204	
distribution channel	258	
distribution shift	228	
disuse muscle atrophy	203	
disuse syndrome	203	
DIT	122	
diurnal variation	192
divisionalized organization	103
DKA	182
DLW	191
dose-response relationship	258
double burden	191
doubly-labelled water	191
down regulation	164
DPAS	121
DR	121
DRIs	122, 192
drug abuse	250
drug resistant tuberculosis	249
drug-induced obesity	249
dry system	187
DTR	183
dual-energy X-ray absorptiometry	191
dumping syndrome	168
duodenal ulcer	112
duplicate method	41
dynamic equilibrium state	181
dynamic exercise	181
dynamic motion	181
dynamic nutritional assessment	181
dyschezia	202
dysfunction of mastication and swallowing	149
dyslipidemia	103
dyspepsia	116

dysphagia team	150	
dysuria	202	

E

EAR	138
early childhood	253
early dumping	153
eating all food in one meal	43
eating alone	90
eating as diversion	163
eating behavior	150
eating disorder	150
eating fast	206
eating habits survey	124
eating leftovers	100
eating while doing other activities	189
eclampsia	102
ecological footprint	29
ecological model	145
ecological overshoot	29
ecological pyramid	146
economic assessment	67
ecosystem	145
ecosystem services	145
ectoderm	38
edema	223
edible portion rate	41
EER	138
EF	29
effective number of sample	250
eGFR	137
eicosapentaenoic acid	8
ELBW	173
elderly	84
electrolyte and acid-base equilibrium	179
elemental diet	147
elemental diet(ED) treatment	147
elemental formulas	116
elementary operations	253
embryo	159
Emergency Aid Programme	61
emotional support	117
empathetic understanding	59
empowerment	34
EN	67
enabling	199
enabling factors	107
encoding of food	127
endogenous energy	188
endogenous infection	188
energy adjusted nutrient intake	32
energy adjustment	32
energy balance	31
energy conversion factor	31
energy deposition	32
energy production mechanism	31
energy requirement	32
enhanced recovery after surgery	9
enteral nutrient	67
enteral nutrition	67
environment	47
environmental goal	47
epidemiology	28
epinephrine	32
EPS	138
error range	90
erythrocyte	149
erythropoietin	33
esophageal varices	125
essential hypertension	237
essential trace-element preparation for parenteral use	218
estimated average requirement	138
estimated energy requirement	138
estimated glomerular filtration rate	137
estimated physique	137
estimation ability for average of population	112
estimation ability of individual intake	91
ethical considerations	259
ethics committee	259
euthanasia	8
evaluation of ability	199
evaluation of plan	52
evidence based medicine	9
evidence level	32
execution phase	107

exercise	28	facility of food service	183	first breath	158
Exercise and Physical Activity Guide for Health Promotion 2006	29	factorial method	251	First Measure for National Health Promotion	158
		familial hypercholesterolemia	42	first-in first-out method	97
		familial hyperchylomicronemia	42	Fischer's ratio	220
Exercise and Physical Activity Reference for Health Promotion 2006	74	familial hyperlipemia	42	Five Priority Action Areas for Health Promotion	231
		familial hypertriglyceridemia	42	fixed cost	92
Exercise Guide 2006	29	familial type Ⅲ hyperlipidemia	42	FOAD	145
exercise intensity	19			focal glomerulosclerosis	154
Exercise requirement for health promotion	74	family meal	60	focus group interview	221
		FAO	88	folic acid deficiency	252
exercise strength	19	FAO database	32	folic acid deficiency anemia	252
exercise tolerance test	19	FAS	160		
exercise training	19	fast food	219	follicular phase	256
exfoliative cytodiagnosis	98	fatty liver	108	food accsessibility	126
exfoliative cytology	203	FD	55	Food Action Nippon	220
exogenous infection	37	feeding method	27	food allergy	128
expiration date	118	female sex hormone	129	Food and Agriculture Organization of the United Nations	88
expiration date indication	53	ferritin	221		
		fertilization	113		
exposure factor	203	fetal alcohol syndrome	160	food and nutrition education	119
external validity	38	fetal membrane	256		
extrapyramidal symptom	138	fetal origins of adult disease	145	food and nutrition education action	120
extremely low birth weight infant	173	fetus	160	food balance guide	122
		fever	205	food balance method	127
		FFA	251	Food Balance Sheet	220
F		FFQ	128	food bank activity	220
		FIM	55	food chain	129
facilitator	219	final inventory	54	food composition table of weight average	126
facility and equipment management	106	final inventory amount	55		
		financial statements	97		
		finger tremor	113	food cycle map	123

food deserts issues 126	formula diet 221	gastric ulcer 9
food distributed on cold chain 176	fortified food 59	gastroesophageal reflux disease 10
food environment 120	four principles of medical ethics 14	gastrointestinal obstruction 116
Food Exchange Lists 126	Fowler's position 219	gastrointestinal stasis 53
food faddism 220	free residual chlorine concentrations 251	gastrostoma 14
food for special dietary uses 185	freeze-dried food 225	gender 102
food for specified health uses 184	frost bite 180	general adaptation syndrome 207
food for the elderly 37	Fruit and Vegetable Promotion Initiative 62	general evaluation 154
food frequency question- naire 128	fryer 3	GER 13
Food Guide Pyramid 220	full school meal program 49	GERD 10
food loss 127	full service 226	geriatric health services facility 37
food mileage 221	full-fledged employee 144	geriatric syndrome 262
food poisoning 124	fulminant hepatitis 69	gestation 195
food preparation equip- ment 106	fulminant type 1 diabetes mellitus 69	gestation stage 195
food quotient 128	functional development 205	gestational diabetes mellitus 196
food recording method 247	functional dyspepsia 55	gestational hydremia 196
Food Recycling Law 127	functional ileus 55	gestational period 195
food scandal 128	Functional Independence Measure 55	GFR 103
food self-sufficiency rate 129	funduscopy 50	Global Strategy on Diet, Physical Activity and Health 121
food system 220		globulin 65
food texture 128	**G**	glomerular filtration rate 103
food with health claims 234	galactosemia 45	glomerulonephritis syndrome 103
food with nutrient function claims 22	gallstone 167	glossitis 149
food-drug interaction 127	gallstone colic 167	glucose transporter 4 64
foramen ovale 255	GAS 207	glucose-electrolyte infusion 179
foremilk 130	gastric emptying rate 13	
formatting questions 55	gastric fistula 14	

GLUT 4	64	handicapped person	115	heat dissipation (loss)	162
glycogen loading	63	Harris-Benedict equation		heat exhaustion	197
glycogen storage disease			206	heat production	162
	180	haustra	203	heat regulatory center	159
glycohemoglobin	63	hazard analysis	52	heat stroke	197
goal	248	Hazard Analysis and		heated food	45
gold standard	85	Critical Control Point		Heberden's node	230
good manufacturing			204	*Helicobacter pylori*	230
practice	101	HD	69	HELLP syndrome	232
gout	174	HDI	195	Helsinki Oath	231
Government Guidelines		health belief model	231	hematemesis	186
for Teaching	40	Health Center Act	234	hematocrit	230
graft versus host desease		health centers	234	hematopoietic stem cell	
	11	health education	72	transplantation	153
greening revolution	243	Health Frontiers Strategy		hematuria	71
group counseling	64		75	heme iron	230
group decision	111	Health Impact Assessment		hemochromatosis	230
group dynamics	64, 112		72	hemodialysis	69
growth	146	health insurer	234	hemoglobin	230
growth chart of height-		health mate	123	hemoglobin A1c	20
weight	135	health promotion	231	hemolytic anemia	252
growth chart of infant	194	Health Promotion Act	73	hemolytic uremic syn-	
growth curve	146	health promotion policy	73	drome	252
growth spurt	204	health risk management	72	hemorrhagic cerebrovascu-	
guatatory threshold	242	Healthy Japan 21	75, 191	lar disorder	114
gustation	242	healthy life expectancy	72	HEN	96
gustomy sense	242	Healthy Parents and		hepatic coma	49
GVHD	11	Children 21	140	hepatitis A virus	28
		Healthy People	230	hepatitis B virus	209
H		Healthy people 2010	231	hepatitis E virus	8
		Healthy People 2020	231	hepatitis virus	47
H. pylori	230	heart death	134	hepatocellular carcinoma	
HA	52	heart failure	135		48
half self-service	200	heart rate	135	herbivore	123
half-life	206	heat cramp	197	hereditary obesity	13

275

heterotrophic organisms	111	
heterotrophy	111	
HHS	80	
HIA	72	
high pressure neurological syndrome	76	
Hippocratic Oath	214	
home blood pressure	44	
home enteral nutrition	96	
home medical care	96	
home parenteral nutrition	96	
home-delivered meals service	201	
home-visit nutritional and dietary guidance	96	
homeostasis	79	
homocystinuria	237	
hormone-like physiological active substance	237	
hospice	235	
hospital infection	16	
hospital malnutrition	235	
household budget survey	40	
household condition	149	
Ht	230	
human calorimeter	215	
Human Development Index	195	
human error	215	
human leukocyte antigen	20	
human resources development	199
human resources management	133
Hunter's glossitis	207
hydrocephalus	139
hyper LDL cholesterolemia	77
hypercalcemia	77
hyperemesis gravidarum	195
hyperkalemia	77
hypermetabolism after physical activity	134
hypernatremia	83
hyperosmolar hyperglycemic syndrome	80
hyperosmolaremia	80
hyperphosphatemia	84
hypertension	78
hyperthermia	80
hyperthyroidism	79
hypertonic dehydration	81
hypertriglyceridemia	82
hyperuricemia	83
hyperuricemia (excessive amounts of uric acid)	100
hypoalbuminemia	175
hypobaric environment	175
hypocalcemia	176
hypokalemia	176
hypokinesia	45
hyponatremia	177
hypophosphatemia	177
hyposesitization therapy	72
hypothalamic obesity	105
hypothermia	177
hypothyroidism	79
hypotonic dehydration	177
hypoxia	177

I

IADL	114
IBD	34
IBS	45
ICD	86
ICDA	86
ice breaking	1
ICF	87
icosapentaenoic acid	8
ICU	112
identification card	2
identity	2
identity card	2
idiopathic hemorragic disease of infant associated with vitamin K deficiency	212
IgA nephropathy	1
ileus	14
immune complex	247
immunocompetent cell	247
immunoglobulin	247
immunoglobulin E	1
immunonutrition	247
impact assessment	19

impact evaluation monitoring 19
impedance method 16
implantation 171
impulse eating 117
inapparent infection 223
inborn errors of metabolism 152
incident 15
incident/accident report 15
incretin 15
independent variable 186
indigenous bacterial flora 116
indirect calorimetry 49
indirect material cost 49
indirect training 49
individual nutrition education 92
induction heating cooker 1
ineffective erythropoiesis 244
infant diarrhea 193
infectious disease 50
infiltrative growth 133
inflammatory bowel disease 34
inflammatory cytokine 34
information literacy 118
information technology 2
informational support 118
informed choice 17
informed consent 16
ingredient management 121

ingredient management system 121
inhaled steroid 58
initial cost 13
initial interview 119
initial plan 119
initiation 13
inpatient diet therapy fee 193
insensible water loss 222
inspection 48, 75, 106
inspection of meal 75
instrumental activities of daily living 114
instrumental support 114, 180
insulin dependent state 15
insulin preparation 15
insulin resistance 15
insulin therapy 16
integrative medicine 180
intellectual disability 171
intensive care unit 112
intensive conventional insulin therapy 59
inter-individual variation 90
intermediate target 172
intermittent claudication 47
internal validity 189
International Classification of Functioning 87
International Confederation of Dietetic Associations 86

International Congress of Dietetics 86
International Health Policies 2011-2015 87
International Study of Macro- and Micro- Nutrients and Blood Pressure 16
interstitial pneumonia 48
intervention study 38
interview method 247
intestinal bacterial flora 173
intestinal fistula 174
intra-individual variation 91
intrahepatic cholelithiasis 50
intrauterine growth retardation 103
intravenous fat emulsion 108
intrinsic factor 188
intrinsic factor deficiency 188
inventory 165, 165
iodine 253
iodine deficiency 254
iron deficiency anemia 178
irritable bowel syndrome 45
ischemia 60
ischemia and reperfusion 61

277

ischemic cerebrovascular disease	61	
ischemic heart disease	61	
ISO14001/9001 certification	1	
isometric exercise	180	
isotonic dehydration	181	
IUGR	103	

J

Japan Coma Scale	110
Japan Diabetes Society values	101
Japan Environment and Children's Study	29
Japan EPA Lipid Intervention Study	102
Japan International Cooperation Agency	87
Japan Public Health Center-based Prospective Study	101, 166
Japanese Agricultural Standard Law	109
Japanese Food Guide Spinning Top	122
Japanese Journal of Nutrition and Dietetics	22
jaundice	34
JCS	110
JELIS	102
jet oven	101
JICA	87
job analysis	127
JPHC study	101, 166

K

K	46
Kaup index	38
Kayser-Fleischer ring	37
ketone body	71
ketosis	71
KH	107
kitchen waste	172
KN	107
knee height	107
kwashiorkor	65

L

L-DOPA	33
label	216
labor productivity	261
lactate dehydrogenase	193
lactation stage	114
lactic acidosis	193
lactoferrin	255
lactose intolerance	194
lacunar infarction	255
large scale cooking	163
late dumping	77
late elderly	77
latent tuberculosis	151
LBM	129
LBWI	177
LCAT	260
LDH	193
lead-pipe	33
leadership	256
lean body mass	129
leanness	250
learning objective	40
learning style	40
lecithincholesterol acyltransferase	260
left heart failure	98
leptin	261
leukapheresis	46
leukemia	205
leukocyte	205
life events	254
life expectancy	228
life prolonging care	34
life tables	147
lifeline	254
lifestyle survey	143
lifestyle-related disease	143
limbic system	163
line and staff organization	255
line of flow	98, 181
line organization	255
lipoprotein lipase	257
liquid food	258
literacy	257
liver cirrhosis	47
liver supporting therapy	50
LOAEL	96
locally produced and consumed	170
locked-in syndrome	186
locomotive syndrome	262

long term target	172	
loss measures	262	
low birth weight infant	177	
low calorie food	176	
lowest observed adverse effect level	96	
LPL	257	
luteal phase	34	
lymphadenectomy	259	
lysozyme	257	

M

MA	243
macro environment analysis	238
macroangiopathy	159
magnesium ammonium phosphate calculus	258
mailing method	250
main dish	113
main operations	113
malignant neoplasm	3
malignant syndrome	3
malignant tumor	3
Mallory-Weiss syndrome	240
malnutrition	27, 175
management	239
management cycle	239
mandibular breathing	39
manpower training	132
Manual for Health and Nutrition Survey	89
maple syrup urine disease	246
marasmus	239
marasmus-kwashiorkor	239
market basket method	237
market research	238
marketing	237
marketing concepts	238
marketing mix	238
Maroni's formula	240
masked hypertension	45
Maslow's hierarchy of needs	238
mass nutrition education	111
material resources	224
maternity	235
matrix organization	239
mature milk	147
maximal cardiac output	96
maximal oxygen uptake	96
maximum expiratory pressure	95
maximum inspiratory pressure	95
MDGs	243
meal delivery in containers	129
measured value	156
measurement error	156
measures for health promotion	73
mechanical ileus	52
median	171
mediating	173
medical care expenditures	13
Medical Care Law	14
medical insurer	234
medical interview	248
medical receipt	136
medical record	136
medical service area	13
megaloblastic anemia	61
melamine	247
melena	69
membranoproliferative glomerulonephritis	238
membranous nephropathy	238
Mendelson syndrome	247
menopausal syndrome	83
menopause	228
menstrual cycle	70
mental disorder	144
mentally disabled person	144
menu	93
menu management	93
menu merchandising	246
mercy killing	8
merit point system	45
meta-analysis	246
metabolic acidosis	160
metabolic alkalosis	160
metabolic equivalent	246
metabolic syndrome	246
metabolism independent zone (range)	160
method of dish up	202

METs	246	
micro environment analysis	242	
microbial substitution	62	
microcephaly/microcephalia	117	
microgastria	115	
mid-range target	172	
milk ejection hormone	110	
milk products for infant	9	
milk secretion	194	
milk teeth	193	
milk yield	213	
Millennium Development Goals	243	
Millennium Ecosystem Assessment	243	
minced meal	53	
Mini Mental State Examination	243	
Mini Nutritional Assessment	46	
minimal change nephrotic syndrome	211	
minor salivary gland	117	
missing value	70	
mitochondrial encephalomyopathy	243	
mixed feeding method	93	
MMSE	243	
MNA®	46	
model	258	
modeling	248	
MOF	164	
monitoring	248	
mononeuropathy	167	
morals	248	
morning sickness	175	
mother's milk	236	
mother's milk jaundice	236	
motility	19	
motivation	248	
motivational interviewing	180	
mucopolysaccharidosis	244	
multidrug-resistant tubercle bacillus	164	
multiple disabilities	173	
multiple organ failure	164	
multiple regression method	110	
municipal health centers	107	
municipal type health centers	102	
My Plate	238	
myocardial infarction	130	

N

n-3 fatty acid	30
n-6/n-3 retio	31
Na	189
NAFLD	208
NASH	208
National Glycohemoglobin Standardization Program values	30
National Health and Nutrition Survey	89
National Institute of Health and Nutrition	186
National Institute of Nutrition	90
National Nutrition Survey	89
National Registered Dietitians Qualifying Examination	51
National School Lunch Program	43
naturally thick fluid diet	179
nausea	35
NCP	23
near-miss	215
needed support condition	253
needs	189
NEFA/free fatty acid	251
neonatal intensive care unit	133
neonate and infant stage	133
nephrogenic renal failure	133
nephrotic syndrome	197
NERD	214
net amount of use	115
neurohumoral factors	131
neutral fat	172
New Health Frontier Strategy Action Plan	131
New Health Frontiers Strategy	131

New York Heart Association classification of heart disease 192
nicotinic acid deficiency 190
NICU 133
nitrogen balance 170
nitrogen equilibrium 171
nitrogen poisoning 170
nitrogen-to-protein conversion factor 170
niveau 60
no observed adverse effect level 73
NOAEL 73
non profit organization 184
non-alcoholic fatty liver disease 208
non-alcoholic steatohepatitis 208
non-calculous cholecystitis 245
non-calorie 199
non-communicable diseases 210
non-erosive reflux disease 214
non-esterified fatty acid 251
non-fulltime employee 211
non-insulin dependent state 16
non-protein calorie/nitrogen 213
non-statistical method 214
non-steroidal anti-inflammatory drugs 211
non-verbal communication 211
nonheme iron 214
nonselection menu system 166
normal birth weight infant 143
normal weight 224
normalization 199
normalized protein catabolism rate 217
NPC/N 213
NPO 184
NSAIDs 211
NSLP 43
NST 24
nuclear-cytoplasmic dissociation 39
numerical target 140
nursing old people's welfare facility 37
nursing-care service 37
nutrient requirement 214
nutrition 20
nutrition and diet therapy 25
nutrition and dietary management 25
nutrition assessment 20
nutrition care 23
nutrition care and management 23
nutrition care management system 24
Nutrition Care Process 23
nutrition care program 23
nutrition claims 22
nutrition counseling 21
nutrition counsellor 24
nutrition diagnosis 25
nutrition education 22
nutrition education management 22
nutrition education month 120
Nutrition Improvement Addition 21
Nutrition Improvement Law 21
nutrition improvement practice 21
nutrition information 25
nutrition labeling for restaurants 38
nutrition management 27
nutrition management planning 23
nutrition screening 26
Nutrition Screening Initiative 30
nutrition support 24
nutrition support team 24
nutrition transition 26
nutritional and dietary guidance 25
nutritional care before and after operation 114

nutritional epidemiology		21
Nutritional Risk Screening		30
nutritional science		21
Nutritionists Law		25
Nutrtion Labelling Standards		26

O

obesity	214
obesity gene	214
obesity hypoventilation syndrome	215
obesity index	215
obesity-related glomerulopathy	215
objective	248
objective data assessment	56
observation learning	48
observation method	48
observational method	48
observational study	48
obstructive jaunice	229
occlusal disease	78
ODA	56, 147
OEF	100
off the job training	126
OFF-JT	126
office automation	35
Official Development Assistance	147
OH scale	35
OJT	126
ON	66
on the job training	126
oncogene	47
one second forced expiratory volume rate	12
open-ended questions	218
operant learning theory	36
operation system	36
opportunistic infection	218
optimal body weight gain during pregnancy	196
optional contracting	137
oral hypoglycemic drugs	66
oral nutrition	66
oral rehydration salts	67
oral tolerance	66
ordering system	35
Ordinance of the Ministry of Health, Labour and Welfare	80
Ordinance on Dietitians	24
organic food	250
ORS	67
orthopnea	53
orthostatic (postural) hypotension	61
ossification	41
osteoarthritis	232
osteocalcin	35
osteomalacia	92
osteoporosis	91
Ottawa Charter	35
outcome	2
outcome evaluation	70
outcome objective	70
output evaluation	2
outsourcing	2
ovarian cycle	255
over nutrition	41
overfeeding	35
overflow	12
ovulatory phase	203
oxygen extraction fraction	100
oxygen intake	100
oxygen saturation	100
oxygen-haemoglobin dissociation curve	230
oxytocin	110

P

P/L	157
p53 gene	209
PAI-1	225
PAL	134
palliative care	51
palliative care team	52
palliative operation	91
pancreatic diabetes	137
pancreaticoduodenectomy	138
pancreatitis	137
pancreatolithiasis	138
pancytopenia	206
paper strip method	161
paralytic ileus	239
parenteral nutrition	67

pareto diagram	206	
Parkinson disease	199	
Parkinsonian syndrome	199	
part-time worker	200	
participation	99	
participation plan method	99	
pass-through	204	
patch test	205	
pathogenic microorganism	216	
Patient Survey	48	
payment method system	144	
PBM	96	
PCI	68	
PD	249	
PDCA cycle	210	
PDM	226	
peak bone mass	96	
peak expiratory flow	209	
Pearson product-moment correlation coefficient	208	
peer counselling	208	
peer education	208	
PEF	209	
PEG	68	
pellagra	230	
PEM	168	
peptic ulcer	116	
percentile	200	
percutaneous coronary intervention	68	
percutaneous endoscopic gastrostomy	68
performance evaluation	132
performance status	208
periodic vomiting	110
periodontal disease	105
perioperative period	110
peripheral parenteral nutrition	239
peripheral vascular resistance	239
permanent tooth	19
persistent vegetative state	151
person requiring long-term care	252
person requiring support	252
personal information	90
pharmacodynamics	249
pharmacokinetics	62
phase	221
phenylketonuria	221
pheochromocytoma	44
phlebotomy therapy	109
phlogiston theory	226
physical activity	134
Physical Activity Guide-line	3
physical activity level	134
Physical Activity Reference for Health Promotion 2013	74
physical carcinogenic factor	224
physical disability	135
physical fitness	163
physical measurement	134
physical training	19
physically regulatory zone (range)	224
physiological development	204
physiological needs	148
physiological weight loss	148
picky eating	232
PIH	196
PKU	221
place	226
placenta	163
Plan Do See cycle	210
Plan Do Study Action	209
planning phase	65
plaque	224
plasminogen activator inhibitor-1	225
plate waste survey	99
Plummer-Vinson syndrome	225
PN	67
pneumonia	201
PNI	254
point of sale system	235
polycarbonate	237
polymeric diet	207
polyneuropathy	165
polyposis	237

polyuria	165	
POMR	249	
ponderal index	215	
population explosion	132	
portion size	233	
POS	249	
positioning	235	
post graduation education	157	
postgastrectomy syndrome	11	
postmenopausal osteoporosis	229	
postoperative complications	114	
postrenal failure	132	
potassium	46	
power	206	
PP	13	
PPM	227	
PPN	239	
practice guideline	136	
prebiotics	226	
PRECEDE framework	225	
PRECEDE-PROCEED Model	225	
precision	142	
precut vegetables	44	
prediction error	138	
predisposing factors	152	
prefectural health center	72	
preference	104	
preference survey	104	
pregnancy-induced hypertension	196	
prehension reflex	235	
prepackaged foods	233	
preproliferative diabetic retinopathy	154	
prerenal failure	134	
prerequisite program	13	
presbyopia	261	
preserved food	235	
preventive care	37	
price	224	
pricing strategy	39	
primary aldosteronism	75	
primary hyperlipidemia	76	
primary medical service area	12	
primary nephrotic syndrome	76	
primary obesity	76	
primary osteoporosis	76	
primary prevention	12	
primary tuberculosis	12	
Principles of Codes of Ethics for Deietetics and Nutrition	125	
private brand food	210	
private finance initiative	209	
probability approach	40	
probiotics	227	
problem analysis	249	
problem oriented medical record	249	
problem oriented system	249	
process administrative objective	107	
process evaluation	66, 227	
process evaluation monitoring	66	
product	227	
product management	143	
product portfolio management	227	
profession	152	
professional ethics	120	
profit and loss statement	157	
prognostic nutritional assessment	254	
prognostic nutritional index	254	
progressive systemic sclerosis	151	
project cycle management	227	
project design matrix	226	
project selection	227	
proliferative retinopathy	154	
promotion	228	
protein requirement	168	
protein sparing effect	168	
protein-energy malnutrition	168	
protein-losing gastroenteropathy	168	
protein, fat and carbohydrate ratio	209	
protocol	227	

protooncogene	227	
provision goals of energy		59
provision goals of energy and nutrients		59
pseudoaldosteronism		54
pseudoallergen		41
pseudobulbar paralysis		41
pseudopolyposis		55
PSS		151
psychological counselling		136
puberty spurt		105
puberty stage		105
public health nutrition		78
public health practice		78
public nutrition assessment		78
public (health) nutrition administration		79
public (health) nutrition management		79
public (health) nutrition program		79
publicity		206
puerperal period		100
pulmonary edema		202
pulmonary emphysema		201
pulmonary ventilation		201
pulse		243
pulse wave velocity		243
purchase order		205
purine		226
PWV		243
pyrexia		205

Q

QALY	107
QC	219
QFT	62
QOL	143
quality conformance	178
quality control	219
quality control 7 tools	56
quality design	149
quality goal	219
quality of life	143
quality standard	219
quality-adjusted life years	107
QuantiFERON	62
questionnaire on nutritional intake	26
questionnaire survey method	7
quit-smoking support	61

R

RA	49
radiating pain	233
radiation thermometers	233
radical operation	94
radical operation for esophageal cancer	125
radical operation for gastric cancer	9
radio allergosorbent test	255

Random Digit Dialing method	256
random error	62
randomized controlled trial	244
ranking ability	255
rapid insulin secretagogue	157
rapid turnover protein	58
rapidly progressive glomerulonephritis	58
rapport	255
rating of perceived exertion	102
Raynaud's phenomenon	260
Rb gene	1
RBP	260
RCT	244
RDA	137
RDD method	256
readiness	260
ready food system	260
ready-made meal	189
reciprocal determinism	154
recommended dietary allowance	137
reconstruction	95
red blood cell	149
REE	7
refeeding syndrome	257
reference physique	158
reflective listening	67
reflux esophagitis	55
regimen	260

regional alliance clinical pathways 169
registered dietitian 50
registered dietitian system 51
registered dietitians' day 183
regurgitation of milk 12
reimbursement of health care 136
reinforcing factor 59
relapse prevention 97
relative metabolic rate 31
remission induction therapy 47
remnant 261
remodeling 258
renal anemia 133
renal failure 136
renal osteodystrophy 133
report on public health administration and services 20
residency expenses during hospital stay 193
residency expenses during hospital stay fee 193
residual method 99
resistance 176
resistant phase 176
resistin 260
resorption of the bone 91
respiratory acidosis 86
respiratory alkalosis 86
respiratory quotient 86

respondent learning 260
response prevention 207
Rest Guide for Health Promotion 74
resting energy expenditure 7
resting metabolic rate 7
resting metabolic rate at sitting position 95
retinol-binding protein 260
review 154
Revised Hasegawa Dementia Scale 204
rheumatoid arthritis 49
rickets 64
right heart failure 18
(right of) self-determination 104
risk analysis 256
risk factor 53, 256
RMR 7, 31
Rohrer index 262
role playing 262
Rome Ⅲ diagnostic criteria 262
rotavirus 262
Roux-en-Y method 260
RPE 102
RPGN 58
RQ 86
RTP 58
running cost 256

S

SA 103
safety and sanitary management 7
safety factor 8
Saiki nutrition school 22
sales orientation 207
sanatorium medical facility for the elderly requiring long-term care 37
sanitary test 20
sanitation standard operating procedure 154
sarcoma 190
sarcopenia 98
SAS 139
saturating amount 233
Scammon's growth curve 140
scatter diagram 100
Schofield equation and FAO/WHO/UNU equation 140
school lunch fees 43
School Lunch Implementation Standard 43
School Lunch Law 44
school meals programs 43
school nutritionist 43
school-age 40
SCT 109
Second Basic Program for *Shokuiku* Promotion 162

Second Measure for National Health Promotion 162
secondary hyperlipidemia 190
secondary hypertension 190
secondary medical service area 190
secondary nephrotic syndrome 156
secondary obesity 190
secondary osteoporosis 156
secondary sex character 162
Secretary General of the United Nations 88
segmentation 149
selection menu system 223
selenium deficiency 150
self-administered 102
self-efficacy 104
self-help device 105
self-help group 150
self-monitoring 150
self-service 150
semi solidity nutritional supplement 207
semi-quantitative food frequency questionnaire 207
sense of taste 242
serum transferrin 70

Services and Supports for Persons with Disabilities Act 115
serving 94
serving equipment 94
serving size 233
severe burn 111
severe infection 111
severe obesity 82
sexual cycle 144
SGA 113
shivering thermogenesis 226
shokuiku 119
Shokuiku Promotion Council 120
short bowel syndrome 167
short-term target 166
side dish 222
silent gallstone 245
silent myocardial ischemia 245
simple obstruction 167
simple retinopathy 167
SIRS 151
Sjögren's syndrome 101
SjS 101
skeletal age 92
skeletal muscle fiber 91
skinfold thickness 210
SLE 151
sleep apnea syndrome 139
Sleep Guide 74
sleeping metabolic rate 139
slow muscle fiber 170

slow twitch fiber 170
small step 142
small-for-gestational age 30
Smart Eat 142
Smart Life Project 142
SMP ratio 29
sociable eating 174
social capital 155
social cognitive theory 109
social learning theory 109
social marketing 156
social network 155
social orientation 109
Social Readjustment Rating Scale 109
social resources 109
social support 155
society with declining birth rate 116
sodium 189
sodium pump 189
SOJO model 169
space sickness 18
spaghetti syndrome 141
span of arms 103
spastic ileus 69
Spearman rank correlation coefficient 141
special district health center 184
special invalid diet 184
special menu 185
special needs education school 184

special nursing home for the elderly	185	
Special Supplemental Nutrition Program for Women, Infants, and Children	17	
special therapeutic diet	185	
specialized milk	183	
specific health checkup-specific counseling guidance	184	
specified competitive bidding	108	
sphingolipidosis	141	
spina bifida	192	
split meals	228	
sports anemia	142	
SQFFQ	207	
squama	259	
SS	151	
SSOP	154	
ST	226	
stable isotope	8	
stainless steel	141	
standard deviation	217	
standard precautions	217	
Standard Tables of Food Composition in Japan	192	
standard weight	217	
standardization	216	
staple food	113	
starvation	52	
starving population	52	
static exercise	146	

static nutritional assessment	146
steam convection oven	140
steamer	244
sterile meals	244
steroidal drugs	141
stimulus control	103
stimulus response theory ; S-R theory	29
stomatitis	83
storage equipment	233
strategies for lifestyle-related diseases	143
stratification	155
stress	141
stress and coping	141
stress management	141
stress response curve	141
stressor	141
study based on a questionnaire	108
subacute combined degeneration of the spinal cord	2
subcutaneous fat	210
subjective global assessment	113
subjective norm	113
sucked amount	236
sucking reflex	58
sulfonylurea	142
summarize	253
summary	159
summative evaluation	153
super aging society	172

superimposed preeclampsia	41
superior mesenteric artery syndrome	117
supply rate method	60
Support Guide of Suckling and Weaning	114
supportive therapy	106
surgical diabetes	69
surgical treatment (obesity)	69
survey of dietary behavior and dietary habit	121
SV	94
swallowing function evaluation	33
swallowing reflex	33
swallowing training	33
SWOT analysis	139
synbiotics	135
system of body temperature regulation	159
System Oriented Joyful Operation model	169
systematic difference	68
systematic error	68
systematic review	68
systemic lupus erythematosus	151
systemic sclerosis	151
sytemic inflammatory response syndrome	151

T

T-T・T	102
T.T.	169
table ranges	178
Tadasu Saiki	95
targeting	158
tarry stool	158
taste	242
team approached medicine	169
team teaching	169
TEE	153
telephone interview method	179
temperature management system	36
temperature range for thermal homeostasis	77
temperature zone independent of metabolism	160
temporary worker	204
temptation	251
Ten Steps to Successful Breastfeeding	236
tentative dietary goal for preventing life-style related diseases	248
teratogenic factor	95
terminal	112
tertiary medical service area	99
TFN	187
The Cochran Collaboration	89
The Containers and Packaging Recycling Act	252
the elderly	84
the impact of malnutrition over the life course	27
The Japan Dietetic Association	76
The Low on Organ Transplantation	153
the period of rebelliousness	206
The Sanitary Management of Large Scale Cooking Facilities Manual	163
the secondary prevention	192
the three major death causes	100
the three major nutrients	100
theory	258
theory of planned behavior	65
thermoregulatory response	159
thiazolidine	168
thicken food	187
THP	75, 183
thymus	60
TIA	12
TIBC	155
tilting braising pans	178
time-temperature tolerance	102
TLC	155
Tokyo Metropolitan Institute of Gerontology Index of Competence	261
tolerable upper intake level	61, 163
tophus	174
total energy expenditure	153
total fertility rate	78
total gastrectomy	11
total health promotion	75
Total Health Promotion Plan	183
total iron binding capacity	155
total lymphocyte count	155
total parenteral nutrition	172
total quality	154
town meeting	164
TPN	172
traceability	187
transferrin	187
transient ischemic attack	12
transitional milk	9
transmission-based precautions	49
transtheoretical model	187
transthyretin	187

Term	Page
triceps skinfold thickness	119
trophic levels	26
troponin T	187
Trousseau sign	187
true value	135
TSF	119
TTR	187
tuberculosis	70
tumor suppressor gene	48
turgor	175
type 1 diabetes mellitus	11
type 2 diabetes mellitus	189
type I collagen	11
type of consignment contract	11
type IV allergy	254
tyrosinemia	174

U

Term	Page
UC	38
UCP-1	164
UF	221
UL	163
ulcerative colitis	38
umbilical cord	95
UN	87
uncertain factor	221
uncoupling protein 1	164
under-five mortality rate	90
undernutrition	175
underweight	177
UNDP	87
UNICEF	88
unidentified complaints	224
unit care	251
unit-price contract	166
United Nations	87
United Nations Children's Fund	88
United Nations Development Programme	87
United Nations World Food Programme	88
unstable angina	219
uremic substance	194
uric acid	194
uric acid stone	194
urinary sediment	194
urolithiasis	195
use-by dates	118

V

Term	Page
vacuum packed pouch cooking system	130
validation study	165
variable cost	232
variant angina	9
VE	33
vegetative state	127
verbal communication	75
verotoxin	232
vertical infection	138
very low birth weight infant	88
very low calorie diet	173
VF	33
videoendoscopic examination of swallowing	33
videofluorography	33
vigorous	44
visceral fat	188
visceral fat area	188
visceral fat obesity	188
vital sign	202
vital statistics	132
vitamin A deficiency	212
vitamin A toxicosis	212
vitamin B_1 deficiency	213
vitamin B_2 deficiency	213
vitamin B_6 deficiency	213
vitamin B_{12} deficiency	213
vitamin B_{12} deficient anemia	213
vitamin C deficiency	212
vitamin complex	222
vitamin D activation disorder	212
vitamin D deficiency	212
vitamin D toxicosis	212
vitamin-enriched food	212
VLCD	173
vomiting	35
vomiting of milk	186

W

Term	Page
waist circumference	17
wall mount method	18
wall mount system	18
wants	18
warmer table	18

warning reaction period 67
washer 151
wastage rate 201
wasted phase 214
wasting kwashiorkor 118
water balance 139
water requirement 139, 214
WCRF 148
weaning 257
wearing off phenomenon 17
weight gain 161
weight loss 161
weighted method 218
weightless environment 245
welfare program 223
well-being 18
Wernicke's encephalopathy 17
westernization of eating habits 124
wet system 17
WFP 88
what-is-it reflex 166
white blood cell 205
white-coat hypertension 203
WHO 148
WIC Program 17
Wilson disease 17
work environment 97
work measurement 97
work method study 98
work process 97

work unit 166
work-life balance 263
working age population 144
workshop 262
World Bank 148
World Cancer Research Fund 148
World Declaration on Nutrition 148
World Health Assembly 149
World Health Organization 148
World Health Report 149
World Health Statistics 149
World Trade Organization 148
WTO 148

Y

young child stage 253
young old 151

Z

zinc deficiency 2
zone of chemical temperature regulation 39
zone of homoiothermic adaptation 77
zone of physical temperature regulation 224
zoning 156

管理栄養士養成課程におけるモデルコアカリキュラム準拠
栄養学実践用語集　　　　　　　　　ISBN 978-4-263-70992-4

2014年8月20日　第1版第1刷発行

　　　　　　　　　　　　　　監　修　特定非営利活動法人
　　　　　　　　　　　　　　　　　　日本栄養改善学会

　　　　　　　　　　　　　　編者代表　木　戸　康　博

　　　　　　　　　　　　　　発行者　　大　畑　秀　穂

　　　　　　　　　　　発行所　医歯薬出版株式会社

〒113-8612　東京都文京区本駒込 1-7-10
TEL.（03）5395-7626（編集）・7616（販売）
FAX.（03）5395-7624（編集）・8563（販売）
http://www.ishiyaku.co.jp/
郵便振替番号 00190-5-13816

乱丁，落丁の際はお取り替えいたします　　印刷・木元省美堂／製本・榎本製本

Ⓒ Ishiyaku Publishers, Inc., 2014. Printed in Japan

本書の複製権・翻訳権・翻案権・上映権・譲渡権・貸与権・公衆送信権（送信可能化権を含む）・口述権は，医歯薬出版㈱が保有します．
本書を無断で複製する行為（コピー，スキャン，デジタルデータ化など）は，「私的使用のための複製」などの著作権法上の限られた例外を除き禁じられています．また私的使用に該当する場合であっても，請負業者等の第三者に依頼し上記の行為を行うことは違法となります．

|JCOPY|＜㈳出版者著作権管理機構　委託出版物＞
本書を複写される場合は，そのつど事前に㈳出版者著作権管理機構（電話 03-3513-6969，FAX 03-3513-6979，e-mail：info@jcopy.or.jp）の許諾を得てください．

●日本栄養改善学会監修の新コアカリ・テキストシリーズ！
◆実践専門科目・講義編完結◆

第0巻 管理栄養士養成課程における モデルコアカリキュラム準拠
導入教育
信頼される専門職となるために
- B5判　140頁　定価(本体2,000円+税)
- ISBN978-4-263-70980-1

第1巻 管理栄養士養成課程における モデルコアカリキュラム準拠
栄養ケア・マネジメント
基礎と概念
- B5判　134頁　定価(本体2,100円+税)
- ISBN978-4-263-70981-8

第2巻 管理栄養士養成課程における モデルコアカリキュラム準拠
食事摂取基準
理論と活用
- B5判　144頁　定価(本体2,000円+税)
- ISBN978-4-263-70982-5

第3巻 管理栄養士養成課程における モデルコアカリキュラム準拠
応用栄養学
ライフステージ別・環境別
- B5判　168頁　定価(本体2,400円+税)
- ISBN978-4-263-70983-2

第4巻 管理栄養士養成課程における モデルコアカリキュラム準拠
臨床栄養学
基礎
- B5判　156頁　定価(本体2,200円+税)
- ISBN978-4-263-70984-9

第5巻 管理栄養士養成課程における モデルコアカリキュラム準拠
臨床栄養学
傷病者，要支援者，要介護者，障がい者への栄養ケア・マネジメント
- B5判　304頁　定価(本体3,000円+税)
- ISBN978-4-263-70985-6

第7巻 管理栄養士養成課程における モデルコアカリキュラム準拠
栄養教育論
理論と実践
- B5判　174頁　定価(本体2,400円+税)
- ISBN978-4-263-70987-0

第8巻 管理栄養士養成課程における モデルコアカリキュラム準拠
公衆栄養学
地域・国・地球レベルでの栄養マネジメント
- B5判　202頁　定価(本体2,800円+税)
- ISBN978-4-263-70988-7

第9巻 管理栄養士養成課程における モデルコアカリキュラム準拠
給食経営管理論
給食の運営から給食経営管理への展開
- B5判　224頁　定価(本体2,800円+税)
- ISBN978-4-263-70989-4

＜続刊書名一覧＞
第6巻　臨床栄養学　実習
第10巻　給食経営管理論　実習

医歯薬出版株式会社　〒113-8612 東京都文京区本駒込1-7-10　TEL03-5395-7610　FAX03-5395-7611　http://www.ishiyaku.co.jp/